DR. TARA PORTER

DU VERSTEHST MICH EINFACH NICHT

Der Survival-Guide für Teenage Girls

Übersetzung aus dem Englischen von
Katrin Kroll

Lübbe LIFE

Dieser Titel ist auch als Hörbuch und E-Book erschienen

Die Bastei Lübbe AG verfolgt eine nachhaltige Buchproduktion. Wir verwenden Papiere aus nachhaltiger Forstwirtschaft und verzichten darauf, Bücher einzeln in Folie zu verpacken. Wir stellen unsere Bücher in Deutschland und Europa (EU) her und arbeiten mit den Druckereien kontinuierlich an einer positiven Ökobilanz.

FSC
www.fsc.org
MIX
Papier | Fördert gute Waldnutzung
FSC® C014496

Titel der englischen Originalausgabe:
»You Don't Understand Me«

Textredaktion: Iris Rinser, Großkarolinenfeld
Umschlaggestaltung: SO YEAH DESIGN, Gabi Braun
Einband-/Umschlagmotiv: © shutterstock.com: magic_creator | Nicetoseeya
Satz: hanseatenSatz-bremen, Bremen
Gesetzt aus der Adobe Garamond Pro
Druck und Verarbeitung: GGP Media GmbH, Pößneck

Printed in Germany
ISBN 978-3-431-07047-7

5 4 3 2 1

Sie finden uns im Internet unter luebbe-life.de
Bitte beachten Sie auch: lesejury.de

Für Ella, für Charlie, für Joe.
Für immer.

Inhalt

Einleitung

Psychologie: die Wissenschaft des menschlichen Geistes und seiner mentalen Vorgänge, insbesondere derer, die sich auf das Verhalten in einem bestimmten Kontext auswirken

In meiner Laufbahn als Therapeutin und Psychologin habe ich mit Hunderten von Mädchen gesprochen. Auf diesen Gesprächen beruht dieses Buch: auf den Geschichten, Hoffnungen, Ängsten, Gedanken, Gefühlen, dem Verhalten, den Misserfolgen und Triumphen dieser Mädchen. Es enthält das, was ich durchs Zuhören gelernt habe, und das, was ich lernen musste, um ihnen helfen zu können. Dieses Buch ist aus den Kämpfen und den Erfolgen dieser Mädchen entstanden.

Du verstehst mich einfach nicht handelt davon, wie man sich durch die Lebensphase der Teenagerin und jungen Frau navigieren kann, indem es Werkzeuge dafür bereitstellt, wie man emotional kompetent und selbstbewusst erwachsen wird. Im Verlauf der Jahre meiner klinischen Tätigkeit habe ich beobachtet, wie die Chancen und die Macht von Teenagermädchen exponentiell gestiegen sind. Ihr Mädchen stellt die Jungs im akademischen Bereich in den Schatten; das Geschlechterverhältnis unter den Studienanfänger*innen in Medizin und Jura ist heute ausgeglichen; Teenagerinnen und junge Frauen zeigen, wie viel Power sie haben – im Feminismus mit #metoo und in puncto Klimawandel mit Schulstreiks. Durch die technologische Revolution gehören Mädchen heute zur ersten Generation von Frauen, die Digital Natives sind: Es hat nie eine Zeit gegeben, in der das Internet nicht Teil eures Lebens war, und ihr geht mit Bildschirmen ganz instinktiv um. Diese Veränderungen bedeuten, dass euch am Ende eurer Teenagerzeit ein Ausmaß an Freiheit und Möglichkeiten zur Verfügung stehen, die für Frauen eine Generation vor euch undenkbar gewesen wären.

Manche Dinge entwickeln sich für Mädchen und junge Frauen ganz klar in die richtige Richtung, aber andere Dinge laufen total falsch. Klar ist: Mit der größeren Freiheit, den umfassenderen Wahlmöglichkeiten und dem starken Empowerment gehen ungeheure Herausforderungen einher. Wir alle sind uns bewusst, dass psychische Erkrankungen bei jungen Menschen zunehmen – doch die Statistiken sind irreführend. Die Zahlen zu psychischen Krankheiten sind bei Jungen und jüngeren Mädchen tatsächlich relativ stabil. Bei Teenagerinnen und jungen Frauen nehmen sie allerdings massiv zu. Selbstverletzendes Verhalten ist bei Mädchen zwischen 16 und 24 Jahren in Großbritannien von rund 6 Prozent im Jahr 2000 auf aktuell rund 20 Prozent hochgeschossen.

Es sind verzweifelte Mädchen, wie diejenigen, denen ich im Behandlungszimmer begegnet bin. Ich habe versucht zuzuhören, welche Erfahrungen sie gemacht haben. Dabei habe ich durch die Brille meines klinischen Wissens geschaut *und* durch die Brille meines kollektiven Wissens, das ich durch die Erzählungen anderer, gleichaltriger junger Menschen gewonnen habe, sowie durch die Geschichten der Generationen vor ihnen. Ich versuche, jeder jungen Frau dabei zu helfen, ihre innere Welt besser zu verstehen, damit sie sich auch in der äußeren Welt zurechtfinden kann. Und manchmal passiert etwas Überwältigendes in meinem Behandlungszimmer: Indem ich diesen Mädchen dabei helfe, Ordnung in ihr inneres Chaos zu bringen, lernen sie, anders zu denken – und das wiederum hilft ihnen, anders zu handeln, andere Entscheidungen zu treffen und, in der Folge, sich besser zu fühlen.

In diesem Buch arbeite ich die Gemeinsamkeiten all dieser Erfahrungen heraus und teile sie mit euch. Was ihr hier lest, ist die Summe der kollektiven Weisheit dieser Erfahrungen, ergänzt durch meine Beobachtungen und Überlegungen, die ich durchs

Zuhören gewonnen habe. Ich möchte euch Werkzeuge an die Hand geben, damit ihr euch selbst besser versteht, euch selbst mit Mitgefühl begegnet und die Freiheit, die Mädchen heute haben, klug nutzt – und nicht auf Kosten eurer psychischen Gesundheit. Ich will nicht, dass sich noch mehr Mädchen selbst verletzen oder hungern, sich von Angst lähmen lassen, denken, die Welt wäre ohne sie besser dran. Es reicht. Ich will, dass ihr euch mit Wissen über euch selbst bewaffnet – Wissen darüber, wie ihr nicht bloß irgendwie durchkommt, sondern wie ihr aufblühen und erfolgreich sein könnt. Ich will, dass ihr lernt, euch in die Lüfte zu schwingen und zu fliegen, selbstbewusst und mit klarem Verstand. Ich wünsche mir, dass mein Job und ich irgendwann überflüssig werden.

An all meine jetzigen und früheren Patientinnen: Erstens, tausend Dank dafür, dass ihr eure Geschichten mit mir geteilt habt. Zweitens, keines dieser Fallbeispiele seid ihr. Warum? Weil ich sie erfinden musste, um eure Privatsphäre zu schützen. Offen gesagt, es hat mich viel Zeit gekostet herauszufinden, wie das gelingen kann. Ich hatte Sorge, dass das Buch weniger wahr oder aufrichtig wirken würde. Deshalb habe ich Folgendes getan: Ich habe mich dafür entschieden, nur dann Fallbeispiele zu verwenden, wenn ich zwei oder drei junge Menschen kenne, die dieses Problem gehabt haben, und ihre Geschichten miteinander zu verflechten. Anschließend habe ich alle irrelevanten Details aussortiert und ein paar neue hinzugefügt, damit die Geschichten anschaulich bleiben. Ich habe das getan, um das, was ihr mir anvertraut habt, zu schützen. Und ich habe es getan, weil die Fallgeschichten einen allgemeineren Punkt offenlegen sollen – das ist das Wesentliche, und nicht wie alt ihr seid oder wie ihr ausseht. Das heißt, damit dieses Buch für viele Menschen relevant ist, habe ich die Dinge, die ich von euch gelernt habe, in fiktionalen Figuren zusammengeführt.

Ein Hinweis zur Sprache: Dieses Buch beschreibt Übereinstimmungen, die ich im Rahmen meiner Arbeit mit Teenagerinnen und jungen Frauen beobachtet habe. Nicht alle davon sind für alle Mädchen und Frauen relevant, weil ihr, natürlich, eine diverse Gruppe seid, und vieles davon ist ebenso relevant für Jungen und junge Männer. Ich habe nicht mit genug jungen Menschen gearbeitet, die ihre geschlechtliche Identität als divers bezeichnen würden, oder jungen Menschen, die sich im Prozess einer Geschlechtsangleichung befinden, um mit Fachwissen über ihre Psyche aufwarten zu können. Ich hoffe, ihr könnt euch in dem, was ihr hier lest, zumindest zum Teil wiederfinden. Für mich ist Gender ein soziales Konstrukt und etwas Selbstbestimmtes – was ein Buch, das sich an Mädchen und junge Frauen richtet, in gewisser Weise zu einem Widerspruch macht. Trotzdem stehe ich dazu, denn das Datenmaterial, das uns vorliegt, zeigt, dass junge Frauen zurzeit stärker unter psychischen Gesundheitsproblemen leiden (und sich stärker für ein Psychologiestudium interessieren) – was nahelegt, dass es eine gewisse Notwendigkeit oder zumindest den Bedarf eines geschlechtsspezifischen Buches gibt. Ich benutze Sprache im Stil der jungen Menschen, mit denen ich zu tun habe. Wenn ich die Begriffe »Mutter«, »Vater« und »Eltern« benutze, dann stehen sie für all die Menschen, die diese Rolle für euch erfüllen, einschließlich Stiefeltern, Vormunde, Pflegeeltern und Ähnliches.

Dieses Buch kann inhaltlich natürlich nicht allumfassend sein. Es ist viel stärker aus meiner klinischen Erfahrung als aus wissenschaftlichen Studien heraus entstanden, und es gibt ein paar Themen und Probleme, mit denen ich nicht genug klinische oder persönliche Erfahrung habe, um sie abzudecken, finde ich. Tatsächlich wurde mir beim Schreiben dieses Buches schmerzlich bewusst, dass ich in manchen Bereichen über wenig Erfahrung und Wissen verfüge. Ich weiß zum Beispiel viel über Anorexie, Abnehmen und intuitives Essen, aber wenig über Body Positivity. Warum erzähle ich euch das? Weil ich hoffe, dass ihr euch beim Lesen hier und da gesehen und erkannt fühlt. Aber natürlich kenne ich euch nicht, und vielleicht erfasse ich eure Gedankenwelt in einem bestimmten Bereich recht exakt und in einem anderen überhaupt nicht. Einer meiner liebsten psychologischen Aufsätze heißt »Wissen, was man nicht weiß« – und es gibt eine Menge Dinge, die ich nicht weiß. Ich entschuldige mich an dieser Stelle für all die Dinge, die ich übersehen habe, und ich werde mich weiterbilden.

Am Ende des Buches gibt es darum den Abschnitt *Wenn du mehr wissen willst.* Dort liefere ich Belege und empfehle weiterführende Literatur, insbesondere zu einigen der Dinge, über die ich selbst nicht viel weiß.

Zu guter Letzt: Dieses Buch beschäftigt sich in erster Linie nicht mit psychischen Krankheiten. Es geht um psychische Gesundheit – die tägliche Psychologie von Mädchen und jungen Frauen. Ich hoffe, das Buch wird denjenigen von euch helfen, die unter einer psychischen Krankheit leiden, aber ich hoffe, dass sich auch alle anderen von euch ein Stück weit in diesem Buch wiederfinden. Ich hoffe, es hilft euch dabei, das, was sich in den dunklen Winkeln eurer Seele versteckt und was ihr nur schwer ausdrücken könnt, in Worte zu fassen. Am meisten hoffe ich, dass ihr euch verstanden fühlt.

KAPITEL 1

Bindung und Zugehörigkeit

»Wir mögen unsere Kinder von ganzem Herzen lieben, dennoch werden nicht alle Kinder unsere Liebe spüren ... In den ersten zwei oder drei Lebensjahren wird das Gehirn beziehungstechnisch programmiert.«

RICHARD BOWLBY, BRITISH PSYCHOLOGICAL SOCIETY

Ich frage mich, warum du dieses Buch in die Hand genommen hast. Vielleicht hat es dir jemand geschenkt, der sich Sorgen um dich macht oder einfach dachte, das Thema könnte dich interessieren. Vielleicht denkst du darüber nach, Psychologie als Kurs in der Schule zu belegen, und willst wissen, worum es da überhaupt geht. Oder du fühlst dich ein bisschen verloren und willst dich selbst besser verstehen. Vielleicht machst du dir Sorgen, bist traurig oder fühlst dich nicht wie du selbst und suchst nach Hilfe. Vielleicht tust du dir selbst oder anderen Menschen weh.

Während ich schreibe, stelle ich mir vor, wer du bist. Ich stelle mir vor, dass du eine junge Frauen bist, die mein Behandlungszimmer betritt – grundsätzlich neugierig auf eine Therapie, aber skeptisch, ob ich genau *dich* verstehen werde; vielleicht fühlst du dich verloren oder einsam – oder ein bisschen aufgeschmissen. Vielleicht zieht es dich manchmal in eine falsche Richtung, dann schaust du betreten zu Boden. Und gleichzeitig bist du immer, immer einzigartig. Du bist definitiv großartiger, klüger und lustiger, als du glaubst. Ich frage mich, ob du jetzt denkst: »Tja, da liegt sie falsch – bin ich nicht.« Doch, ganz ehrlich, bist du.

Alle jungen Frauen, die ich treffe, sind einzigartig, aber sie haben auch Dinge gemeinsam. Themen. Dinge, die ich gelernt habe und immer noch lerne, indem ich ihnen zuhöre. Manche davon werde ich hier teilen, um psychologische Konzepte zu veranschaulichen, die dir dabei helfen, herauszufinden, was mit dir los ist. Nicht alle dieser Geschichten werden für dich relevant sein, und wenn du das Inhaltsverzeichnis überfliegst, bekommst du vielleicht eine Idee davon, welche Kapitel am meisten mit dir zu tun haben und welche du überspringen möchtest. Dieses Kapitel kommt dir auf den ersten Blick vielleicht nicht interessant vor, weil es darin größtenteils um eine Zeit geht, an die du dich vermutlich nicht bewusst erinnerst. Vielleicht möchtest du lieber in ein Kapitel eintauchen, das etwas direkter mit dem zu tun hat, was dich umtreibt, zum Beispiel Kapitel 7: »Essen, Ernährung, Gewicht und Figur« oder Kapitel 5: »Angst und Sorge«. Tu das ruhig. Obwohl ich glaube, dass es ein Fehler wäre. Die Reise in deine eigene Psyche beginnt damit, was du als Baby erlebt hast. Du erinnerst dich vielleicht nicht bewusst daran, aber, glaub mir, deine ersten Tage und Monate sind dir eingeschrieben, wie die Gravur in einen Ring. Was damals mit dir geschehen ist, in deinen ersten Beziehungen zu anderen Menschen, hat sich in dein Gehirn eingebrannt. Während du herangewachsen bist, hat es dich ganz wesentlich geprägt. Das ist eine krasse Sache, und es lohnt sich, sie zu verstehen.

In der Psychologie nennen wir das Bindung. Tiereltern und ihr Nachwuchs, insbesondere Säugetiere, versuchen nach der Geburt, nah beieinander zu bleiben. Verhaltensforscher fanden dies Anfang und Mitte des 20. Jahrhunderts heraus. Vielleicht kennst du ein paar dieser Experimente? Am Tag nach der Geburt sucht das Gänseküken nach einem Reiz, der sich bewegt, und folgt diesem Reiz, auch wenn es sich dabei um eine Spielzeug-Eisenbahn oder ein Paar Gummistiefel handelt. Wenn man einen Babyaffen von seiner Mutter trennt, klammert er sich an ein Stück Stoff als Mutter-Ersatz, auch wenn der Stoff ihn nicht mit Futter versorgt. Wenn kleine Kinder von ihren Eltern getrennt werden (während eines Krankenhausaufenthalts zum Beispiel oder weil sie sich in staatlicher Fürsorge befinden) und keine adäquaten Kontakte zu anderen Menschen erhalten, entwickeln sie eine Reihe von psychosozialen und emotionalen Auffälligkeiten. Hast du schon mal Filmmaterial von rumänischen Waisenhäusern aus dem Jahr 1990 gesehen? Hunderte Kinder lebten dort in schockierenden Verhältnissen. Abgesehen von tatsächlichen Misshandlungen: Allein die emotionalen Entbehrungen und das Fehlen einer elterlichen Bezugsperson verursachten eine Reihe schwerer psychischer und intellektueller Beeinträchtigungen.

Die Bindung zwischen Eltern und Babys oder Kleinkindern wurde wissenschaftlich untersucht, und ein Psychologe namens John Bowlby machte die Theorien bekannt. Es gibt sowohl bei den Eltern als auch beim Kind einen starken instinktiven Drang, nah beieinander zu bleiben. Dahinter steckt pure Biologie: Wir wollen unsere Art erhalten. Da das Baby instinktiv zu den Eltern schaut, fühlen sich die meisten Eltern von dem Kind angezogen, und die Freude, die beide Seiten dabei empfinden, setzt einen positiven Kreislauf in Gang. Manchmal ist ein Elternteil dazu nicht in der Lage, und das liegt meistens daran, dass diese Person selbst keine Bindung als Kind erfahren hat: Das Prinzip »Bindung« hat sich nicht ins Gehirn eingebrannt. Eine gute Bindung stellt sicher, dass die Grundbedürfnisse des Kindes nach Nahrung, Schutz, Beständigkeit und Trost erfüllt werden.

Für kleine Kinder bedeutet Bindung, das Gefühl zu haben, jemand kümmert sich um dich, jemand interessiert sich für dich, jemand ist auf deiner Seite. Wenn du älter wirst, bist du womöglich nicht immer einverstanden mit der Art und Weise, wie deine Eltern sich um dich kümmern, und denkst vielleicht, ihre Regeln sind bescheuert – warum musst du Klavierspielen lernen? Gerade sitzen? Dein Handy weglegen? Aber gleichzeitig weißt du, dass deine Eltern sich so verhalten, weil sie das Beste für dich wollen. Sie haben das Herz am rechten Fleck. Du magst sie lieben oder hassen oder zwischen beidem schwanken, aber du weißt, dass deine Eltern für dich da sind.

Vielleicht aber auch nicht. Bei manchen Menschen hat das

Band zu den Eltern kleine Risse bekommen oder ist komplett durchtrennt. Vielleicht fühlst du dich verloren, so als ob du im Wasser treiben würdest, ohne Anker.

*Mia wurde zu mir überwiesen, als sie siebzehn war. Sie litt unter Niedergeschlagenheit, und eine Lehrkraft hatte Spuren von Selbstverletzung an ihr bemerkt. Nach außen hin funktionierte sie immer noch: Sie ging zur Schule, traf sich mit Freund*innen, machte ihre Hausaufgaben. Aber wenn man an der Oberfläche kratzte, merkte man: Sie glaubte, sie wäre in nichts gut, aus ihr würde nichts werden, sie hätte keine Zukunft.*

Mia war das jüngste von drei Geschwistern. Sie hatte ein sehr enges Verhältnis zu ihrer Mutter gehabt, die vor ein paar Jahren gestorben war, als Mia noch zur Grundschule ging. In ihren Erinnerungen war ihre Mutter immer krank gewesen. Und auch wenn es schrecklich war, als ihre Mutter starb, ging ihr Leben ziemlich genau so weiter wie vorher. Ihrem Vater fühlte sie sich nicht nah, als Haupternährer der Familie hatte er immer viel gearbeitet. Doch Mia und ihre älteren Geschwister hatten, schon lange bevor ihre Mutter gestorben war, eine Nanny gehabt. Ihr fühlte sich Mia sehr nah. Die Nanny hatte für sie gekocht, war da gewesen, wenn sie aus der Schule kam, hatte sie herumkutschiert und sich für sie interessiert. Sie waren sehr eng, und Mia fühlte sich von ihr geliebt. Als Mia fünfzehn wurde, nicht mehr gefahren werden musste und sie und ihre Geschwister sich selbst etwas zu Essen machen konnten, entschied ihr Vater, dass sie ab jetzt keine Nanny mehr brauchten. Mia vermisste sie schrecklich. Sie besuchte die Nanny und die Kinder, um die diese sich jetzt kümmerte, regelmäßig. Ein Jahr später ging Mias nächstältestes Geschwisterkind an die Uni, Mia war nun das einzige Kind zu Hause. Sie hatte bis dahin regelmäßig an Schwimmwettkämpfen teilgenommen, aber nun zog sie sich eine Verletzung zu und entschied, das Schwimmen aufzugeben. Sie fand, es führte nirgendwo hin, andere waren sowieso besser als sie, und außerdem war es immer so anstrengend, sich zum Training zu motivieren.

Die erste Bindung entsteht normalerweise zwischen Baby und Eltern.[1] Die meisten jungen Menschen, denen ich im Rahmen meiner Arbeit begegne, – selbst diejenigen mit den schwerwiegendsten Problemen und dem größten Leidensdruck – kommen mit einer Bindung zu zumindest *einem* Elternteil, die gut genug ist, zu mir in die Therapie. »Gut genug« ist ein weiteres psychologisches Konzept, es wurde bekannt durch einen Psychoanalytiker namens Donald Winnicott. Psychoanalyse ist eine Therapieform, die im frühen 20. Jahrhundert entstand. Auf der Suche nach den Ursachen seelischer Leiden schauten diese frühen Psychoanalytiker sehr häufig darauf, was für eine Beziehung ihre Patient*innen zu ihren Müttern gehabt hatten.

Winnicott hatte eine hoffnungsvolle Botschaft. Er glaubte nicht an perfekte Eltern, sondern war der Ansicht, dass psychische Gesundheit aus dem chaotischen, aber liebevollen Durcheinander des Familienlebens entsteht. Er bereitete den Weg für etwas, das später in Untersuchungen bewiesen wurde: Erziehung muss nicht perfekt sein, es sind die Unvollkommenheiten, in denen sich die psychische Arbeit vollzieht. In dem Band, das uns mit anderen Menschen verbindet, entstehen Risse, aber diese Risse werden geflickt – und dadurch lernen wir, die Eigenheiten anderer zu tolerieren. Das ist laut Winnicott die beste Vorbereitung aufs Erwachsenenleben. Er wusste, dass Bindungen manchmal in die falsche Richtung gehen, aber sogar das kann wieder in Ordnung kommen. Junge Menschen brauchen normalerweise nur eine Person, die für sie sorgt,

1 Die Mutter-Kind-Bindung wurde intensiv untersucht, vermutlich wegen der offensichtlichen körperlichen Verbindung zwischen einer Mutter und ihrem Baby (z. B. durch Schwangerschaft, Geburt und Stillen), aber gesellschaftlich-politische Faktoren wie Erwartungen und Chancen bedeuteten auch, dass Frauen traditionell häufiger die Rolle der Hauptbezugsperson ausfüllten. Es gibt jedoch keine Belege dafür, dass sich Babys leichter an Frauen als an Männer binden, und ich benutze das Wort Elternschaft, um den Kreis von Menschen zu beschreiben, die sich hauptsächlich um die Kinder kümmern. Das können natürlich auch Pflegeeltern oder Großeltern sein, die als Eltern fungieren.

um Bindungen aufbauen zu können und langfristig klarzukommen.

Es gibt ein berühmtes Experiment mit einer Mutter und einem Baby, das zeigt: Bindung ist ein ziemlich komplexer Tanz. Das Experiment heißt »Das stille Gesicht«. Es beginnt damit, dass Mutter und Baby sich anlächeln und miteinander interagieren – wenn das Baby auf etwas zeigt, reagiert die Mutter; wenn der Säugling die Hände ausstreckt, nimmt die Mutter sie in ihre eigenen. Mutter und Kind lassen sich aufeinander ein, und ihre Emotionen sind im Einklang. Für den »Das stille Gesicht«-Teil des Experiments tut die Mutter genau das, was der Titel sagt: Zwei Minuten lang bleibt ihr Gesicht ganz ruhig und geht nicht auf das Baby ein. Das Baby versucht, seine Mutter dazu zu bringen, es zu bemerken, aber nichts von dem, was es vorher getan hat – auf etwas zeigen, zum Beispiel –, erregt die Aufmerksamkeit der Mutter, und das Kind leidet immer mehr darunter.

In meinen Kursen zeige ich ein Video dieses Experiments, und während die Kursteilnehmer*innen es sich anschauen, beobachte ich sie. Meistens sind die Teilnehmer*innen überrascht, wie sehr sich das Baby anstrengt, wieder Kontakt zu der Mutter herzustellen, und sie sind traurig über seinen Kummer, wenn es ihm nicht gelingt – ihre Gesichter spiegeln die Reaktion des Babys. Wenn der Säugling leidet, machen die Teilnehmer*innen Schmerzenslaute, runzeln die Stirn, ziehen die Mundwinkel herunter. Sie teilen den Schmerz und die Verwirrung des Babys, zeigen Empathie.

Ich kann dir versichern, der temporäre Riss im Band zwischen Mutter und Kind verursacht keine anhaltenden Schäden: Wir alle werden während unserer Babyjahre oft ignoriert, weil unsere Eltern kochen, schlafen oder sich um weitere Kinder kümmern müssen. Was das Video nicht zeigt, ist, dass Bindung nicht in einem bestimmten Moment entsteht, sondern über Jahre. Wenn es darum geht, was das Baby lernt, welche Verknüpfungen sich in seinem Gehirn bilden, dann wird vermutlich die Verknüpfung »Mama interessiert sich manchmal für mich« verstärkt, wenn die Mutter mit dem Baby interagiert und seine Laute nachmacht. Wenn die Mutter es ignoriert, bildet das Baby wahrscheinlich die Verknüpfung »Mama interessiert sich manchmal nicht für mich.« Beide Verknüpfungen sind okay: Sie spiegeln die Realität. Solange wir die Verknüpfung haben, dass grundsätzlich jemand für uns da ist als kleines Kind, können wir damit umgehen, wenn dieser Jemand es manchmal nicht ist. Es scheint, dass die kognitive Verbindung, die sagt »Mama ist manchmal nicht gut drauf und auch nicht liebevoll und nett«, diejenige Verbindung, die sagt, dass sie es manchmal ist, nicht zerstört. Sie existieren nebeneinander. Solange der Riss nicht zu massiv ist, nicht zu häufig auftritt oder zu lange andauert, kann man ihn flicken.

Dein Bindungsmuster beruht auf der Art, wie und ob deine Eltern dich verstanden haben, wie sie mit dir kommuniziert und auf dich reagiert haben – und das nicht in einzelnen Momenten, sondern über deine gesamte Kindheit, sogar dein Leben hinweg. Manche Eltern üben bestimmte Einschlafroutinen ein, andere schlafen mit ihren Babys im selben Zimmer oder Bett. Manche Eltern arbeiten, andere bleiben zu Hause. Manche bleiben ruhig, andere regen sich schnell auf. Kinder haben Wutanfälle und zanken sich. Sie schreien und brüllen, gehorchen nicht und agieren Dinge aus, aber solange es über die Jahre ein gewisses Maß an Kontakt, Zuwendung und Beständigkeit gibt, überlebt die Bindung. Familienleben, sogar glückliches Familienleben, hat eben auch seine unschönen Seiten.

Wenn wir über Mias Traurigkeit sprachen, schien mir, dass sie sie für normal hielt. Sie fühlte sich leer. Und sie dachte, alle würden sich so fühlen wie sie. Sie wusste, dass das Leistungsschwimmen sie in gewisser Weise so sehr auf Trab gehalten hatte, dass sie sich nicht erlaubt hatte, darüber nachzudenken. In der Therapie rollten Trä-

nen über ihre Wangen, als sie sich an ihre Grundschuljahre erinnerte. Ihre Mutter hatte sie oft von der Schule abgeholt. Sie erinnerte sich daran, wie sie Hand in Hand armeschwingend nach Hause gingen – Wärme, Glücklichsein, Spaß. Damals dachte sie, die Welt wäre ein guter Ort. Heute vermisste sie es, sich so zu fühlen: sicher, geborgen und beschützt. Auch ihre Nanny war sehr mütterlich gewesen, im traditionellen Sinn. Mias Leben wurde gut organisiert. Wenn sie in der Küche der Familie saß, bei der ihre Nanny jetzt arbeitete, spürte sie wieder etwas davon. Sie war eifersüchtig auf die neuen Kinder ihrer Nanny, die diese Wärme, diese Geschäftigkeit, dieses Gewusel noch erleben durften. Ihr eigenes Zuhause fühlte sich im Vergleich dazu leer, einsam und kalt an.

Bindung ist die Wiege, die dich durchs Leben schaukelt, deine Entwicklung vom Baby zur erwachsenen Frau begleitet. Zu verstehen, was Bindung ist und welche du hattest, kann der Schlüssel sein, um zu verstehen, wer du bist. Sicherlich hängt daran nicht alles, aber das Zusammenspiel zwischen deiner Persönlichkeit auf der einen und den Bindungen auf der anderen Seite hat dazu beigetragen, dass du heute bist, wer du bist. Du hast vermutlich schon von Genen und Umwelt gehört: Mit deinen Genen wirst du geboren, Umwelt ist die Umgebung, in der du aufgewachsenen bist. Die Merkmale, mit denen du auf die Welt kommst, interagieren mit den Bindungen, die du in und mit deiner Umgebung erlebst. Für Kinder, die mit einer sehr unabhängigen Persönlichkeit geboren werden, fühlt es sich möglicherweise nach Spaß oder Freiheit an, wenn die Eltern ihnen keine Aufmerksamkeit mehr schenken, wenn sie älter werden. Für ein ängstlicheres Kind hingegen fühlt es sich vielleicht beunruhigend an. Deine Persönlichkeit interagiert mit dem Erziehungsstil deiner Eltern, und daraus entsteht ein ganz einzigartige Kreation: DU!

Deine Bindungs-Blaupause lenkt deine Freundschaften und intimen Beziehungen, jetzt und dein ganzes Leben lang. Psychologie ist keine exakte Wissenschaft: Anders als in der Chemie oder in der Medizin können wir nicht einzelne Variablen isolieren, wir können nicht exakt voraussagen, dass Kind X, wenn es die Erziehung Y erhält, Bindungsverhalten Z entwickeln wird, weil es unendlich viele unterschiedliche X, Y und Z gibt. Genau wie dein Fingerabdruck ist die Persönlichkeit, mit der du zur Welt kommst, einzigartig, und die Interaktion zwischen ihr und deinen ersten Bindungen erschafft dich. Selbst in einer ungefähr ähnlichen sozialen Umgebung, wie zum Beispiel der Familie, gibt es unendlich viele Umweltfaktoren, die auf ein Kind einwirken. Eineiige Zwillinge wachen weder zu genau derselben Zeit auf, noch weinen sie in genau derselben Intensität, noch werden sie in genau demselben Moment auf den Arm genommen, um getröstet oder gefüttert zu werden. Und so beginnen die unzähligen Variablen, die auf dich einwirken, deine Individualität zu erschaffen und zu bestimmen, welche Beziehungen du zu anderen knüpfst.

Wie du dich in den Beziehungen innerhalb deiner Familie gefühlt hast und was du dir von den Geschichten, die dir erzählt, und den Fotos, die dir gezeigt wurden, mitgenommen hast, all das verrät dir etwas über die Bindung zu deiner Familie. Vielleicht hast du im Moment die Schnauze voll von deinen Eltern – versuch trotzdem, dich zu erinnern. Hast du dich verlassen und einsam gefühlt? Erstickt und eingeengt? Oder irgendetwas zwischen diesen Extremen? Mochtest du die Art deiner Eltern? Wolltest du ihnen nahe sein oder von ihnen fort? Warst du stets bemüht und besorgt, ihnen zu gefallen, und hast Konflikte um jeden Preis vermieden? Oder hast du dich sicher genug gefühlt, deine Eltern herauszufordern, gab es viel Streit? Wurde deine Privatsphäre verletzt, fehlt dir das Gefühlt dafür, wo deine Eltern aufhören und wo du anfängst? Wurdest du angenommen oder abgelehnt? Hast du dich abgeschoben gefühlt, lästig? Wurdest du immer als die Schwierige bezeichnet, als das Lieblingskind, die

Schlaue oder die Hübsche? Wurde dir gesagt »Du bist genauso wie ich« oder »Das tut man in unserer Familie nicht«? Das ist nur eine kleine Auswahl der unendlichen Kombinationsmöglichkeiten, die du vielleicht erlebt hast. Und dann stellt sich natürlich noch die Frage, wie all das mit deinen Genen zusammengespielt und in welcher Weise es dich beeinflusst hat. Welchen Einfluss hat all das heute auf deine Freundschaften und Beziehungen?

Jede Patientin, der ich begegne, hat ihre eigene Geschichte mit ihren Eltern. Das schüchterne Goth-Mädchen, das sich dem Glamour ihrer Mutter unterlegen fühlt und nur dadurch rebellieren kann, dass sie so abgewetzt wie möglich herumläuft. Das Einzelkind, ständig bevormundet von der dominanten Mama-Glucke, deren Träume stellvertretend die geliebte Tochter ausleben soll. Das Party-Girl, das spürt, dass ihre Eltern sie einfach nicht verstehen, und sich von ihnen abwendet, um mit Freund*innen abzuhängen.

Mias Vater war nicht gemein oder lieblos. Er kümmerte sich um die praktischen Dinge – aber emotional war er irgendwie abwesend. Wenn Mia versuchte, mit ihm über emotionale Dinge zu sprechen, sagte er nur: »Ach, ich bin mir sicher, du findest eine Lösung« oder »Das Leben ist nicht immer gerecht«, und dann wechselte er das Thema oder beschäftigte sich mit etwas anderem. Ich traf Mias Vater einige Male, um mir einen Eindruck zu verschaffen. Er wirkte auf mich emotional ausdruckslos, auch wenn er meine Ratschläge immer annahm. Weil ich zum Beispiel Mias Einsamkeit nachempfinden konnte, riet ich ihm, dass er mehr Zeit mit seiner Tochter verbringen solle. Und das tat er auch, aber es wirkte auf mich, als ob er es nur pro forma tat, als ob er einen Punkt von der Liste streichen wollte. Ich fragte mich, warum. War er immer schon so gewesen, oder hatte der Tod seiner Frau ihn gebrochen? Ich hatte den Eindruck, dass er mit dem Vatersein eigentlich durch war. Er wollte, dass Mia erwachsen wurde, wieder klarkam, und natürlich tat sie das mit der Zeit auch.

*Die Therapie war wichtig für Mia. Sie gab ihr emotionalen Halt. Sie ermöglichte es ihr zu trauern, nicht nur um ihre Mutter, sondern auch um die Beziehung, die sie gern zu ihrem Vater gehabt hätte. Sie half ihr aber auch dabei, nach vorne zu schauen und herauszufinden, was sie vom Leben wollte. Die Therapie machte ihr bewusst, was sie in der Vergangenheit besessen hatte und was sie sich für ihr künftiges Leben wünschte. Sie traf wohlüberlegte Entscheidungen, zum Beispiel, mit wem sie befreundet sein und wen sie lieben wollte. Während unserer letzten Sitzung schielte sie mit einem Auge ständig auf die Uhr. Sie wollte ihre Freund*innen treffen, die in der Nähe auf sie warteten: Sie war fertig mit der Therapie. Und genau so sollte es sein; sie hatte sich aus der temporären Bindung zu mir gelöst, und meine Arbeit mit ihr war beendet.*

Oft beobachte ich, dass Bindungen während der Pubertät durch Missverständnisse kaputtgehen oder weil Kinder und Eltern schlicht vergessen, sich miteinander zu verbinden, und wie Schiffe in der Nacht aneinander vorbeiziehen. Natürlich ist es ganz normal, wenn Jugendliche glauben, dass ihre Eltern sie einfach nicht verstehen (deshalb der Buchtitel!). Manchmal sieht man sofort, dass sowohl die Eltern als auch das Kind tolle Menschen, aber gleichzeitig sehr unterschiedlich sind und dass es ihnen schwerfällt, einander zu verstehen. Manchmal fällt es Jugendlichen schwer, irgendjemandem etwas von sich zu zeigen, sogar ihren Eltern. Ich bin jungen Menschen begegnet, die soziale Ängste haben, schüchtern oder sozial inkompetent sind und sich ihren Eltern nicht anvertrauen können. Sie wissen, dass ihre Eltern sie lieben, aber sowohl Kind als auch Eltern verstehen nicht, wie die andere Seite tickt. Es lohnt sich, sich in Erinnerung zu rufen, dass Bindung keine Einbahnstraße ist. Die Eltern tragen die Verantwortung dafür, dass sie gelingt, weil sie die Erwachsenen sind, egal was sie selbst erlebt haben. Gleichzeitig bringt das Kind seine eigene bereits vorhandene Persönlichkeit mit ins Spiel: Ein Kind kann sich unsicher fühlen, obwohl es die liebevollsten Eltern hat.

Es gibt jedoch noch eine andere Gruppe von Kindern, die in der Therapie landen – diejenigen, die praktisch keine Erziehung erfahren haben oder wenn, dann eine negative: eine Erziehung, die aktiv Schaden angerichtet hat.

Toxische Erziehung

Sara wurde mit dem Verdacht auf Anorexie bei mir vorstellig, sie aß kaum etwas. Das änderte sich jedoch im Lauf der ersten Sitzungen, und nun litt sie unter Essanfällen. Dann schien sich ihr Essverhalten wieder zu normalisieren, aber sie rauchte und trank viel. Die Therapie war wie ein Wirbelsturm: In jeder Sitzung tauchte ein neues Problem auf, und es fühlte sich an, als ob ich wieder von vorne anfing. In einer Woche war sie glücklich und hatte nichts zu sagen, in der anderen erzählte sie, dass sie Suizidgedanken gehabt hatte. Nichts, was ich sagte, schien sie zu erreichen, und ich hatte nicht das Gefühl, dass sich unsere Beziehung weiterentwickelte. Trotzdem kam Sara weiterhin.

Sie hatte mir gesagt, sie habe eine »gute« Beziehung zu ihren Eltern, aber ich hatte den Eindruck, ihre Eltern lieferten sie bei der Therapie ab, als wäre sie ein Computer, der repariert werden müsste. Sie wirkten enttäuscht, dass der Computer überhaupt kaputtgegangen war, und genervt, dass ich so lange brauchte, um ihn zu reparieren. Sie glaubten offenbar, dass die Schwierigkeiten ihrer Tochter rein gar nichts mit ihnen zu tun hatten und das Problem allein bei ihrer Tochter lag. Wusste ich, was ich tat? Zu diesem Zeitpunkt war ich mir da tatsächlich nicht sicher. Ich bekam Sara überhaupt nicht zu fassen.

Junge Menschen zu therapieren, ist wie der Versuch, ein Puzzle fertig zu bekommen, das sich ständig verändert, das immerzu wächst und bei dem die Hälfte der Teile fehlt. Jugendliche, die missbraucht, misshandelt oder vernachlässigt wurden, denken und verhalten sich nicht alle gleich: Manche sind niedergeschlagen, gebrochen, haben kein Selbstvertrauen, andere geben sich selbst die Schuld. Manche agieren ihre Probleme in der Schule aus, andere suchen nach einem Kick, indem sie Risiken eingehen oder sich rechtswidrig verhalten. Junge Menschen, die misshandelt oder missbraucht wurden, zeigen sich in der Therapie sehr unbeständig und haben Schwierigkeiten, von einer Woche zur nächsten bei einem Thema zu bleiben oder Fortschritte nicht zu vergessen. Manchmal agieren sie in der Therapie etwas aus – indem sie nicht regelmäßig zu den Sitzungen erscheinen, zu spät kommen oder die Grenzen der Therapie überschreiten und mitten in der Nacht E-Mails schicken. All das sind Teile des Patienten-Puzzles, die mir helfen, das ganze Bild zu sehen.

Warum verhalten sich junge Menschen, die misshandelt oder missbraucht worden sind, auf diese Weise? Sie tun es, weil sie gelernt haben, dass Beziehungen so funktionieren. Babys sind nicht dafür verantwortlich, ob ihre ersten Bindungen gelingen oder nicht. Sie sind biologisch darauf ausgerichtet, sich an die Menschen zu binden, die sie umgeben – und wenn diese Menschen nicht auf sie reagieren, kalt oder unbeständig sind oder ihnen wehtun, brennt sich ins Gehirn ein, dass das die Art und Weise ist, wie man zu anderen Menschen in Beziehung geht. Babys streben von Natur aus nach Wärme und Zuwendung. Wenn sie diese nicht bekommen, wenn sie sich stattdessen verlassen und abgelehnt fühlen, brennt sich Folgendes in ihr Gehirn ein: »Die Welt ist kein sicherer Ort. Niemand kümmert sich um mich, wenn ich traurig bin oder Angst habe. Ich muss mich vorsehen und immer einen Schritt voraus sein, damit ich sicher bin. Ich werde nicht zulassen, dass mir andere etwas bedeuten.«

Sara erzählte mir, wie sie einmal eine Schranktür kaputtgemacht hatte, als sie jünger war. Zur Strafe hatte ihre Mutter sie aus dem Haus ausgesperrt. Sie erinnerte sich, wie sie geweint und an die Tür geschlagen hatte und wie ihre Mutter schrie, sie könne wieder reinkommen, wenn sie sich benehmen würde. Als Therapeutin versuche ich normalerweise, ein neutrales Gesicht zu wahren, egal was mir jemand erzählt. Sara aber sah den Schock und das Entsetzen in meinem Gesicht, während sie die Geschichte erzählte, und ich bemerkte ihre Überraschung angesichts meiner Reaktion: Sie wusste nicht, dass das Verhalten ihrer Mutter nicht normal gewesen war. Anschließend vertraute sie mir zahlreiche andere Momente an, in denen ihre Eltern sie geschlagen oder ignoriert oder auf ähnliche Weise bestraft hatten.

Sara glaubte, dass ihre Eltern das Beste für sie wollten, und sie dachte, dass sie sie mithilfe körperlicher Gewalt disziplinieren wollten. Mir war jedoch klar, dass die körperliche »Disziplinierung« manchmal von der Wut und der Frustration der Eltern angetrieben wurde und es in der Beziehung zur Tochter an Wärme fehlte. Das Jugendamt griff ein, und daraufhin änderte sich das Verhalten der Eltern: Die körperlichen Misshandlungen hörten auf. Doch diese – so erschreckend und zerstörerisch sie auch waren – waren zweitrangig im Vergleich zu den psychischen und emotionalen Verletzungen, die Sara durch das Fehlen von Wärme in der Beziehung zu ihren Eltern erlitt. Aufgrund dieser Verletzungen fehlte es ihr an Selbstvertrauen und Selbstsicherheit, sie fühlte sich ungeliebt, einsam und unsicher in all ihren zwischenmenschlichen Beziehungen. Und das kompensierte sie mit Alkohol, Drogen und in ihren Beziehungen.

Wenn Kinder nur unbeständige und lieblose Beziehungen erleben, während sie aufwachsen, dann werden sie sich auf diese Art auch anderen Menschen gegenüber verhalten. Ihre Bindungen sind die Blaupause dafür, wie sie sich künftig verhalten. Hungrig nach Liebe und Zuwendung geraten sie in ein Dilemma, weil sie intensive Freundschaften mit Menschen anfangen, sich auf eine extreme, gemeine, On/Off-Weise verhalten. Sie weisen Freund*-innen lieber zurück, bevor diese sie zurückweisen – sie schützen sich, weil sie kein Vertrauen haben, dass jemand anders sie beschützen wird. Oder sie provozieren eine Zurückweisung durch die andere Person, die verständlicherweise die Nase voll von ihrem Unsinn hat. Und das wiederum bestärkt sie in ihrer Überzeugung, dass sie es nicht wert sind, geliebt und freundlich behandelt zu werden.

Auch hierüber geben uns frühe Experimente mit Tieren Aufschluss. Die armen kleinen Affen, die als Muttterersatz statt einer weichen Stoffpuppe nur ein Drahtgestell mit einer Milchflasche darin bekamen, zeigten später dürftige soziale Kompetenzen, waren nicht in der Lage, zu anderen Affen in Beziehung zu gehen, und wurden selbst schlechte Mütter.

Ähnlich ist es bei Babys und Kindern. Wenn auf ihr Weinen nie jemand reagiert, entsteht bei ihnen ein Gefühl der Hilflosigkeit, und Hoffnungslosigkeit brennt sich in ihr Gehirn ein – die Überzeugung, dass sie keine Zukunft haben. Sie werden mit großer Wahrscheinlichkeit die Überzeugung gewinnen, dass sie nichts taugen und nicht wichtig sind.

Missbrauchte oder misshandelte Kinder werden als Jugendliche oft zu wahren Tornados, sie machen alle, die ihnen im Weg stehen, dem Erdboden gleich. In der Psychiatrie wird dieses extreme, riskante, sehr wechselhafte Verhalten oft als »Borderline« bezeichnet, eine Kurzform der Diagnose »Borderline-Persönlichkeitsstörung«. Ich mag diese Diagnose nicht, weil sie stillschweigend bewertet und weil das Wort »Persönlichkeit« nahelegt, dass die Symptome von Dauer sind. Das ist aber nicht der Fall: Die Schäden, die durch den frühen Mangel an Bindung entstanden sind, können später durch andere geheilt werden. Menschen, die an einer Borderline-Persönlichkeitsstörung leiden, können wieder gesund werden.

In meiner Erfahrung nehmen Behörden wie die Jugendämter Fälle, in denen Kinder emotional missbraucht werden, meistens weniger ernst als körperliche Gewalt oder sexuellen Missbrauch. Mir ist klar, warum das so ist. Körperliche Gewalt und sexueller Missbrauch sind eindeutig mess- und zählbar – sie haben entweder stattgefunden oder nicht – und sie beinhalten natürlich immer auch emotionalen Missbrauch. Emotionaler Missbrauch allerdings ist nicht so leicht zu definieren und zu erfassen: jemanden anschreien, gemein sein, kalt und distanziert sein – so verhalten wir uns fast alle manchmal. Emotionaler Missbrauch definiert sich nicht darüber, ob diese Verhaltensweisen vorgefallen sind oder nicht. Entscheidend sind Kontext, Häufigkeit und Schwere. Emotionaler Missbrauch liegt nur dann vor, wenn diese Verhaltensweisen häufig auftreten und nicht durch eine ansonsten warme und liebevolle Beziehung aufgefangen werden. Das Ganze ist also komplex, und das bedeutet, dass emotionaler Missbrauch schwer zu identifizieren und noch schwerer zu beweisen ist.

Das ist auch deshalb ein Desaster, weil emotionaler Missbrauch die psychische Gesundheit eines Kindes am stärksten gefährdet. Die körperlichen Verletzungen und Wunden physischer Gewalt heilen. Körperliche Gewalt hat jedoch weitreichende Folgen, wenn es darum geht, ob sich das Kind geliebt und umsorgt fühlt und ob es für die Zukunft weiß, wie man zu Menschen in Beziehung geht. Die Babyaffen wurden nicht geschlagen, sie haben keinen Hunger und Durst gelitten, ihnen wurde »nur« das Gefühl einer Grund-Geborgenheit vorenthalten – und das hatte einen tiefgreifenden Einfluss auf ihr Leben.

Was hilft, ist *eine* gute Bindung

Die meisten Kinder werden nicht von beiden Eltern missbraucht oder misshandelt, und es scheint, dass *eine* gute Beziehung reicht, um die Vorteile und den Schutz einer Bindung zu erfahren. Gerade in dem Fall, dass ein Elternteil die Familie verlassen hat oder gestorben ist, ist es gut, sich das klarzumachen. Junge Menschen, die von einem Elternteil hängen gelassen wurden oder die den Verlust eines Elternteils erleben mussten, agieren ihre Trauer oft an dem verbliebenen Elternteil aus. Es ist so, als ob du die Bindung testen würdest, indem du dich von deiner schlimmsten Seite zeigst. Oft gibt es keinen Weg, der Person, die dich im Stich gelassen hat, deine Wut und Verzweiflung zu zeigen; stattdessen projizierst du diese Gefühle möglicherweise auf andere Menschen, denen du vertraust. Und dadurch testest du instinktiv die Grenzen ihrer Verbundenheit mit dir aus.

Es gibt außerdem offenbar ein optimales Zeitfenster für Bindungen: Es ist sehr wichtig, dass diese sich in den ersten zwei Lebensjahren einstellen. Diejenigen Babys in den rumänischen Waisenheimen beispielsweise, die relativ früh von liebevollen Eltern adoptiert wurden, kamen langfristig besser im Leben zurecht.

Die meisten jungen Leute mussten zum Glück nicht in einem entsetzlichen rumänischen Waisenhaus aufwachsen. Grundsätzlich ist die Beschädigung, die durch eine zerrissene Bindung entstanden ist, auch nicht unumkehrbar. Eine andere Beziehung kann später diese Art von Bindung bieten. Das mag nicht perfekt sein, aber es ist wie ein Reparaturvorgang. In das Gehirn der Betroffenen kann sich nun einbrennen, dass irgendjemand irgendwo für sie gesorgt hat, dieses Gefühl der Fürsorge schreibt sich ein und bedeutet eine bessere Orientierung für künftige Beziehungen.

Auch innerhalb einer Therapie können junge Menschen

ihre Beziehungsmuster reparieren, indem sie andere Erfahrungen machen. Jede gute Beziehung zu einem Erwachsenen, in der man erlebt, dass jemand für einen sorgt und Anteil nimmt, dass man wichtig ist, kann jungen Menschen dabei helfen, sich von emotionalen Verletzungen zu erholen. Therapeut*innen nennen das »gehalten werden«. Das kann durch Lehrer*innen, Sozialarbeiter*innen oder Jugendbetreuer*innen passieren.

Um ehrlich zu sein, ich tat in den Therapiesitzungen mit Sara nur sehr wenig. Ich glaubte ihr, ich war Zeugin ihres Schmerzes. Ich versuchte zu verstehen, wie sie sich fühlte; ich versuchte ihr dabei zu helfen zu verstehen, welche Wirkung die Misshandlungen auf sie gehabt hatten; ich blieb ruhig und ich blieb dran. Ich reagierte weder zu stark noch zu schwach – ich hörte einfach zu, glaubte ihr, verstand. Eine ganze Zeitlang war sie weiterhin mal gut drauf, mal schlecht; manchmal kam sie nicht, dann erschien sie wieder regelmäßig und teilte die guten und die schlechten Neuigkeiten mit mir. Sie zeigte mir Fotos davon, was sie erlebt hatte, und brachte sogar eine Freundin mit, die ich kennenlernen sollte. Mir wurde klar, dass ich ihre Bezugsperson war. Weil es keinen »ausreichend guten Elternteil« gab, hatte sie mich für diese Rolle adoptiert.

Was ich tat, war, ihr im Rahmen der Therapie eine sichere Bindung zu bieten. Ich war ruhig und ich nahm Anteil, sie wiederum erlaubte es mir, Anteil zu nehmen. Sie teilte sich mit und ließ mich an sie ran, und dann testete sie unsere Beziehung und stellte fest, dass sie sicher und gut war. Dadurch entstand ein neuer Pfad im Gehirn: »Menschen lassen einen nicht immer im Stich.« Sie machte weiter mit ihrem Leben.

Manchmal sagen mir Menschen wie Sara am Anfang der Therapie: »Du wirst ja dafür bezahlt, Anteil zu nehmen« – aber das stimmt nicht. Wir werden dafür bezahlt, mit Menschen zu sprechen und ihnen eine Behandlung anzubieten, aber du kannst niemanden dafür bezahlen, dass er aufrichtig Anteil nimmt. Natürlich kannst du eine Person dafür bezahlen, dass sie so tut als ob, aber ich glaube, die meisten Jugendlichen würden das eine Meile gegen den Wind riechen. Sich um jemanden zu sorgen und Anteil zu nehmen, kann von Natur aus nicht vorgetäuscht sein. Es stellt sich nebenbei ein, wenn man jemanden kennenlernt und ihn oder sie zu verstehen beginnt. Und es kann nur aufrichtig sein: Ich trage die Erinnerung an meine Patient*innen in meinem Herzen.

Eine gute, gesunde Bindung, die sich in dein Gehirn eingebrannt hat und in deinem Alltag lebendig ist, bildet das Gerüst für dein Leben. Dir können weiterhin schlimme Dinge passieren, aber es wird dir leichter fallen, danach wieder klarzukommen. Aber auch mit ausreichend guten Eltern kann es sein, dass die Muster deiner elterlichen Bindung weiterhin in deinem Leben nachhallen.

Bindung während der Teenagerzeit

Als Jugendliche ist es, entwicklungspsychologisch gesehen, deine Aufgabe, dich von deinen Eltern abzulösen und du selbst zu werden. Es ist ganz normal, wenn die Bindung zu deinen Eltern ab der Pubertät loser wird und du dich stärker an Gleichaltrige bindest, das ist Teil der Entwicklung hin zu einem Leben als Erwachsene. Wenn dein soziales Netz größer wird, fängst du an, deine Eltern mit anderen Eltern zu vergleichen, und das, was sie tun, infrage zu stellen. Du stellst fest, dass deine Eltern Fehler machen – weil sie Menschen und darum nicht perfekt sind. Die Idee der Perfektion ist für uns Menschen wenig hilfreich (mehr, viel mehr zum Thema Perfektion später).

Häufig bekommt die Bindung zwischen Eltern und Kindern während der Pubertät Risse, die repariert werden müssen: Wenn die Bindung stark und gut genug ist, ist es okay, sich zu streiten, Dinge anders zu sehen, zu brüllen und Türen zuzuknallen. Aber da jeder junge Mensch auf dem Weg zum Erwachsenen auch mal stolpert und fällt, ist es gut, wenn du weißt, dass du trotz aller Konflikte zu deinen Eltern oder anderen Bezugspersonen zurückkommen kannst. Risse und ihre Reparatur – das bedeutet während der Pubertät, dass du in einem Moment überkritisch gegenüber deinen Eltern und total genervt von ihnen bist und in dein Zimmer stürmst, dir später aber Sorgen machst, dich allein fühlst und zu ihnen gehst, weil du eine Umarmung brauchst. Dieses Muster stammt noch aus deiner frühsten Beziehung zu deinen Eltern als Baby und Kleinkind: Kleinkinder tapsen davon, um sich ein Spielzeug zu schnappen, sie fallen hin und laufen zurück zu ihren Eltern, um sich trösten zu lassen. Wenn das Erwachsensein näher rückt, tauchen oft Zukunftsängste auf: »Was will ich später machen? Warum weiß ich das noch nicht? Alle anderen haben einen Plan. Werde ich gut genug sein?« Deine Eltern und dein Zuhause sind wichtig als sichere Basisstation, wenn du bei deinen ersten Schritten als junge Erwachsene ins Straucheln gerätst und emotionale, praktische oder finanzielle Unterstützung brauchst.

Wenn du diese Art von Bindung zu jemandem nicht hast, dann wirst du es schwer haben, aber es kann genauso zu Problemen kommen, wenn die Bindung zu stark ist oder dich zu ersticken droht. Bei mir leuchten immer die Alarmglocken, wenn eine Familie (am besten süffisant) sagt »Wir streiten uns nie« oder »Wir sind beste Freunde«. Denn die entwicklungspsychologische Aufgabe, sich abzulösen, wird insbesondere durch Streit bewältigt. Ohne ein paar Meinungsverschiedenheiten zwischen Eltern und Kind wird es für das Kind schwer, das richtige Maß an Abstand zu den Eltern zu bekommen. Den aber braucht man, um in der Entwicklung zum Erwachsensein vorwärtszukommen. Wenn es in diesem Punkt schiefläuft, dann bitten erwachsene Kinder zu häufig ihre Eltern um Unterstützung; oder die Eltern mischen sich zu sehr in das Leben ihres Kindes ein. Manchen Kindern fällt es schwer, sich von ihren Eltern abzulösen, weil sie Angst haben zu versagen. Ich hatte mit vielen klugen Patient*innen zu tun, die kurz vor dem Studium standen und völlig überfordert von alltäglichen Aufgaben waren, wie zum Beispiel ein Konto zu eröffnen oder den Einkauf zu erledigen.

In den späten Teenagerjahren und den frühen Zwanzigern, wenn du beginnst, ein eigenständiges Leben zu führen, ist es natürlich okay, deine Eltern um Hilfe zu bitten, wenn es mal schwierig ist. Sei aber vorsichtig: Du willst nicht, dass deine Eltern alle deine Probleme für dich lösen, denn das bedeutet, dass sie zu stark in dein Leben involviert sind. Ich bin manchen jungen Menschen begegnet, die sich bis weit in ihre Zwanziger unverhältnismäßig stark auf ihre Eltern verlassen haben – egal ob es um Geld, Hilfe, emotionale Unterstützung ging –, und sich dann beschwert haben, dass ihre Eltern zu neugierig seien, sich einmischten, sie kontrollieren wollten. Ich musste ihnen sagen: Tja, wenn du immer noch erwartest, dass deine Eltern deine dreckige Wäsche vom Boden aufsammeln und sich um deine Mahlzeiten kümmern, dann werden sie dich auch wie ein kleines Kind behandeln. In anderen Momenten musste ich Eltern dazu ermuntern, ihre Kinder zu ihrem Glück zu zwingen, indem sie ihnen einen kleinen Schubs gaben, endlich das Nest zu verlassen und Verantwortung für sich zu übernehmen.

Ich glaube, wenn du eine junge Erwachsene bist und das Gefühl hast, deine Eltern sind zu stark in dein Leben involviert, dann musst du dich fragen: »Liegt es vielleicht an mir? Verlasse ich mich zu sehr auf sie und erwarte, dass sie alle möglichen Dinge für mich tun? Oder liegt es an ihnen?« Manchmal sind es die Eltern, die ihre Rolle nicht aufgeben wollen und darum den Prozess der Ablösung torpedieren. Wenn du Helikoptereltern hast, die ständig vorbeischneien, um deine Probleme zu lösen, bist du dafür vielleicht zunächst dankbar, aber auf lange Sicht bleibst du dadurch ein Kind. Im nächsten Kapitel wird es um überfürsorgliche Eltern gehen und darum, wie Familiensysteme so in eine Sackgasse geraten.

Das hier habe ich in einem Erziehungsratgeber für Teenagereltern gelesen: »Wir [Eltern] müssen ihnen [den Jugendlichen] Raum geben und sie gleichzeitig festhalten. Niemand sagt, dass das einfach ist.« Was ich jungen Leuten in dieser Hinsicht raten würde: Ihr müsst euch körperlich und/oder emotional von euren Eltern entfernen, aber nicht zu weit. Wenn sie im Grunde okay sind, seid nett zu ihnen, damit sie für euch da sind, wenn ihr hinfallt. Und ihr werdet hinfallen, hoffentlich nicht von zu weit oben oder zu oft, aber niemand kommt durchs Leben, ohne hinzuzufallen.

Den jungen Menschen, die toxische oder keine Eltern haben, möchte ich sagen, dass mir das leidtut. Für euch ist es viel, viel schwerer. Versucht, eine andere Bezugsperson zu finden, die euch unterstützt – einen Verwandten, eine Therapeutin, einen Lehrer, die Mutter einer Freundin oder gute Freund*innen –, und sagt ihnen ganz offen, was ihr erlebt habt und was ihr braucht. Ihr müsst das hier überstehen. Keine Bindung zu einem Elternteil zu haben, ist ein schwerer Schlag im Leben. Lasst uns versuchen zu verstehen, was das mit euch gemacht hat und wie ihr nicht nur irgendwie durchkommen, sondern aufblühen könnt.

Wie gesagt, Bindungen sind ein komplexer Tanz zwischen Eltern beziehungsweise Betreuungsperson und Kind. Ein Tanz, der manchmal ein Leben lang andauert. Manchmal lernen wir aber auch neue Schritte oder völlig neue Tänze. Es ist toll, tanzen zu lernen, wenn man noch sehr jung ist, aber wenn nicht, muss deine Geschichte an dieser Stelle nicht zu Ende sein. Du kannst den Tanz der Bindung in jedem Alter lernen.

KAPITEL 2

Deine Familie

»Wie wenige Menschen sich doch von den Erwartungen ihrer Eltern lösen und ihr eigenes, authentisches Leben führen. Schuldgefühle und Ängste halten so viele von uns gefangen. Wer hält schon den emotionalen Gegenwind aus, der einem entgegenbläst, wenn man einen anderen Weg einschlägt?«

REBBECA WALKER, *BABY LOVE*

Wenn Bindung ein komplexer Tanz zwischen Eltern und Kind ist, dann heißt Familienleben, dass dieser Tanz in einem Nachtclub stattfindet. Deine Eltern führen den Club, sie wählen die Musik aus, die Getränke, das Klientel, die Inneneinrichtung. Als Baby halten sie dich beim Tanzen auf dem Arm und reichen dich hin und her. Wenn du etwas größer bist, hältst du ihre Hände fest, während du ein paar Kleinkindschritte machst und dabei hin- und herschwingst. Oder du nimmst ihre Hände und stellst dich auf ihre Füße, während sie sie vorsichtig bewegen. Weiter geht's: Als Nächstes tanzt du Hand in Hand mit deinen Geschwistern, passt dich ihrem Stil an, achtest darauf, dass du nicht zu oft mit ihnen zusammenstößt oder ihnen auf die Füße trittst – vielleicht tust du manchmal aber auch genau das, um sie zu ärgern. Manchmal tanzt ihr alle zusammen als Familie; und manchmal kommst es dir vor, als ob du zu einer anderen Melodie tanzt. Manchmal kommen andere Leute vorbei und tanzen mit euch, manche von ihnen bleiben, manche gehen. Und gerade, wenn der Abend sich dem Ende neigt, wird vielleicht einer von euch müde oder verletzt sich und muss wieder getragen werden, zu einer langsamen Musik, die Arme um den Hals der Eltern geschlungen.

Und dann wirst du zur Teenagerin und merkst, die Möbel und Tapeten in dem Club sind schon etwas in die Jahre gekommen, die Art, wie deine Eltern tanzen, ist ein bisschen peinlich, und die Musik, die sie spielen, tja, die ist irgendwo vor zwanzig Jahren hängen geblieben. Eigentlich willst du dort überhaupt nicht tanzen. Du beginnst dich zu fragen, ob das nicht alles ganz schön erbärmlich ist. Du machst dir Sorgen, dass deine Freund*innen all das sehen könnten. Und an manchen Tagen, OMG, HASST du es, wie furchtbar alles ist. Deine Freund*innen gehen in diesen neuen Club, der gerade eröffnet hat, wo es wirklich coole Musik und super Cocktails gibt. Und da willst du auch hin.

Wenn eure Bindung sicher ist, sind deine Eltern wahrscheinlich etwas traurig, wenn du gehst, und du bist vermutlich etwas traurig, sie zurückzulassen (früher dachtest du immer, sie wären so cool). Also brichst du einen Streit vom Zaun, um dich besser zu fühlen und damit du ihnen die Schuld an deinem Weggehen geben kannst, und stürmst aus dem Haus. Am Anfang vermissen sie dich, aber nach und nach entdecken sie neue Tänze, ohne dich. Irgendwann, später, kommen sie in deinen Club und tanzen mit dir, und dir wird klar, dass du tatsächlich ein paar ihrer alten Lieder in deinem Repertoire hast. Und wenn du zurückkommst, fällt dir auf, dass sie die Einrichtung modernisiert und eine neue Cocktailkarte haben, die deiner ein bisschen ähnelt.

Das passiert, wenn alles gut läuft. Es gibt jedoch verschiedene Wege, wie das Ganze schiefgehen kann. Vielleicht haben dich deine Eltern nicht beim Tanzen in ihren Armen gewiegt, als du ein Baby warst, sondern dich fallen oder auf der Tanzfläche allein gelassen, wo du dich verletzt hast. Und als du älter wurdest, war es ihnen ziemlich egal, ob du da warst oder nicht; wenn du weggingst, wollten sie nicht mal wissen, wohin.

Vielleicht hattest du es auch auf die entgegengesetzte Weise schwer: Vielleicht haben sie dich zu sehr umsorgt. Vielleicht haben sie dich beim Tanzen nie abgesetzt, dich nie ermuntert, deine ersten eigenständigen Tanzschritte zu gehen. Vielleicht haben sie dich nie allein tanzen, dich nie deinen Rhythmus oder Stil finden lassen, weil sie zu viel Angst hatten, dass auf der Tanzfläche Scherben liegen könnten, dass die anderen Kinder zu grob sein oder andere Gefahren lauern könnten. Oder sie kamen und nahmen dich wieder hoch, wenn du anfingst, allein oder mit jemand anderem zu tanzen, und sagten dir, das sei nicht sicher für dich. Und als du endlich deinen eigenen Nachtclub hattest, wollten sie, dass er genauso aussieht wie ihrer, und regten sich darüber auf oder kritisierten, dass er es nicht war.

Edie war ein heiß geliebtes Einzelkind, ihre Eltern hatten sie verhältnismäßig spät mithilfe künstlicher Befruchtung bekommen. Sie kam zu mir, damit ich ihre Essstörung behandelte. Edie war sechzehn, wirkte aber deutlich älter. Ich erfuhr, dass sie immer ein vernünftiges Kind gewesen war und dass es besonders flache Hierarchien in der Familie gab, die drei waren ein Team. Als sie jünger gewesen war, hatte sie zahlreiche Hobbys gehabt, und ihre Eltern waren mit den Eltern der anderen Kinder befreundet gewesen, die denselben Freizeitaktivitäten nachgingen; die Wochenenden wurden oft von Edies Terminen bestimmt. Während der Grundschulzeit war ihr Vater der Leiter ihrer Schule gewesen, und ihre Mutter kam oft als Betreuerin mit auf Klassenreisen. Jedes kleine Ereignis in Edies Leben – sei es ein Vokabeltest oder ein Sportwettkampf – wurde sorgfältig in den Familienalltag eingeplant. Wenn es Unstimmigkeiten gab, wurden sie vollständig und respektvoll geklärt.

Als Edie ein paar Jahre zuvor begonnen hatte, sich für Tierschutz zu interessieren, fingen auch ihre Eltern an, sich dafür zu interessieren. Als sie sich mit nachhaltiger Ernährung beschäftigte und Vegetarierin wurde, unterstützten ihre Eltern sie und wurden ebenfalls Vegetarier. Dann fing sie an, sich zu fragen, wo das Essen herkam, und wurde allmählich Veganerin. Zu dem Zeitpunkt, als sie zu mir kam, aß sie Obst und Gemüse und einige Hülsenfrüchte, aber kein Fett und keine Kohlenhydrate. Sie war besorgniserregend unterernährt.

Das Pendel der Pubertät

Die entwicklungspsychologischen Aufgaben der Pubertät sind, wie gesagt, Selbst-Werdung und Ablösung: erwachsen zu werden und deine Familie zu verlassen, nicht nur physisch, sondern auch im metaphorischen Sinn. Am Ende der Jugend, wenn du eine Erwachsene bist, bist du eine eigenständige Person und triffst deine eigenen Entscheidungen. Manche davon werden anders ausfallen als die Entscheidungen, die deine Familie treffen würde; manche werden genau die gleichen sein.

Wie ein Pendel, das von seinem Ruhepunkt fortschwingt, tendieren junge Menschen während der Pubertät dazu, sich davon, wie ihre Familien Dinge handhaben, zu entfernen, wie um die Unterschiede zwischen ihnen und ihrer Familie zu demonstrieren. Doch als Erwachsene neigen sie dazu, zu einem Punkt zurückzuschwingen, der dichter an der Lebensweise ihrer Eltern liegt.

In diesem Prozess des sich Fortschwingens vollziehen sich wichtige Veränderungen – nicht nur bei dir, sondern auch in Bezug auf die Gesellschaft. Jede Generation von Jugendlichen versucht, die Grenzen ein Stück zu verschieben. Ich schaue mit Bewunderung auf das Engagement eurer Generation für den Klimaschutz und für Black Lives Matter. Meine Generation hat darauf bestanden, dass wir nicht durch unseren Heiratsstatus definiert werden – wir wollten unseren Nachnamen nach der Heirat behalten. Eure Generation treibt diese Entwicklung weiter voran, ihr wollt gender-neutrale Pronomen oder euch selbst für eines entscheiden.

Manchmal schwingt euch das Pendel während der Pubertät jedoch zu weit von euren Eltern fort, und ihr vergesst, dass eure Eltern sich ja eigentlich mit bestimmten Dingen auskennen, dass sie für Dinge bezahlen und dass sie ihr eigenes Gleichgewicht haben, das respektiert werden muss. Das kann die Teenagerjahre zu einer stürmischen Zeit machen.

Familien sind komplexe Systeme

In diesem Buch versuche ich, die Gemeinsamkeiten, Ähnlichkeiten und die wiederkehrenden Muster zu beschreiben, die ich bei jungen Menschen bemerke. Das ist nicht so leicht, weil ihr gleichzeitig alle einzigartig seid. Und wenn wir die Familienverhältnisse mit einbeziehen, wird es unendlich schwieriger, diese Gemeinsamkeiten aufzuspüren, denn mehr Menschen bedeuten auch eine größere Zahl an potenziellen Mustern. Und dann sind Ähnlichkeiten schwerer zu entdecken. Je mehr Mitglieder deine Familie hat, desto mehr Beziehungen hast du, und das Level an Komplexität wächst schnell ins Exponentielle, das Ganze wird zu einem vielschichtigen Geflecht.

Wir Psycholog*innen vergleichen Familien gern mit anderen Systemen wie zum Beispiel einem Flugzeugmotor. Er besteht aus so vielen beweglichen und miteinander verbundenen Teilen. Wie können wir das nachvollziehen? Wie bekommen wir das Wesentliche zu fassen?

Deine Eltern können verheiratet, Single, geschieden oder wieder verheiratet sein; sie können homosexuell oder hetero sein, tot, krank oder Gesundheitsfreaks. Sie können nachgiebig oder gleichgültig sein, übermäßig besorgt oder unterdurchschnittlich engagiert, streng oder locker. Sie können freundlich oder fies sein, großzügig oder egoistisch, liebevoll oder kalt.

Womöglich hast du keine Geschwister – oder sehr viele, vielleicht bist du Teil eines komplexen Geflechts aus Halb- und Stiefgeschwistern, bist vielleicht die Älteste, die Jüngste oder das Sandwichkind. Du kannst mit deinen Schwestern oder Brüdern vieles gemeinsam haben oder gar nichts, ihr könnt euch gut verstehen oder euch hassen oder zwischen beidem hin- und herpendeln. Vielleicht ist der Altersunterschied groß, vielleicht klein, vielleicht gibt es keinen. Jeder dieser Faktoren und eine Million weiterer haben einen Einfluss auf deine Psyche, und durch unzählige Wechselwirkungen entsteht ein völlig einzigartiges Familiensystem, das ständig in Bewegung ist.

Hinzu kommt, dass deine Familie nicht im luftleeren Raum existiert. Es gibt nicht nur unzählige Wechselwirkungen zwischen dir und deiner Familie sowie innerhalb eurer Familie, sondern auch zwischen deiner Familie und dem Rest der Gesellschaft, in der ihr lebt, arbeitet, spielt. Du und deine Familie werdet von den Entscheidungen der Gesellschaft, in der ihr lebt, und von ihrer Kultur beeinflusst – und vielleicht zusätzlich von der Kultur des Herkunftslandes deiner Eltern. Diese Kultur kann wiederum religiöse oder traditionelle Erwartungen beinhalten. Du wirst auch von deiner direkten Umgebung beeinflusst: Ist sie sicher? Freundlich? Voreingenommen? Einladend? Auch jede Schule hat ihren eigenen Stil und ihre eigenen Erwartungen, ebenso wie deine Peergroup und dein Freundeskreis.

Oft gibt es kulturelle Konflikte zwischen jungen Menschen und ihren Eltern, weil jede Generation sich entfalten will. Ein großer Konflikt dreht sich zurzeit um das Thema Bildschirme und Internet. Die ältere Generation hat oft keinen Zugang zu Online-Plattformen wie TikTok oder Instagram. Ich kenne auch einige Mädchen, die in punkto Migration mit den Generationenunterschieden zu kämpfen haben: den Unterschieden zwischen der Kultur, in der sie leben, und der Kultur, der Religion oder den gesellschaftlichen Normen, mit denen ihre Eltern aufgewachsen sind.

Familien sind also wie komplexe Maschinen, die wiederum mit einem noch größeren, noch komplexeren System verkabelt und verschweißt sind. Und das macht es schwer, die Gemeinsamkeiten eurer individuellen Erfahrungen aufzudecken. Jede von euch existiert in ihrem ganz eigenen, einzigartigen System.

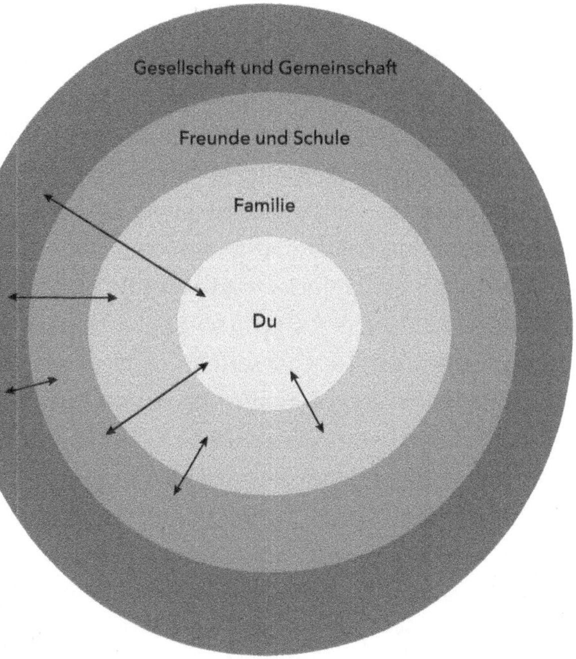

Aktive Elternschaft

Als ich anfing, mit Verlagen über dieses Buch zu sprechen, sagten fast alle dasselbe: »Das ist wirklich toll, aber können Sie nicht ein Buch für Eltern statt für Jugendliche schreiben?«

Hast du eine Vorstellung davon, wie viele Bücher es darüber gibt, wie man Jugendliche erzieht? Wenn man »Jugendliche« und »Erziehung« bei Amazon eingibt, bekommt man über 10.000 Ergebnisse. Warum in aller Welt fanden die Verlage, dass es noch ein weiteres Buch zu Teenagererziehung braucht, wenn es schon über 10.000 gibt? Haben Eltern einen unstillbaren Hunger nach Erziehungsratgebern?

Ich glaube, es liegt daran, dass sich die Bedeutung der Erziehung gegen Ende des letzten Jahrhunderts, noch bevor du geboren wurdest, verändert hat: weg vom bloßen Elternsein hin zu einer »aktiven Elternschaft[2]«. Ihr seid also die erste Generation von Kindern, die nicht nur Eltern *hatten*, sondern aktiv von ihnen begleitet wurden. Früher praktizierten viele Eltern eine harmlose Form von Vernachlässigung – sie schauten ihren Kindern interessiert von der Seitenlinie aus zu, widmeten sich dann aber wieder ihrem eigenen Leben und hatten nicht das Bedürfnis, sich allzu sehr am Leben ihrer Kinder zu beteiligen. In der Gene-versus-Umwelt-Debatte war man hier also eher auf der Seite der Gene: Kinder waren wichtig wegen des genetischen Bandes zwischen ihnen und den Eltern, und man nahm an, dass aus ihnen eben deshalb auch etwas werden würde. Irgendwann vor der Jahrtausendwende geriet der Umwelt-Blickwinkel jedoch stärker in den Fokus. Eltern wurde geraten, in der Entwicklung ihres Kindes eine aktive Rolle einzunehmen: eine »Dein-Baby-könnte-der-neue-Mozart-sein«-Mentalität wurde propagiert und schwarz-weißes Kinderspielzeug kam auf den Markt – wenn man dem Marketing glaubt, dann soll es die Gehirnströme stärken und stimulieren. Kinder wurden zu Projekten, an denen man arbeitete, sie sollten die besten Chancen bekommen, ihr volles Potenzial auszuschöpfen.

Sicherlich ist es eine gute Sache, Eltern zu haben, die interessiert und engagiert sind und versuchen, diesen Job so gut wie möglich zu machen. Die ihre Zeit, ihr Geld und ihre Energie in dich investieren. Die deine Bedürfnisse im Blick haben und präsent in deinem Leben sind. Ich bin mir sicher, dass das für diejenigen von euch, die keine besonnenen, liebevollen Eltern hatten, nach den absoluten Traum-Eltern klingt. Aber natürlich hat auch diese Form der Erziehung ihre Nachteile.

---

2 Anmerkung der Übersetzerin: Im Englischen spricht die Autorin von »parenting as a verb« und spielt so mit den zwei Grundbedeutungen von »parenting«: als passiver Elternschaft im Sinne von Elternsein einerseits und als aktiver Elternschaft im Sinne von Kinderziehung und -begleitung andererseits.

In der Therapie begegnen mir Kinder, die darunter gelitten haben, dass ihnen ihre Elternschaft und Erziehung quasi zugestoßen sind – statt Eltern zu haben, die sich mit ihnen in einer Beziehung befanden. Diese Jugendlichen spüren eine Last, weil sie der Zielpunkt all der Bemühungen ihrer Eltern sind: die Online-Mathe-Nachhilfe und der Geigenunterricht, die Sportclub- und Uni-Bewerbungen, die Prüfungsergebnisse und der Privatunterricht. Wenn ich eurer Generation und euren Eltern zuhöre, kommt mir manchmal folgendes Bild in den Kopf: die Kindheit als Fließband, auf welchem zum Rohmaterial Baby einzelne Bestandteile hinzugefügt werden – Schulnoten, Erfolge, die bestmögliche Universität –, um am Ende ein gutes Produkt zu erhalten. Ein Kindheitsfließband, bei dem am Ende eine »erfolgreiche« junge Frau herauskommt. So sollte eure Kindheit nicht sein, finde ich: Ich bin der Meinung, die Kindheit sollte eine relativ unstrukturierte Zeit sein, in der du Freiheit erleben und Entdeckungen machen, Dinge bestaunen und herumstromern kannst – auch wenn es natürlich Aufgaben zu erledigen gibt sowie Regeln und Strukturen, denen es zu folgen gilt.

Zurück zu meiner Nachtclub-Analogie: Bei dieser Form von Erziehung tanzen deine Eltern nicht mit dir, es gibt keinen Spaß, kein gemeinsames Lachen, stattdessen wollen sie unbedingt, dass es der beste Nachtclub überhaupt wird, mit Fünf-Sterne-Bewertungen bei Tripadvisor. Ich nenne das einen ergebnisorientierten Erziehungsstil. Es geht nur um deine Leistungen.

Wenn deine Eltern sich auf diese Weise verhalten, dann tun sie es vermutlich unbewusst, schließlich sind auch deine Eltern ein Produkt ihrer Zeit. Dieser Erziehungsstil ist Teil des aktuellen Zeitgeists: Er zeigt sich in den Spielzeugen in den Geschäften, dem Feedback deiner Schule, den Zeitungsartikeln, den Fernsehsendungen. Dieser Stil gilt kulturell als Inbegriff guter Erziehung – und das ist es, wonach die meisten Eltern streben.

Ich glaube allerdings nicht, dass es eurer Generation gutgetan hat, dass man euch das Gefühl gegeben hat, ihr wärt Produkte, an denen gearbeitet werden müsste, die verbessert werden müssten. Manche von euch scheinen diese Haltung verinnerlicht zu haben, dass es wichtig ist, Dinge zu tun – statt einfach zu sein, wer man ist. Womöglich hast du das Gefühl, dass dein Wert in der Summe deiner Leistungen besteht – und ich glaube nicht, dass dir das guttut. Mehr zu diesem Thema später im Buch.

Überfürsorgliche Eltern

Grundsätzlich haben Kinder ein größeres Bedürfnis, eine Bezugsperson um sich zu haben, je jünger sie sind. Es hilft ihnen dabei, sich sicher zu fühlen. Insofern finde ich, dass es für jüngere Kinder eine gute Sache ist, aber wenn du die Grenze zur Teenagerin überschreitest, insbesondere wenn du das jüngste Kind oder Einzelkind bist, dann kann es etwas anstrengend sein, wenn ständig jemand um dich ist. Und ganz besonders dann, wenn dieser Elternteil dich weiterhin als einen Vollzeit-Job ansieht. Manchen Eltern fehlt es in ihrem Leben an Dingen, die sie ausfüllen, und manche betrachten deine Erfolge als Indiz dafür, dass sie eine gute Mutter oder ein guter Vater sind. Sie investieren zu viel Zeit und Energie in dein Leben, und das macht es dir schwer, du selbst zu werden und dich abzulösen.

Manchmal liegt es daran, dass Eltern eigene Ängste in sich tragen. Und ängstliche Menschen wollen ihre Umgebung, wie wir noch sehen werden, kontrollieren, damit sie sich sicherer fühlen. Wenn du eine ängstliche Mutter oder einen ängstlichen Vater hast, kann es sein, dass sie dein Leben bis ins kleinste Detail managen wollen, um mögliche Gefahren auszuschalten oder um einfach nur das Gefühl der Kontrolle zu haben. Ihre Angst kommt unter dem Deckmantel der Liebe daher – »Ich tue das doch nur, weil ich mich um dich sorge«. Vielleicht legen sie Tabellen an, einen rotierenden Plan für die Schulbring-Dienste und starre Routinen. Klar, dieser Erziehungsstil hat auch Vorteile (dich holt immer jemand mit dem Auto ab), aber wenn die Pubertät beginnt, kann der Mangel an Freiheit erdrückend sein und die Angst deiner Eltern ansteckend. Wenn du Einzelkind bist und deine Eltern dich wie ihren Augapfel hüten, verschärft sich die Situation oft noch.

Auch Wohlstand kann ein Faktor sein, der diesen extremen Erziehungsstil befeuert. Denn wohlhabende Eltern delegieren Alltagspflichten oft an andere und haben dadurch mehr Zeit, das Tagesprogramm ihrer Kinder bis ins Kleinste zu planen. Aus Wohlstand kann außerdem eine bestimmte Erwartungshaltung entstehen, weil die Eltern möglicherweise daran gewöhnt sind, immer das zu bekommen, was sie wollen. Und das wiederum kann bei ihnen die Vorstellung verstärken, dass ihr Kind das Ergebnis ihrer Zeit, ihres Geldes und ihrer Energie ist. Dieser Elterntypus erwartet womöglich, wenn auch unbewusst, ein erfolgreiches Kind im Gegenzug für all das, was er investiert hat. Manchmal suchen Eltern nach einer medizinischen Diagnose, wenn ihr Kind nicht erfolgreich ist, weil sie eine Erklärung dafür suchen, dass ihr Kind ihre Erwartungen nicht erfüllt. Für manche von euch fühlt es sich vielleicht erleichternd an, wenn bei euch eine Lese-Rechtschreib-Schwäche oder ADHS diagnostiziert wird und ihr endlich die Unterstützung bekommt, die ihr braucht. Die richtige Diagnose zum richtigen Zeitpunkt kann eine gute Entwicklung in Gang setzen. Manchen von euch jedoch gibt es vielleicht das Gefühl, dass ihr ein Problem-Kind seid, wenn ihr von einem Spezialisten zum nächsten gezerrt werdet. Dass ihr nicht gut genug seid. Oder dass ihr den Maßstäben eurer Eltern nicht gerecht werdet.

Manche Eltern junger Erwachsener sind so unsicher, was ihre eigene Rolle in der Erziehung betrifft, dass sie unbewusst ihr Kind davon überzeugen, dass es überfordert ist und ohne sie nicht klarkommen wird. Würden diese Eltern die Kompetenzen ihres Kindes anerkennen, würde ihnen gleichzeitig bewusstwerden, dass ihr Kind erwachsen wird – und sich damit auch stärker von ihnen entfernt – und dass es sie nicht mehr auf dieselbe Weise braucht wie früher. Wenn sie ihrem Kind nie einen Schubs in die (große, böse) weite Welt geben, verinnerlicht das Kind die Botschaft, dass es dort nicht klarkommen würde, und lernt nie, auf eigenen Beinen zu stehen.

Vielleicht erkennst du Züge deiner eigenen Eltern in einer dieser Beschreibungen. Und vielleicht denkst du: »Na und? Was macht es schon, wenn meine Eltern mich überbehüten, für alles bezahlen und mich überall hinfahren wollen?« Tja, gegen Ende der Pubertät, mit sechzehn oder später, solltest du ein gewisses Maß an Freiheit haben und manche Entscheidungen selbst treffen. Wenn deine Eltern ständig bei dir reinschauen und jedes Problem für dich lösen wollen, ist das nicht hilfreich: Es kann dich infantilisieren oder zu einer kleinen Diktatorin machen, die es gewohnt ist, ihren Willen zu bekommen. Vielleicht wirst du mit solchen Eltern auch zu einer kleinen Prinzessin, der der normale, trubelige Alltag im Vergleich zu der Sonderbehandlung, die sie zu Hause bekommt, unfair oder schwierig vorkommt (mehr dazu in Kapitel 7: Essen, Ernährung, Gewicht und Figur). Der es allzu leicht fällt, sich zu Hause zu verkriechen, wo sie angehimmelt wird, weil das ein viel angenehmerer Ort ist als die Wirklichkeit.

Letzten Endes kann es dir dieser Erziehungsstil schwer machen, dich von deinen Eltern abzulösen – was okay sein mag, wenn du genau dasselbe Leben wie deine Eltern führen willst. Aber wenn du dir eigentlich ein anderes Leben wünschst und dann siehst, wie viel Angst, Liebe, Zeit, Energie deine Eltern in dich investiert haben, bekommst du womöglich schreckliche Schuldgefühle. Du weißt, wie nett deine Eltern immer sind und dass sie sich durch deine Entscheidungen stillschweigend kritisiert fühlen oder sich darüber ärgern könnten – und das gibt dir das Gefühl, gemein zu sein. Ich kenne junge Leute, die sich von den Erwartungen ihrer Eltern, von all dem, was ihre Eltern selbst nicht gelebt haben, und von dem Leben, das die Eltern sich für sie vorgestellt haben, eingeengt fühlen. Und das kann dazu führen, dass du dich nicht von deinen Eltern ablöst – denn die negativen Folgen wären zu groß. Oder dazu, dass du so stark gegen ihre Grenzen rebellierst, dass du sie oder dich selbst bei dem Versuch verletzt, ein Gefühl dafür zu bekommen, wer du bist.

Ich möchte dir ein unveräußerliches Recht zurückgeben – das ist eine der Kernaussagen dieses Buches: Als Erwachsene hast du das Recht, ein eigenständiger Mensch zu sein. Du musst dich nicht schuldig fühlen, wenn das damit kollidiert, was sich deine Eltern für dich vorgestellt haben. Wie wunderbar deine Eltern auch gewesen sein mögen, als du ein Kind warst, deine späten Teenagerjahre sind eine Zeit des Übergangs vom Kind, das du warst, zur Erwachsenen, die du sein wirst. Und damit das passieren kann, muss die Beziehung zu deinen Eltern sich wandeln und wachsen.

Ich sah Edie auch zusammen mit ihrer Familie, und als die Therapie voranschritt, musste ich ihre Eltern dazu ermutigen, Nein zu Edies Essstörung zu sagen. Dadurch, dass sie diese Grenze setzten, ihr sagten, dass sie essen müsse, kam eine Seite von Edie zum Vorschein, die niemand zuvor gesehen hatte. Es gab Geschrei, Geheule, Türenknallen, aber nur wenn es um Essen und Ernährung ging. Anschließend hatte Edie schreckliche Schuldgefühle, dass sie so gemein zu ihren netten Eltern war, die sie so sehr liebten. Es schien, als ob ihr ganzes Bedürfnis nach Ablösung und Selbst-Werdung sich in ihrer Essstörung ausdrückte: Das war die einzige Möglichkeit, wie sie sich von ihren Eltern ablösen und unterscheiden konnte.

Ich sprach mit Edie und ihren Eltern über die Notwendigkeit von Ablösung und Selbst-Werdung und ermunterte sie, darüber nachzudenken, wie die Eltern sich als Paar abgrenzen konnten und wie

Edie mehr Raum bekommen konnte. Als sie anfing zuzunehmen und gesund zu werden, musste ich ihren Eltern dabei helfen zu verstehen, dass ihre Überfürsorge Edies Unabhängigkeit erstickte und unrealistische Erwartungen an Beziehungen zu anderen Menschen in Edie weckte. Es gab keinen Raum dafür, dass Edie Fehler machte, die nicht gleich von ihren Eltern behoben wurden. Es gab auch keinen Raum dafür, ein neues Hobby auszuprobieren und es nach kurzer Zeit wieder aufzugeben – weil Edies Eltern es sofort mit Zeit und Aufmerksamkeit vereinnahmt hätten. Ich ermutigte Edie, statt nicht mehr zu essen, andere Wege zu finden, ihr Selbst auszudrücken – ohne dass ihre Eltern daran beteiligt waren. Ihre Eltern mussten sich zurückziehen und Edie für eine Weile allein fliegen lassen, und Edie musste einen gesünderen Weg finden, ihre Unabhängigkeit auszudrücken.

Deine Freiheit, die Erwachsene zu werden, die du sein willst, sollte sich natürlich mit Folgendem die Waage halten: deiner Verantwortung, dir in dieser Zeit des Übergangs den Standpunkt deiner Bezugspersonen anzuhören, insbesondere wenn du in ihrem Haus lebst und ihr Geld ausgibst. Wer zahlt, hat das Sagen – insofern ist ein Wochenend- oder Abendjob ein Weg, wie du dir mehr Unabhängigkeit verschaffen kannst. Auch deine Eltern haben Rechte: Du hast zum Beispiel nicht das Recht, ihren Schlaf zu stören oder auf ihren Teppich zu kotzen. Je mehr Verantwortung du übernimmst, indem du zum Beispiel deine Wäsche selbst wäschst oder deinen Alltag organisierst und ordentlich bist, desto mehr Freiheiten wirst du erhalten. Aber letztlich ist es dein Leben, und wenn du erwachsen bist, hast du das unveräußerliche Recht, es auf deine eigene Weise zu leben, auch wenn das deinen Eltern nicht gefällt. Und dafür solltest du dich nicht schuldig fühlen. Sie müssen dich loslassen. Den meisten Eltern gelingt das, aber manche haben damit zu kämpfen. Und manchen gelingt es gar nicht.

Disziplin, Grenzen und Regeln

Ich wage es, die Vermutung aufzustellen, dass die Hälfte der 10.000 Erziehungsratgeber davon handeln, wie deine Eltern dich dazu bringen können, das zu tun, was sie wollen. Sie wollen, dass ihr Leben einfacher wird, dass du dich schneller fügst, dass das Leben glatter läuft. Doch warum gibt es gerade jetzt solch ein unstillbares Bedürfnis nach dieser Art von Büchern über Disziplin?

Nun, ich glaube, zurzeit passiert so einiges. Aktive Elternschaft bedeutet, dass viele Dinge erledigt werden müssen. Unser Alltag ist schnelllebig, und wenn da alles reinpassen soll, ist es umso notwendiger, dass sich Kinder der Autorität ihrer Eltern fügen. Wenn Kinder ihren Anweisungen nicht folgen, ist das für Eltern umso anstrengender, wenn sie viel Zeitdruck haben. Und außerdem denken sie, dass sie ein Recht auf deinen Gehorsam haben, wo sie doch so viel Zeit in deine Erziehung gesteckt haben – der Musikunterricht, damit du der nächste Mozart wirst, die Ballettstunden. Anders als ihre eigenen Eltern damals ignorieren sie dich nicht einfach! Bist du dafür denn nicht dankbar?

All das fällt in eine Zeit, in der Hierarchien innerhalb unserer Gesellschaft flacher geworden sind im Vergleich zur Generation vor euch: Ich habe die Freund*innen meiner Eltern noch mit »Herr und Frau X« angeredet, die Lehrer durften einen mit dem Rohrstock schlagen, und von Kinderrechten hatte man noch nichts gehört. Die Autorität von Erwachsenen wurde nicht infrage gestellt, und vorangegangene Generationen fügten sich ihren Anweisungen häufiger, weil sie dachten, sie hätten keine Wahl. (Oder zumindest verheimlichten sie ihre Regelverstöße besser, weil ihnen sonst Schläge drohten.) Die Stimme eurer Generation hat mehr Gewicht, ihr dürft mehr mitreden, könnt mehr Einfluss nehmen. Ihr könnt leichter miteinander und mit der Welt kommunizieren, und dadurch merkt ihr, dass es verschiedene Arten gibt, Dinge zu handhaben. Ihr kennt nicht bloß das Herrschaftsgebiet eurer Eltern, wie es früher der Fall war. Das führt möglicherweise dazu, dass ihr stärker infrage stellt, wie eure Eltern Dinge handhaben, was für Menschen sie sind oder wer ihr in ihren Augen sein sollt.

Mir scheint, dass Eltern Erziehungsratgeber kaufen, weil sie sich inmitten eines Dilemmas befinden: Eltern geben insgesamt mehr und erwarten mehr von euch, gleichzeitig ist Fügsamkeit kein populäres Konzept in der Gesellschaft, und ihr als Kinder habt mehr Wissen und Mitspracherechte. Für Jugendliche geht es darum, mit der eigenen Identität zu experimentieren und die Grenzen der einhelligen Regeln zu verschieben. Grundsätzlich ist das, wie gesagt, eine gute Sache, denn auf dieses Weise vollzieht sich gesellschaftlicher Fortschritt. Wenn du die Grenzen deiner Eltern austestest oder wenn sie keine setzen, kann das dazu führen, dass du Fehler machst; wenn Eltern vernünftige Grenzen setzen – verbindlich, aber mit etwas Spielraum für dich –, laufen deine Fehler generell innerhalb eines sicheren Rahmens ab.

Die meisten dieser Erziehungsratgeber konzentrieren sich auf zwei Dimensionen von Erziehung: Strenge und Warmherzigkeit. Daraus lassen sich vier Dimension von Erziehung ableiten, je nach folgenden Parametern:

Auf der einen Skala geht es also darum, wie streng deine Eltern sind, von rigorosen, strengen Eltern mit vielen Regeln bis hin zu sehr laxen, Wir-schwimmen-mit-dem-Strom-Eltern. Auf der anderen Skala geht es darum, wie warmherzig sie sind, von liebevoll und herzlich bis zu distanziert und kritisch.

Dass die Grafik aus vier separaten Gruppen von Eltern besteht, ist natürlich eine starke Vereinfachung: Eltern lassen sich meistens nicht feinsäuberlich in »warmherzig« oder »gefühlskalt«, »streng« oder »locker« aufteilen. Erziehungsstile sind eher eine Tendenz als ein Typus. Ein- und dieselben Eltern reagieren womöglich unterschiedlich, je nach Thema und Zeitpunkt. Vielleicht sind deine Eltern locker, wenn es um Alkohol geht, aber

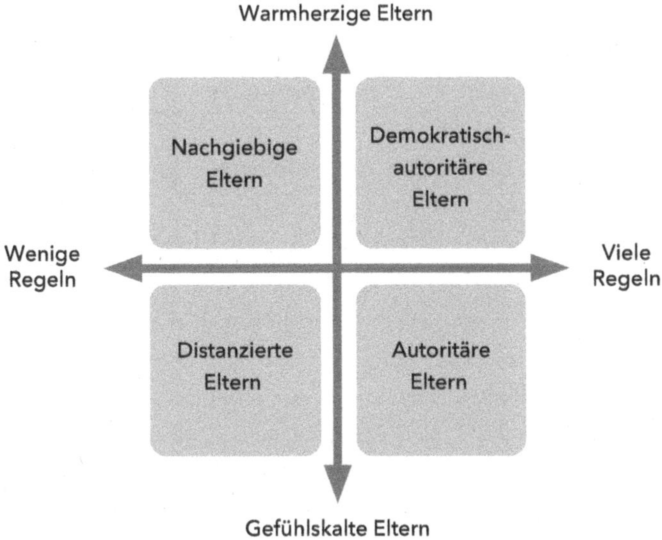

streng in Bezug auf Hausaufgaben – oder umgekehrt. Vielleicht sind sie die meiste Zeit warmherzig und liebevoll, aber mürrisch und schnippisch, wenn sie von der Arbeit nach Hause kommen. Dennoch kann man diese vier Dimensionen gut benutzen, um sich über vier verschiedene Tendenzen in den Erziehungsstilen klarzuwerden:

- Autoritär-demokratische Eltern, die zahlreiche Regeln und Grenzen festlegen, aber mit dir darüber sprechen und viel Zeit, Aufmerksamkeit, Liebe und Zärtlichkeit für dich haben. Auch wenn sie ganz schön streng sind, grundsätzlich weißt du, dass die meisten Regeln einigermaßen Sinn machen. Wenn du Eltern hast, die dich die meiste Zeit auf diese Weise erziehen, hast du in der Eltern-Lotterie das große Los gezogen. Es ist wahrscheinlicher, dass du dich an ihre Regeln hältst und sie nicht belügst. Du findest es legitim, dass sie dich erziehen – mehr dazu später.

- Nachgiebige Eltern haben ebenfalls eine Menge Zeit, Aufmerksamkeit und Liebe für dich, ziehen dich für dein Verhalten aber nicht zur Verantwortung. Sie neigen dazu, deinen Wünschen nachzugeben, also bekommst du deinen Willen. Oder sie sind die »Wir-sind-so-cool«-, »Wir-sind-deine-besten-Freunde«-, »Komm-rauch-am-Küchentisch-einen-Joint-mit-uns«-Art von Eltern. Wenn deine Eltern eher nachgiebig sind, ist es schwerer für dich, gut in der Schule zu sein, es sei denn, du hast deine eigene Motivation. Es kann auch sein, dass es dir schwerer fällt, dich abzulösen, weil es schwieriger ist zu rebellieren, wenn es keine Regeln gibt. Es fühlt sich womöglich gefährlich an, die Grenzen deiner Eltern auszutesten – es könnte dazu führen, dass du nicht mehr sicher bist.

- Autoritäre Eltern sind hart und streng, es gibt wenig Spaß, Wärme oder Zärtlichkeit. Sie sind sehr an Regeln, Hausaufgaben und deinen Klavierübungen interessiert. Sie finden, dass Kinder das tun müssen, was man ihnen sagt. Sie lieben dich, definitiv, aber das bedeutet gleichzeitig, dass sie deinen Gehorsam wollen.

- Distanzierte Eltern kümmern sich erst gar nicht darum, Regeln aufzustellen, und sind dabei gefühlskalt und gleichgültig. Im Prinzip ignorieren sie dich, außer dann, wenn sie dich bestrafen – und das nicht, weil du die Regeln verletzt hast, denn es wurden keine Regeln verhängt, und wenn doch, sind sie nicht klar, sondern weil du ihnen auf die Nerven gehst. Im Allgemeinen ist das der schlimmste Erziehungsstil, er mündet in seiner extremen Form in Misshandlungen oder Missbrauch. Wenn dich deine Eltern auf diese Weise erziehen, sprich bitte mit anderen Erwachsenen außerhalb deiner Familie.

Hast du deine Eltern in einer dieser Beschreibungen wiedererkannt? Und wie interagiert nun der Erziehungsstil deiner Eltern mit deiner Persönlichkeit und deinem sozialen Netzwerk?

Wenn du deine Eltern in einer dieser Beschreibungen wiedererkennen solltest, dann sei gewarnt: Es ist nicht hilfreich, ihnen diese Informationen während eines Streits vor die Füße zu knallen. Wenn dir bei genauem Nachdenken klar wird, dass sie dir zu streng oder zu wenig kuschelig sind, versuch mit ihnen zu reden. Sag ganz offen, dass du etwas darüber in diesem Buch gelesen hast, und zeig es ihnen vielleicht. Frag sie, für welchen Elterntyp sie sich halten. Sag ihnen, dass du sie in Bezug aufs abends Ausgehen etwas autoritär findest, oder dass du dir wünschst, ihr hättet eine liebevollere Beziehung zueinander – und schau, was sie dazu sagen. Ich kann dir nicht versprechen, dass sie dir zuhören werden, trotzdem ist es richtig, sie darauf anzusprechen.

Simone war die mittlere von drei Töchtern. Sie litt, und darum litt auch ihre Familie. Ihren Eltern waren die Ideen ausgegangen, wie sie mit ihr umgehen sollten. Sie fing ständig Streit an und testete zu Hause die Grenzen aus. Oft kam sie betrunken nach Hause, manchmal high. Ihre Eltern fanden, dass sie ständig Streit mit ihren Schwestern provozierte: Sie ärgerte ihre ältere Schwester, indem sie ihre Sachen nahm, oder gängelte ihre jüngere Schwester mit Regeln, die sie selbst nicht einhielt. Wenn die Eltern sie zur Räson riefen oder bestraften, eskalierte das Ganze und mündete in großen Auseinandersetzungen, sodass Simone später ganz außer sich war, sich schuldig und nicht geliebt fühlte. Ein paar Mal hatte sie sich selbst verletzt, und das schockierte ihre Eltern.

Simones Eltern erkannten, dass Simones Persönlichkeit sich schon immer von denen der anderen Familienmitglieder unterschieden hatte. Sie hatten klare Erwartungen, die größtenteils mit ihren religiösen Überzeugungen und ihrer Gemeinde zusammenhingen. Sie passten sich an und waren sanftmütig. Sie fanden, dass sie relativ liberal waren verglichen mit den übrigen Gemeindemitgliedern, spürten aber, dass Simone jedes Mal, wenn sie ihr einen Zentimeter Freiraum zugestanden, einen Meter daraus machte. Sie hatte zum Beispiel versprochen, dass sie von einer Party um 23 Uhr nach Hause kommen werde, aber sie kam erst um 1 Uhr nachts und war betrunken. Ihre Eltern liebten sie natürlich und bewunderten ihr Temperament, aber sie mussten sich eingestehen, dass es einfacher war, wenn Simone nicht zu Hause war. Alle anderen waren so friedlich. Es gab keinen Streit, kein Drama, wenn sie nicht da war. Simone war schon immer ein Kind gewesen, das fragte »Warum?«, um dann »Nein« zu entgegnen, und sie hatte einen sehr starken Willen.

Den Erziehungsstil deiner Eltern akzeptieren

Ihr werdet zwar alle autonomer, je älter ihr werdet, aber die Geschwindigkeit, mit der ihr autonom werdet, variiert sehr stark. Das hängt nicht nur von eurer Persönlichkeit, der eurer Eltern sowie eurer Beziehung zu ihnen ab, sondern auch von den verschiedenen Schichten des Systems, in das deine Familie eingebettet ist: dein Freundeskreis, deine Schule, die Menschen um eure Familie herum, eure Religion und die Normen der Gesellschaft insgesamt. Untersuchungen zeigen zum Beispiel, dass es beträchtliche Unterschiede darin gibt, wie Kinder in verschiedenen Ländern der Welt sowie in verschiedenen kulturellen Gruppen innerhalb eines Landes auf elterliche Disziplin reagieren. Manche Kulturen lassen mehr Individualität zu und erwarten nicht, dass Eltern Regeln aufstellen, andere Kulturen sind eher Kollektive, die erwarten, dass die Eltern Regeln aufstellen.

Und inmitten all dessen bringst du auch noch deine einzigartige Persönlichkeit und deine Erwartungen in den Prozess ein: ob du auf Autonomie drängst oder sie meidest, in manchen Bereichen super eigenständig und in anderen super unselbstständig bist. Und all die Nuancen dazwischen. Manche von euch können gut für sich sein und sind sehr eigenständig, andere sind ängstlicher und unselbstständiger. Viele erwachsene Frauen fühlen sich immer noch vom kleinsten Kommentar stark kritisiert oder suchen immer noch die Bestätigung ihrer Mutter, emanzipieren sich davon nie wirklich.

Ob du deine Eltern als Autorität akzeptierst oder verfluchst, hängt zum einen davon ab, ob du glaubst, dass es in Ordnung ist, dass deine Eltern Regeln für dein Leben aufstellen (d. h., ob du ihnen innerlich die Legitimation gibst, dich zu erziehen), und zum anderen, ob du dich dazu verpflichtet fühlst zu gehorchen.

Die Legitimation zu erziehen

Als du jünger warst, hast du (vermutlich) akzeptiert, dass deine Eltern die Regeln für dein Leben aufstellen. Du hast sie vielleicht nicht immer befolgt, aber du hast das Recht deiner Eltern, sie aufzustellen, wahrscheinlich nicht infrage gestellt. Dann, mit etwa elf Jahren, bist du vermutlich auf eine größere Schule gekommen und wurdest seltener und nicht mehr so direkt von Erwachsenen überwacht. Vielleicht hast du begonnen, den Schulweg allein zu bewältigen. Wahrscheinlich kannten deine Eltern die Eltern deiner Mitschüler*innen nicht. Das war dir damals wahrscheinlich nicht klar, aber die Möglichkeiten deiner Eltern, dich zu maßregeln, hingen nun stärker davon ab, was du ihnen erzähltest, und nicht davon, was sie selbst oder andere Erwachsene, die sie kannten, beobachteten. Du hast vermutlich deine eigenen Freundschaften geschlossen, Interessen sowie Vorlieben für eine bestimmte Musikrichtung oder einen Kleidungsstil entwickelt. Auch wenn das nicht immer zutrifft, weil es Gemeinschaften gibt, die ihre Jugendlichen stets in ihrem Zugriffsbereich behalten, grundsätzlich ist es in unserer westlichen Welt üblich, dass Eltern ihren Kindern ab der Pubertät mehr Freiheiten einräumen.

Von diesem Moment an, bis du von zu Hause ausziehst, werden deine Eltern Stück für Stück weniger über die verschiedenen Bereiche deines Lebens bestimmen. Das Konzept der »Legitimation zu erziehen« dreht sich darum, ob du und deine Eltern euch einig seid, dass sie, als deine Eltern, das Recht haben, Dinge für dich zu entscheiden. Wenn du dich mit deinen Eltern streitest, geht es manchmal schlicht um eine bestimmte Sache, die du willst, aber manchmal geht es auch darum, ob deine Eltern grundsätzlich das Recht haben, eine bestimmte Entscheidung für dich zu treffen. Oft ist es das, worum du kämpfst. Wer darf zum Beispiel folgende Dinge entscheiden, du oder deine Eltern?

- Fragen der Sicherheit (Trägst du, zum Beispiel, einen Fahrradhelm? Darfst du spät nachts allein nach Hause gehen?)
- Moralische, religiöse und kulturelle Fragen sowie gesellschaftliche Konventionen (Darfst du Schimpfwörter benutzen? »Oh mein Gott« rufen, wenn du frustriert bist? Darf dein Freund oder deine Freundin bei dir übernachten?)
- Familienrituale und Haushaltspflichten (Musst du beim Abendessen dabei sein? Sonntags mit zu Oma kommen?)
- Studium, Job und Karriere (Wer entscheidet, welche Fächer du studierst?)
- Geld (Bekommst du Taschengeld? Bezahlen deine Eltern deine Handykosten? Oder erwarten sie, dass du dir einen Job suchst und selbst dafür aufkommst?)

Wenn du erwachsen bist, darfst du all diese Dinge selbst entscheiden, doch es gibt keine unverbrüchlichen Regeln, wann die Entscheidungsgewalt von deinen Eltern auf dich übergeht. Sind das alles bereits deine Entscheidungen? Oder die deiner Eltern? Und bist du dir mit deinen Eltern einig, welche Entscheidungen bei dir liegen und welche bei ihnen? Die meisten Eltern und Kinder sind sich einig, dass Kinder über ihre persönlichen Dinge entscheiden dürfen (Kleidung, Freund*innen, Vorlieben), während Eltern die Entscheidungen in punkto Familienregeln und Sicherheitsfragen treffen. Die Wahl des Studienfachs liegt meist beim Kind, aber mir sind viele Kinder begegnet, die versuchen, die Träume ihrer Eltern zu leben, indem sie einen bestimmten Weg einschlagen, oder die sehr unter Druck gesetzt wurden, ein bestimmtes Fach zu studieren.

Es kann kompliziert werden, wenn diese Dinge nicht klar geregelt sind. Die Wahl der Freund*innen ist häufig ein Streitpunkt, weil du denkst, das wäre deine Sache, während es für Eltern dabei oft um Sicherheit oder Bildung geht – weil sie zum Beispiel befürchten, dass bestimmte Freund*innen dich in Schwierigkeiten bringen oder dazu verleiten könnten, die Schule schleifen zu lassen. Auseinandersetzungen können schnell von der Frage, bei welchem*r Freund*in du von wann bis wann heute Abend bist, in die generelle Frage münden, ob das deine Entscheidung ist oder die deiner Eltern.

Wenn Jugendliche damit einverstanden sind, dass ein bestimmter Punkt in der Entscheidungsgewalt ihrer Eltern liegt, geben sie ihren Eltern die Legitimation zu erziehen. Oft liegt der Autorität, die Eltern über Heranwachsende haben, ein unausgesprochenes Paradox zugrunde: dass Erwachsene in gewisser Weise darauf angewiesen sind, dass du darin einwilligst, von ihnen erzogen zu werden. Oft ist Autorität unausgesprochen oder basiert auf gutem Willen – aber die freimütigeren von euch sagen vielleicht zu ihren Eltern »Du kannst mich nicht zwingen« oder ignorieren ihre Regeln einfach.

Die Dinge laufen falsch, wenn die Kinder, die ich sehe, diese Autonomie durch ihr Aufbegehren zu früh bekommen haben (oder, um es anders zu sagen, ihre Eltern sie ihnen zu früh zugestanden haben). Oder wenn Kinder zu viel Angst haben, ihre

Eltern zu verärgern, und gar nicht erst aufbegehren, um mehr Autonomie zu bekommen (oder ihre Eltern sie nicht dazu ermutigen oder sie ihnen nicht zugestehen). Der Extremfall sind Dreizehnjährige, über die die Eltern keinerlei Kontrolle mehr haben, und Neunzehnjährige, die komplett unter der Fuchtel ihrer Eltern stehen.

Nachgiebige Eltern neigen dazu, dir zu früh zu viel Autonomie zuzugestehen, das kann Spaß machen, aber es kann auch gefährlich sein. Du wirst noch sehr lange erwachsen sein, und auch wenn du nicht warten kannst, bis es losgeht: Es wird Situationen geben, die du noch nicht verstehst, und viele Menschen, die dich ausnutzen wollen.

Die Tendenz zum Gehorchen und Lügen

Selbst wenn du die Legitimation deiner Eltern, Regeln aufzustellen, akzeptierst und nicht offen mit ihnen diskutierst, ob sie das Recht dazu haben: Wenn du älter wirst, kann es sein, dass du denkst, du müsstest dich nicht daran halten. Viele junge Menschen akzeptieren zum Beispiel, dass ihre Eltern das Recht haben, Regeln für den Alkoholkonsum oder fürs abends Nachhausekommen festzulegen. Sie halten diese Regeln jedoch nicht notwendigerweise ein – weil sie finden, dass sie erwachsen genug sind, ihre Sorge nachzuvollziehen, aber auch um die Situation einzuschätzen und zu bewerten.

Und das kann dich an einen Punkt bringen, an dem du dich entscheidest zu lügen. Es ist sogar höchst wahrscheinlich, dass es zu einer Situation kommt, in der du dich entscheidest zu lügen. Studien, die in verschiedenen Ländern wiederholt wurden, zeigen durchweg, dass 95 Prozent der Jugendlichen ihre Eltern anlügen. Gibt es noch eine Sünde, die wir alle so häufig begehen und die so universell geschmäht wird? Eine typische Verhaltensweise ist, dass du lügst, indem du Teilwahrheiten erzählst, aber bestimmte Informationen auslässt, die deine Eltern wissen wollen würden. Oder indem du einen bestimmten Punkt umschiffst und das Thema wechselst. Auch einen Streit anfangen und aus dem Zimmer stürmen ist eine beliebte Strategie. Manchmal tischst du deinen Eltern auch eiskalte Lügen auf. Worüber du lügst? Üblicherweise Alkohol und Hausaufgaben.

Bitte zitiere diese Statistik nicht als Rechtfertigung vor deinen Eltern, wenn sie dich beim Lügen erwischen. Eltern mögen das »Das-machen-doch-alle«-Argument nicht. Es wird sie wahrscheinlich noch mehr verärgern. Sie wollen, dass deine Beziehung zu ihnen anders ist: Sie wollen, dass du zu den fünf Prozent gehörst, die nicht lügen (oder, möglicherweise, zu den fünf Prozent, die bei der Befragung darüber lügen, dass sie ihre Eltern anlügen …).

Die Forschung legt nahe, dass du tendenziell *seltener* lügst, wenn es *mehr* Regeln gibt, und *häufiger*, wenn es *weniger* Regeln gibt. Klingt absurd, oder? Warum solltest du lügen, wenn es kaum Vorschriften gibt?

Nun, es scheint, dass du seltener lügst, wenn du demokratisch-autoritäre Eltern hast, die – auch wenn sie viele Vorschriften machen – warmherzig und freundlich sind, mit denen du reden und über ihre Regeln verhandeln kannst. Wenn Regeln nicht ausgesprochen werden, du aber vermutest, dass deine Eltern dagegen wären, machst du diesen Mix aus halbem Lügen – du vermeidest zum Beispiel das Thema, erzählst nur die halbe Wahrheit, lenkst deine Eltern mit einem Thema ab, um ein anders zu vermeiden, sagst, »Sophies Eltern haben es ihr erlaubt«, ohne zu erwähnen, dass Zahras, Moyas und Karlies Eltern auch alle »Auf keinen Fall« gesagt haben.

Warum lügst du? Tja, die Forschung sagt, du tust es, weil du deine Eltern nicht aufregen und keinen Streit mit ihnen willst. Siehst du? Du lügst vielleicht, aber du bist nett: Du willst sie nicht aufregen. Jugendliche lügen, weil sie darauf programmiert sind, die Grenzen welcher Freiheiten auch immer zu verschieben. Zu lügen ist Teil der Bewegung weg von den Eltern und des Drangs hin zu mehr Autonomie. In deinem Kopf klingt das vielleicht so: »Ich will zu diesem Rave. Mum und Dad wollen nicht, dass ich Drogen nehme oder spät noch unterwegs bin. Ich will meine Eltern nicht anlügen.« Die Quadratur des Kreises … Diese Wünsche sind einander genau entgegengesetzt, und du kannst sie nicht alle erfüllen. Deine Psyche mag das gar nicht: Man nennt das »kognitive Dissonanz« – das unangenehme Gefühl, wenn du weißt, dass sich widersprechende Dinge gleichzeitig wahr sind. Deine Psyche schaltet auf Turbogang und versucht, diese Unstimmigkeit zu vermindern.

Eine typische Strategie: deine Eltern kritisieren, um deine Lügen vor dir selbst zu rechtfertigen, oder sie ignorieren. »Ich sage ihnen einfach, ich übernachte bei Iona (stimmt doch: Ich übernachte *nach* dem Rave bei ihr); ich sage ihnen, dass wir tanzen gehen, ich aber nicht genau weiß, wo (stimmt doch: Das wird von den Veranstaltern nämlich erst in letzter Sekunde bekannt gegeben); ich mache das nur, weil meine Eltern mich so schrecklich beglucken – alle normalen Eltern würden mich hingehen lassen.«

Mein Bereich ist die Psychologie, nicht die Moral, deshalb ist es nicht mein Job, dir eine Predigt darüber zu halten, wie sündhaft es ist zu lügen. Mir scheint, dass Lügen, nicht die ganze Wahrheit erzählen oder einfach nicht über die Dinge sprechen, die deine Eltern nicht gutheißen würden, beinahe ein wesentlicher Teil der Pubertät sind. Das macht dich nicht zu einem schlechten Menschen, sondern schlicht und einfach zu einem normalen Menschen deines Alters. Ganz pragmatisch gesehen, ist es meiner Erfahrung nach generell keine gute Strategie zu lügen, weil Eltern es oft herausbekommen und es eure Beziehung beschädigt. Und: Eltern flippen meistens nicht so sehr aus, wie du denkst, wenn du ihnen die Wahrheit sagst. Wie den meisten Menschen ist es auch Eltern – neben deiner Sicherheit – am wichtigsten, wie du sie behandelst. Sie machen sich tendenziell mehr Sorgen um das, was du für die kleinen Dinge hältst – dass du tust, was sie dir sagen und was du selbst zugesagt hast –, als um die großen Dinge. Am Ende geht es um Vertrauen, und wenn du willst, dass deine Eltern dir vertrauen, ist das Beste, was du tun kannst, ihnen zu zeigen, dass du erwachsen genug bist, um mit den Situationen, in die du dich bringst, umzugehen, statt zu lügen. Am besten ist es also, wenn es irgendwie geht, zu verhandeln. Zum Beispiel: »Wir gehen auf einen Rave, und ich übernachte danach bei Iona.« Du wirst wahrscheinlich merken, dass es Spielraum für Kompromisse gibt. »Du kannst auf den Rave gehen, aber du kommst hinterher nach Hause, damit wir uns vergewissern können, dass du keine Drogen genommen hast. Wir zahlen dir das Taxi.« Auf dem Rave kannst du dich mit einem »Sie-ist-so-verdammt-streng«-Augenrollen über deine Mutter aufregen. Die meisten Eltern wollen, dass du ihnen die Wahrheit sagst, damit sie dir vertrauen und dir die Freiheiten und die Autonomie zugestehen können, die du dir wünschst.

Mir ist klar, dass meine Vorschläge bei manchen Eltern nicht funktionieren, vor allem wenn deine Eltern extrem ängstlich oder überbehütend sind oder wenn sie von streng-religiösen Überzeugungen oder konservativen kulturellen Maßstäben geleitet werden.

Simone hasste es, zu Hause zu sein. Umso mehr liebte sie es, mit ihren Freundinnen in der Schule zu sein. Sie traf sich selten mit den Mädchen, die denselben soziokulturellen Hintergrund hatten wie sie, und ihre Freundinnen hatten alle mehr Freiheiten als sie. Sie musste spätestens um 22 Uhr wieder zu Hause sein. Ihre Eltern riefen die Eltern ihrer Freundinnen an, verdammt; wie peinlich war das denn? In den Therapiesitzungen weinte ihre Mutter manchmal, wenn sie versuchte, darüber zu sprechen, und das fand Simone uner-

träglich. Wenn sie das alles so sehr aufregte, warum hielt sich Mum dann nicht einfach raus? Aus Simones Sicht mischte sich ihre Mutter ständig in ihre Sachen ein, machte ständig einen Aufstand. Sie liebte ihre Mutter, aber wünschte sich, dass diese sie einfach in Ruhe lassen würde. Genau genommen liebte sie ihre beiden Eltern, aber warum machten sie ständig so einen Aufriss?

»Erinnert Simone Sie an irgendjemand anderen in Ihrer Familie?«, fragte ich. Nervöses Lachen bei Mutter und Vater, Blicke wurden ausgetauscht: Sie ähnelte der Schwester des Vaters so sehr. Die war ihren eigenen Weg gegangen. Sie hatte sich als Jugendliche ebenfalls oft mit den Eltern gestritten und auch jetzt sahen sie sich kaum. Mutter und Vater wollten Simmie nicht genauso verlieren.

Das war neu für Simone; sie hätte nicht gedacht, dass sie wie ihre Tante war. Waren sie deshalb so besorgt? Simone würde doch niemals so einen Mist bauen.

Vieles spricht dafür, dass Jugendliche mehr Risiken eingehen als Erwachsene, und das scheint vor allem daran zu liegen, dass sie ihren Freund*innen in nichts nachstehen wollen und deshalb mögliche Gefahren herunterspielen. Deine Eltern sind früher vermutlich auch viel unterwegs gewesen – schwer vorstellbar, aber sie waren mal jung und können bestimmte Risiken deshalb wahrscheinlich besser einschätzen als du. Vielleicht kommst du zu dem Schluss, dass es nicht schaden kann, wenn sie einen Blick auf die Situationen haben, in die du dich begibst. Ich will dir keine Angst machen, sodass du keinerlei Risiken mehr eingehst, denn Risiken einzugehen ist Teil der Pubertät, aber: Ich kenne auch diejenigen, die dabei auf der Strecke geblieben sind. Diejenigen, die wegen Drogenbesitzes verhaftet wurden, die die Drogen kaputt gemacht haben, die vergewaltigt oder schwanger wurden. Das sind keine modernen Mythen – diese Dinge passieren, selten, das stimmt, aber dennoch, sie passieren jeden Tag, Jugendlichen wie dir.

Geschwister

Es gibt kaum einen anderen Lebensbereich – außer vielleicht wenn man sich verliebt –, der so starke Gefühle hervorruft, wie die Beziehung zu deinen Brüdern und Schwestern: Leibliche, Stief- oder Halb-Geschwister können alle dieselben starken Emotionen auslösen. Anders als beim Verliebtsein sind viele dieser Emotionen negativ: Hass und körperliche Gewalt kommen zwischen Geschwistern relativ häufig vor. Klar, das liegt zum Teil an deinen Geschwistern, da bin ich mir sicher. Ich bin mir auch sicher, dass sie nervig, unordentlich und laut sind und dass sie angefangen haben. Ich bin mir sicher, dass sie einfach in dein Zimmer gekommen sind/deine Sachen genommen haben/deine Mutter angelogen haben/damit durchgekommen sind.

Aber es liegt nicht nur an ihnen. Manches liegt auch an dir.

Lass mich dir eins sagen: Alle Menschen sind nervig. Alle haben schlechte Angewohnheiten. Ich weiß, dir kommt es so vor, als ob deine Freund*innen nicht halb so nervig wären wie deine Geschwister, und natürlich sind sie das nicht, weil sie in deinem Alter sind, ihr gemeinsame Interessen habt und ihr euch deshalb ähnlicher seid. Der Definition nach sind Gewohnheiten allerdings sich wiederholende Verhaltensweisen und schleifen sich erst mit der Zeit ein. Ich vermute, wenn deine Freund*innen schon dein ganzes Leben lang bei dir zu Hause gelebt hätten, fändest du ihre kleinen Marotten und Eigenheiten genauso unglaublich nervtötend, wie wenn dein kleiner Bruder den ganzen Tag vor der Playstation hängt oder deine große Schwester immer recht haben will. Was uns fertigmacht, ist, wenn wir diese Angewohnheiten über lange Zeit ganz nah bei uns an der Backe haben und ihnen nie aus dem Weg gehen können. Es ist außerdem ziemlich wahrscheinlich, dass du eine natürliche soziale Schranke in dir hast, die dich daran hindert, dich deinen Freund*innen von deiner schlechtesten Seite zu zeigen – eine Schranke, die es nicht gibt, wenn du mit deiner Familie zusammen bist. Im familiären Umfeld, in dem es dir nicht so wichtig ist, höflich zu sein oder ob die anderen dich mögen, können die Dinge schneller eskalieren.

Psychologisch betrachtet ist an dieser Stelle ebenfalls eine Menge los. Es ist wahrscheinlich, dass deine Geschwister verschiedene psychologische Schwierigkeiten für dein sich entwickelndes Selbst aufwerfen. Als Jugendliche veränderst du dich die ganze Zeit: Alles an dir verändert sich über die Jahre. Du bist unsicher, was die Zukunft betrifft, unsicher, was du willst, oder, wenn du es weißt, ob du es erreichen kannst. Es ist sogar wahrscheinlich, dass du zwischen sechzehn und zwanzig dein Äußeres verändern, den Wohnort wechseln wirst, dein Freundeskreis sich verändern wird und du die Kontrolle über die Entscheidungsgewalt in deinem Leben übernehmen wirst. Rasante Veränderungen sind immer beunruhigend, aber während der Pubertät ganz besonders, weil du dir deiner selbst stärker bewusst wirst und dich selbst schneller verurteilst. Die besten Voraussetzungen für einen großen inneren Aufruhr: Du veränderst dich rasant und du bist sehr unsicher. Wenn du dich selbst in einer Zeit, in der du dich stark veränderst, kennenlernen willst, machst du natürlich Fehler, tust Dinge, die du hinterher bereust, lässt dich von Freund*innen in Sachen reinziehen, die falsch sind, und lügst.

Und all das wird kritisch von deinen Geschwistern beobachtet, die die ganze Zeit um dich sind. Du probierst eine neue Frisur aus, und sie steht dir nicht – deine Geschwister kommentieren es. Du steckst in Schwierigkeiten, weil du zu spät heimgekommen bist – deine Geschwister grinsen zufrieden. Du hast deinen ersten Freund oder deine erste Freundin – deine Geschwister erzählen allen, dass du in einem Baum sitzt. K-n-u-t-s-c-h-e-n-d.

All das nährt deine Selbstzweifel, und du wirst dir deiner selbst noch stärker bewusst.

Hinzu kommt der psychische Vorgang der Projektion. Das bedeutet, dass du (unbewusst) Teile deiner Persönlichkeit, die du nicht magst, auf andere Menschen projizierst – und stattdessen diese anderen hasst. Wie du aussiehst beispielsweise, deine Tendenz, nicht auf deine Eltern zu hören oder deine Klamotten auf dem Badezimmerboden liegen zu lassen. Aus psychologischer Sicht schützt dich Projektion vor unangenehmen Gedanken und Gefühlen, vor der Angst, nicht gut genug zu sein. Stattdessen nimmst du diese Züge an den Menschen um dich herum wahr und reagierst dementsprechend, indem du ihnen sagst, wie furchtbar sie sind. Anders gesagt: Du dämonisierst jemanden, der dir nahesteht für genau das Merkmal, das du an dir selbst nicht magst – und die Personen, die dir, während du aufwächst, am nächsten sind, sind meistens deine Geschwister.

Simone hasste ihre ältere Schwester. Sie war so verdammt perfekt. Sie erzählte mir, dass ihre ältere Schwester nie mit den Eltern streite, gut in der Schule sei und von den Menschen in ihrer Umgebung bewundert werde. Sie kommandierte Simone herum, verhielt sich, als ob sie über Simone stand, und beschwerte sich, dass Simone ihr keinen Respekt entgegenbringe. Simone fand sie schrecklich nervtötend – sie fand, sie selbst sei doch total nett, warum sah das denn niemand sonst? Simone konnte kaum mit ihrer älteren Schwester im selben Raum sein. Ihre jüngere Schwester liebte sie in vielerlei Hinsicht und sie hatten zusammen Spaß, aber: Simone durfte sie nicht herumkommandieren. Ihre Mutter machte ihr die Hölle heiß, wenn sie es tat. Das war nicht fair. Und Simone hasste es, wie alle ihre kleine Schwester umsorgten – auch das war total unfair. Simone hatte das Gefühl, sie genoss weder die Vorteile, die Älteste, noch die Vorteile, die Jüngste zu sein.

Wir Psycholog*innen glauben, dass es etwas in uns Menschen gibt, was man das »Ego« nennt – das ist im Prinzip deine Selbstwahrnehmung, dein Selbstwertgefühl. Wenn du siehst, wie deine Geschwister genau dieselben Fehler machen, die du selbst gemacht hast, bekommt dein Ego einen kleinen Booster und fühlt sich für ein paar Minuten moralisch überlegen. Ist das gut? Eher nicht. Dieser Ego-Booster entsteht aus einer Mischung aus Leugnen (dass du denselben Fehler gemacht hast) und Sich-Vergleichen (Ich bin besser als sie). Psychologisch gesehen schützt du dich wahrscheinlich davor, deinen eigenen Schwächen ins Auge zu sehen, denn das ist schmerzhaft. Doch natürlich hast sowohl du als auch deine Geschwister Schwächen, keiner von euch ist perfekt. In Wirklichkeit existiert Perfektion nicht: Es gibt für keine Sache den einen, allgemein anerkannten Standard. Weder fürs Aussehen, noch für Leistungen oder die Persönlichkeit. Wir sind alle Menschen und dazu bestimmt, Dinge falsch zu machen. In Bezug auf unsere psychische Gesundheit ist Perfektion ein sehr gefährliches Konzept (und weil es so überaus schlimm für die psychische Gesundheit ist, werden wir in zwei weiteren Kapiteln noch darauf zurückkommen, wenn es um Angst und das Internet geht).

Was der Idee von Perfektion innewohnt, ist der Vergleich, und es ist in der Tat sehr schwer, sich nicht mit den eigenen Geschwistern zu vergleichen: Wer ist sportlicher, wer muffeliger, wer ist fauler oder klüger als die anderen? Wir Menschen vergleichen uns innerhalb der Familie instinktiv miteinander. Das kann zu Zerrbildern führen, denen man nur schwer wieder entkommt. Viele Erwachsene beobachten tatsächlich, dass sie wieder in ihre Teenager-Rolle zurückfallen, wenn sie in ihrem Elternhaus zu Besuch sind.

Und als ob all das noch nicht reicht, um deine Geschwisterbeziehungen zu torpedieren, stehst du zu guter Letzt auch noch permanent in Konkurrenz zu ihnen. Das, worum ihr konkurriert, sind typischerweise die Aufmerksamkeit eurer Eltern und dass sie eine gute Meinung von euch haben sowie die finanzielle und praktische Unterstützung, die sie geben können. Indem du deine Geschwister schlechtmachst, setzt du dich selbst in ein vorteilhafteres Licht.

Ich habe einen Hund, Suki. Auch wenn sich die ganze Familie um sie kümmert, weiß sie instinktiv, dass ich die Chefin des Rudels bin, und reagiert dementsprechend auf mich. Wenn ich nicht da bin, orientiert sie sich am nächstältesten Familienmitglied und so weiter. Menschen sind ebenfalls Rudeltiere, und dein zentrales Gehirn sorgt unterbewusst dafür, dass du mit deinen Geschwistern konkurrierst. Selbst wenn du die Legitimation deiner Eltern zu erziehen infrage stellst und ihnen nicht gehorchst, kämpfst du um deinen Rang im Rudel. Und auch wenn ein Teil von dir es nicht erwarten kann, auszuziehen und ein eigenständiges Leben zu führen, willst du gleichzeitig immer noch, dass deine Familie eine gute Meinung von dir hat. Du wirst immer noch eifersüchtig auf deine Geschwister, selbst wenn du das, was sie bekommen haben, gar nicht willst: Wenn deine Mutter oder dein Vater zum Beispiel mit ihnen kuscheln oder sie wie ein Baby behandeln, bist du vielleicht trotzdem »genervt« davon (= eifersüchtig), obwohl du das gar nicht für dich haben willst. Das kann in Patchwork-Familien noch stärker der Fall sein. Manchmal merkst du vermutlich, dass du innerhalb der Familie um etwas kämpfst, das dir gar nicht so wichtig ist. Und hinterher rechtfertigst du es vor dir selbst damit, dass deine Familie so nervig war. Doch an dieser Stelle kommt das Rudelprinzip durch – der instinktive Kampf um deinen Rang.

All das, die nervigen Gewohnheiten, das Sticheln, die Projektionen und der Konkurrenzkampf können zu Eifersucht führen. Statt die besten Eigenschaften deiner Geschwister zu sehen, wie du es bei deinen Freund*innen tust, fokussierst du dich auf die schlechtesten. Du tust es, weil sie nervige Angewohnheiten haben, mit denen du seit Jahren leben musst, und weil du dich dadurch überlegen fühlst – vor allem wenn du dieselben schlechten Eigenschaften hast. Sind deine Geschwister älter als du? Dann kann es sein, dass du neidisch auf die Freiheiten bist, die sie haben, und gleichzeitig genauso erfolgreich sein willst wie sie. Sind sie jünger als du? Dann bist du vielleicht eifersüchtig auf die besondere Beziehung, die sie zu deinen Eltern haben: Du willst deinen Eltern zwar gar nicht mehr so nah sein, weil du dabei bist, dich abzulösen, aber es ärgert dich trotzdem. Jüngere Geschwister stehen außerdem für dein eigenes jüngeres Ich, was manchmal schmerzhaft ist und ziemlich unangenehm[3].

Wie kannst du dein Ego und dein Selbstbild angesichts all dieses Sich-Vergleichens und des Konkurrenzkampfes schützen? Tja, wenn du die ältere Schwester bist, versuchst du vielleicht, deine Geschwister herumzukommandieren, damit du dich innerlich überlegen fühlen kannst. Und wenn du die jüngere Schwester bist, piesackst du deine Geschwister vielleicht mit deinem Gequengel oder damit, dass du jedes Mal, wenn sie dich geärgert haben, zu deinen Eltern rennst. Dein Gehirn filtert deine Erinnerungen möglicherweise, sodass du dich nur an das erinnerst, was du richtig gemacht hast und was sie falsch gemacht haben. An jede Haushaltspflicht, die du übernommen hast und sie nicht, an jedes Mal, wenn deine Eltern sie verhätschelt und dich ignoriert haben.

Sind diese Strategien hilfreich? Das hängt davon ab, was man unter »hilfreich« versteht. Psychologisch gesehen helfen sie dir, kurzfristig klarzukommen, aber wenn du älter wirst und diese Muster hinter dir lassen willst, musst du dich wohl mit ihnen auseinandersetzen und eine gewisse Wertschätzung für den Standpunkt deiner Geschwister aufbringen. Es gibt mehr als eine Wahrheit über die Beziehung zwischen Geschwistern.

Simone erkannte, dass sie manchmal traurig wurde und ihre Wut nach innen richtete. Sie war wütend auf sich selbst, weil sie allen so viel Kummer bereitete. Sie fühlte sich gefangen und schämte sich,

---

3 Meiner Erfahrung mit Patientinnen nach würde ich sagen, dass dreizehnjährige Brüder am lästigsten sind. Sie haben oft ein Draufgängertum und eine Arroganz an sich, die für ihre Schwestern unerträglich sind. Natürlich entspringt beides einer großen Unsicherheit. Sie wären allerdings nicht gerade begeistert, wenn du ihnen das sagen würdest.

und das waren die Momente, in denen sie sich selbst verletzte. Warum war sie so anders? Am liebsten wäre sie einfach verschwunden. Sie war sich sicher, dass ihre Eltern ihre Schwestern mehr liebten als sie, weil die Schwestern weniger Stress machten. Sie ärgerte sich darüber, dass sie so nett waren, und verabscheute sich selbst, weil sie so gemein zu ihnen war. Mal gab sie sich selbst die Schuld, mal ihren Schwestern.

Familien: Gute Zeiten, schlechte Zeiten

In allen Familien geht es um unsichtbare Bande. Idealerweise sind diese Bande locker und flexibel genug, damit du dich als Teenagerin sowohl innerlich als auch physisch weit entfernen genug und wirklich du selbst sein kannst. Gleichzeitig sind diese Bande jedoch hoffentlich aus etwas so verdammt Starkem, dass sie absolut niemals zerreißen – egal wie weit du dich entfernst. Das ist eine gute Familie.

Die Sache mit den Banden ist jedoch, dass ihr *alle* miteinander verbunden seid. Es ist eine Verbindung, die in mehrere Richtungen zugleich geht, ein verworrenes Knäuel aus verschiedenen Beziehungen. Wenn jemand aus deiner Familie strauchelt, hängst du mit dran. Als Kind hast du dich vermutlich daran gewöhnt, dass diese Bande zu deinem Nutzen sind, aber wenn du dir eine erwachsenere Beziehung zu deinen Eltern wünscht, dann musst du akzeptieren, dass auch du einen Teil der Verantwortung dafür trägst, dass keiner von euch ins Straucheln kommt.

Während der Sitzungen musste ich über verschiedene Schwierigkeiten nachdenken: Wie konnte Simones Bedürfnis nach mehr Autonomie innerhalb der Familie berücksichtigt werden, ohne dass sie sich deswegen schrecklich fühlen musste? War Simones Verhalten für ihre Eltern aufgrund der Familiengeschichte mehr als die klassische

Rebellion einer Teenagerin? Wie konnte Simone den Standpunkt ihrer Eltern besser nachvollziehen? In welchen Bereichen konnten die Eltern Simone mehr Freiheiten zugestehen? Und welche Dinge waren nicht verhandelbar? Es gab keine einfachen Antworten auf diese Fragen – die Verhandlungen dauerten weiter an, Simone und ihre Eltern befanden sich in einem fortwährenden Tanz, doch die Therapie bot ihnen einen geschützten Raum, um diese Fragen zu klären.

Deine Familie ist also vermutlich nicht perfekt. Es ist sogar wahrscheinlich, dass du durch sie zum ersten Mal mit dem Konzept in Berührung kommst, dass nichts perfekt ist: Deine Eltern machen Fehler, und deine Geschwister treiben dich in den Wahnsinn. Aber hoffentlich bietet dir die Familie einen geschützten Raum – eine Mischung aus Liebe, Akzeptanz, Konkurrenzkampf, Zank und nervigen Marotten –, in den du dich instinktiv zurückziehst, um deine Wunden zu lecken, wenn etwas schief gegangen ist. Wie eine Teenagerin zu mir sagte: »Natürlich würde ich meiner Schwester eine Niere geben, wenn sie eine braucht, aber mein Handyladekabel leihe ich ihr auf keinen Fall!« Selbst wenn deine Familie ziemlich ätzend ist, zieht sie dich trotzdem immer wieder magisch an, weil du vielleicht unterbewusst hoffst, dass es dieses Mal anders sein wird, dass du dieses Mal die Wärme bekommst, die du bisher so schmerzlich vermisst hast. Und deine Familie wird dich normalerweise aufnehmen, weil sie aller Wahrscheinlichkeit nach, trotz ihrer und deiner Fehler, ebenfalls will, dass die Dinge wieder in Ordnung kommen. Familienbande sitzen tief.

KAPITEL 3

Freundschaften

»Seit Homer wurden Männerfreundschaften glorifiziert und bejubelt, doch Frauenfreundschaften … wurden normalerweise nicht nur nicht besungen, sie wurden verspottet, kleingemacht und falsch gedeutet.«

VERA BRITTAIN, *TESTAMENT OF FRIENDSHIP*

Ich glaube nicht, dass ich irgendein anderes Thema so häufig mit den Mädchen und Frauen, die zu mir in die Therapie kommen, bespreche wie Freundschaft. Als ich mir jedoch den Kopf zerbrach, wo mir Darstellungen weiblicher Freundschaften begegnet waren, fiel mir nur der Film *Girls Club – Vorsicht bissig!* ein. Sicherlich erfasst der Film einen ganz wesentlichen Aspekt von Schulfreundschaften zwischen Mädchen – die Tendenz zu Intrigen und hinterhältiger Grausamkeit –, doch weibliche Freundschaften können so viel mehr und so viel besser sein als das. Mir scheint, dass sich durch die Herausforderungen und den Kummer, den die Freundschaften junger Mädchen und Teenagerinnen oft mit sich bringen, etwas klärt, sodass die meisten erwachsenen Frauen, die ich kenne, eine Menge enger Freundinnen haben, denen sie bereitwillig eine Niere spenden würden. Weibliche Freundschaften sind tiefgründig, komplex und intensiv. Das macht sie in der Kindheit oft schmerzhaft und herzzerreißend, aber im Lauf der Pubertät entstehen daraus oft die wichtigsten und schönsten Seiten des Lebens.

Weibliche Freundschaften sind ein unglaublich essenzieller und freudvoller Aspekt des Frauseins, und doch scheinen sie im gesellschaftlichen Diskurs und in der Kultur, in Büchern, in der Musik, in Theaterstücken und Filmen, unterrepräsentiert. Und wenn sie thematisiert werden, dann werden sie häufig als Zickenkrieg oder als grausam dargestellt, nicht selten sieht man Frauen, die miteinander um einen Mann konkurrieren. Wenn ich »Zitate über Freundschaft« googele, werden mir vor allem Zitate von männlichen Autoren angezeigt. Ich hätte gedacht, Jane Austen hätte vielleicht etwas über Freundschaft zu sagen, aber auch da gibt es kaum etwas. Typischerweise liegt der Hauptfokus von Filmen, Büchern oder Fernsehsendungen in puncto weibliche Hauptfigur auf ihren Liebesverwicklungen oder ihrer Familie. Diese Tendenz wurde von der berühmten amerikanischen Cartoonistin Alison Bechdel herausgestellt, indem sie den gleichnamigen Test bekannt machte: Um den Bechdel-Test zu bestehen, muss ein Film, ein Buch oder eine Fernsehsendung zwei Frauen zeigen, die über etwas anderes sprechen als einen Mann. Auch wenn sich die Zeiten langsam ändern, mit Filmen wie *Brautalarm* und *Booksmart*, in denen weibliche Freundschaften im Zentrum stehen: Viele Filme bestehen den Test traurigerweise nicht – zwanzig Jahre nachdem er entwickelt wurde.[4]

Vielleicht stimmst du mir nicht darin zu, dass weibliche Freundschaften zu den verborgenen Schätzen des Lebens gehören. Im Moment sind deine Freundschaften vielleicht qualvoll und stürmisch. Vielleicht hast du das Gefühl, dass niemand dich mag und du ganz allein bist. Vielleicht hast du Freundschaften, fühlst dich in ihnen aber unsicher oder einsam oder schikaniert. Nach all dem, was ich im Lauf meiner klinischen Arbeit und meines Lebens beobachtet habe, kommen mir weibliche Freundschaften in der Kindheit und Jugend wie ein stürmischer, aufgewühlter Ozean vor, den man überqueren muss, um in die sichere, freudvolle, wunderschöne ruhige Bucht erwachsener Frauenfreundschaften zu gelangen. Ja, gelegentlich schwappt eine größere Welle in die Bucht, die einen umwirft, aber meistens sind

---

4 Das Zitat von Vera Britton, das ich zu Beginn des Kapitels verwende, ist über ein Jahrhundert alt und legt nahe, dass die fehlende Darstellung weiblicher Freundschaften in der Kultur ein altbekanntes Problem ist. Da ihr die nächste Generation von Autorinnen, Künstlerinnen und Geschichtenerzählerinnen seid: Könntet ihr das Problem für uns Frauen bitte lösen?

Freundschaften zwischen Frauen wie ein Bad in ruhigen, warmen Gewässern. Die meiste Zeit sind sie ein guter, sicherer, verlässlicher Ort, an dem man nach einer langen, beschwerlichen Reise zur Ruhe kommen kann. Freundschaften zwischen jungen Mädchen oder Teenagerinnen können brutal sein und deine Seele zerstören, aber mir scheint, dass sich in diesem Prozess etwas Tiefes und Fundamentales klärt, sodass die meisten Frauen mit einer tiefen, herzlichen Verbindung zu ihren Freundinnen daraus hervorgehen. Vielleicht beobachtest du das ja bei deiner Mutter und ihren Freundinnen.

Weibliche Freundschaften und ihre Muster

Was wissen wir über weibliche Freundschaften? Wir wissen, dass sich das weibliche Geschlecht bereits ab einem frühen Alter stärker auf Freundschaften fokussiert als das männliche Geschlecht. Und dass sich, verallgemeinernd gesagt, Mädchenfreundschaften in der Kindheit typischerweise stärker über gemeinsame Interessen und gemeinsame Gedankenräume definieren als Jungenfreundschaften. Das bedeutet, wenn Mädchen miteinander spielen und sich unterhalten, denken sie über dieselbe Sache nach. Ich stelle mir manchmal vor, dass sie eine gemeinsame Gedankenblase zwischen ihren Köpfen erschaffen.

Während der Grundschulzeit sind das oft gemeinsam erfundene Spiele, später Neuigkeiten oder Gerüchte, die ausgetauscht werden, oder Gespräche über Gefühle. Die gemeinsame Gedankenblase bedeutet, Dinge aus der Perspektive der anderen Person zu betrachten, und das spiegelt sich wider, wenn Mädchen Dinge sagen wie »Sie war wirklich für mich da«. Es bedeutet, jemand war in ihrer emotionalen Erfahrung für sie da, und das nennen wir Empathie. Empathie bedeutet, dass sich jemand die Zeit nimmt zuzuhören, zu verstehen und deine Erfahrungen mit dir zu teilen. Und das ist die zweite zentrale Botschaft dieses Buches. Über Empathie werde ich später noch einiges mehr sagen.

Cassie war eine beliebte junge Frau, die während ihres letzten Schuljahrs zu mir kam, um ihre Angst zu therapieren. Sie hatte sich immer als übernervös wahrgenommen, obwohl sie scheinbar alles hatte. Vor sechs Monaten hatten die Dingen angefangen schiefzulaufen, nachdem Cassie online als Schlampe gebrandmarkt worden war, weil sie betrunken etwas mit dem Freund einer anderen gehabt hatte, und wenig schmeichelhafte Fotos des Vorfalls herumgeschickt worden waren. Das Ganze hatte ihre soziale Gruppe gespalten, und die Leute hatten für die eine oder andere Seite Partei ergriffen. Zum ersten Mal in ihrem Leben war Cassie nicht beliebt. Es warf sie aus der Bahn und setzte einen Kreislauf der Angst in Gang.

Wir ließen die Geschichte ihrer Freundschaften Revue passieren. In der Grundschule hatte sie immer Freundinnen gehabt, und die anderen Mädchen hatten offenbar um ihre Aufmerksamkeit gebuhlt. Sie war immer im Zentrum des Geschehens gewesen und immer zu allem eingeladen worden. Was waren die Gründe dafür? Wie war sie damals gewesen? Sie wusste es nicht genau. Sie fand nicht, dass sie das spannendste oder lustigste Mädchen der Klasse war – ihrem Empfinden nach war sie eher eine Beobachterin als jemand, der mitmachte. Die anderen fanden sie cool. Die anderen Mädchen verrieten ihr ihre Geheimnisse, sie tuschelte und tratschte viel. Ihr fiel auf, dass sie eine Menge Einfluss gehabt hatte – Menschen hatten mit ihr befreundet sein wollen –, und ihre Freundinnen hatten während dieser Jahre mehrmals gewechselt. Das warf bei mir die Frage nach ihrer Beziehung zu ihren Eltern auf.

Manchmal folgen Grundschulfreundschaften unter Mädchen einem recht klaren Muster: Zwei Mädchen schließen Freundschaft, werden beste Freundinnen und passen ineinander wie zwei Puzzleteile, speisen all ihre emotionalen Bedürfnisse und ihr

Zugehörigkeitsgefühl aus der Freundschaft. Auch wenn die zwei manchmal in einer größeren Gruppe zusammen mit anderen Mädchen spielen, wissen alle, dass diese zwei beste Freundinnen sind. Wenn du dieses Freundschaftsmuster gehabt hast, hattet ihr beide vermutlich eine recht stabile Beziehung gegenseitiger Abhängigkeit, weil jedes der zwei kleinen Mädchen über ähnlich viel Macht innerhalb der Dyade verfügte. Mädchen, die nicht besonders selbstbewusst sind und sich nach einem Leben mit wenig Drama sehnen, lieben dieses Freundschaftsmuster oft sehr.

Wenn du Teil eines Trios warst, war dein persönlicher Freundschafts-Weg möglicherweise etwas steiniger. Die drei typischen Rollen, die mit unterschiedlich viel Macht einhergehen, sind folgende: die Anführerin, die beste Freundin und die Ausgeschlossene. Die Anführerin wechselt Kraft der Aufmerksamkeit, die sie den anderen schenkt, häufig die Rollenverteilung – wer gerade ihre beste Freundin sein darf und wer die Ausgeschlossene ist. Diese Triade bringt für alle Beteiligten Unsicherheit mit sich, doch anders als die Intuition vermuten ließe, ist die Anführerin oft die unsicherste. Meiner Erfahrung nach gibt es bei ihr oft Bindungsstörungen innerhalb der Familie. Sie war sich vielleicht nicht sicher, ob ihre Eltern sie lieben oder für sie da sein würden. Die Anführerin übernimmt diese Rolle, weil sie ihre Freundinnen wegen etwas, das in der elterlichen Bindung fehlt, eng an sich binden will. Und die beste Art, sie eng an sich zu binden, ist, Macht auszuüben. Wenn du nicht das Gefühl hast, dass es bei dir zu Hause gute und vertrauensvolle Beziehungen gibt, scheint es eine vernünftige Strategie zu sein, zwei Menschen um deine Aufmerksamkeit kämpfen zu lassen. Aber da wir hier übers Grundschulalter sprechen, findet die Manipulation der Anführerin natürlich unbewusst statt. Die kleine Anführerin trifft keine Schuld. Sie weiß nicht, was sie tut, und hat meist ihre eigenen Probleme.

On-Off-Freundschaften

Das führt uns zu einem der grundlegendsten Muster von Mädchenfreundschaften – der On-Off-Freundin. Du wirst vermutlich immer wieder in deinem Leben On-Off-Menschen begegnen. Das kann eine Freundin sein, deine Chefin oder dein Lehrer, oder, wenn du Pech hast, sind es deine Eltern oder dein*e Partner*in. Aber den meisten von uns begegnen On-Off-Menschen zum ersten Mal auf dem Pausenhof.

Was ist eine On-Off-Freundin? Eine, die an einem Montagmorgen vor Schulbeginn auf dich zurennt, dich auserwählt und dir all ihre Geheimnisse ins Ohr flüstert. Dir das Gefühl von Zugehörigkeit schenkt. Ihre Aufmerksamkeit gibt dir das Gefühl, besonders zu sein. Du bist nicht mehr allein: Du bist Teil eines besonderen Zweierteams. Wir Menschen sind darauf programmiert, uns miteinander zu verbinden – unser Bedürfnis nach Verbindung ist ebenso grundlegend wie das nach Luft, Wasser, Nahrung. Aber bei einer On-Off-Freundin wirst du feststellen, dass sie am nächsten Tag genau dasselbe mit jemand anderem macht – und dich ausschließt. Das kann furchtbar niederschmetternd sein. Du schämst dich. Starren dich jetzt alle an? Denken sie, du hast keine Freundinnen? Du fühlst dich allein. Trotzdem willst du diese Nähe natürlich zurück; das, was wir nicht haben können, wollen wir mehr als alles andere. Du fängst an, um ihre Aufmerksam zu buhlen, in einem Spiel, dessen Regeln sich ständig ändern, und du willst die Anerkennung deiner Anführerin. Je mehr du der Nähe, die du mit ihr hattest, hinterherjagst, desto mehr zieht sie sich zurück. »Was habe ich falsch gemacht?«, fragst du dich. Und dann, so plötzlich wie sie verschwand, ist die Freundschaft wieder da. Doch diese Unbeständigkeit ruft Angst hervor. Du fängst an, dich wie die Zweitbeste zu fühlen, bist jeden Tag ängstlich, was passieren wird.

On-Off-Freundschaften machen junge Mädchen süchtig, weil sie etwas erzeugen, was wir Psycholog*innen »partielle Verstärkungspläne« nennen, ausgerichtet auf das Hochgefühl der Zugehörigkeit: das wunderbare Gefühl, jemandem nahe und akzeptiert zu sein. Ein partieller Verstärkungsplan bedeutet, dass du für ein und dieselbe Verhaltensweise manchmal eine Belohnung bekommst und manchmal nicht. Wir Menschen werden nach Dingen süchtig, weil wir immer der Belohnung hinterherjagen, der guten Zeit, die wir beim letzten Mal hatten. Spielsüchtige Menschen wollen zum Beispiel immer wieder das Gefühl des Gewinnens erleben. Auch nach der On-Off-Freundschaft kannst du süchtig werden: Du versuchst, die Verwirrung darüber, ausgeschlossen oder ignoriert zu werden, aufzulösen, indem du der Freundschaft mit der Anführerin nachjagst und versuchst, die Dinge wieder in Ordnung zu bringen. Und häufig spielt sich das Ganze in Dreier-Freundschaften ab, in denen die Anführerin das On-Off-Muster aufweist und die anderen beiden auf Abruf bereitstehen. Es kann aber auch in größeren Gruppen stattfinden. Die Anführerin-Freundin verfolgt meist kein bewusstes Ziel, trotzdem ist ihr Verhalten unangenehm und potenziell schädigend für die Menschen in ihrer Nähe.

Warum verhält sich die Anführerin so? Erinnerst du dich an das Konzept der Projektion aus dem vorigen Kapitel über Familie? Bei der Projektion erschaffst du in anderen die Emotionen, mit denen du selbst zu kämpfen hast. In On-Off-Freundschaften kommt es oft vor, dass die Anführerin ihre eigene Unsicherheit verarbeitet, indem sie Unsicherheit bei anderen erzeugt. Auf diese Weise kann sie das Drehbuch in ihrem Kopf umschreiben, sodass sie nicht mehr das Opfer ihrer Unsicherheit ist, sondern diejenige, die die Macht hat. Die meisten Mädchen entwachsen diesem Muster im Laufe ihrer Schulzeit.

Cassie erzählte mir von der Beziehung zu ihren Eltern. Sie waren geschieden, und sie wechselte zwischen den Häusern ihrer Eltern. Beide waren sehr beschäftigt. Oft, erzählte sie mir lachend, komme sie bei *einem von beiden an und stelle fest, dass der jeweilige Elternteil gerade auf dem Sprung sei, denn er habe vergessen, dass sie heute zu ihm wechseln würde. Beide seien jedoch immer ziemlich cool und nachgiebig gewesen, sie konnte jederzeit Freund*innen einladen, und die Eltern drückten ein Auge zu, wenn es um Alkohol und Rauchen ging. Sie hatte immer gedacht, sie konnte ihren Eltern alles sagen, doch als sie ihnen, im Wunsch nach Unterstützung, von dem Vorfall erzählte und wie sie als Schlampe gemobbt worden war, wurden ihre Eltern wütend auf sie. Sie machten sich Sorgen, dass die Fotos im Netz ihre universitären und beruflichen Chancen beeinträchtigen könnten.*

Das brachte Cassie dazu, die Beziehung zu ihren Eltern neu zu bewerten. Als sie jünger war, hatte sie es gemocht, eigenständig zu sein, und schnell gelernt, Dinge allein zu regeln. Sie hatte zum Beispiel die Unterschriften ihrer Eltern auf Erlaubnisformularen gefälscht und ihren Proviant für die Schulausflüge selbst zusammengestellt, weil sie wusste, dass ihre Eltern solche Dinge häufig vergaßen. Oft hatten ihre Eltern kein Essen da, und wenn Cassie allein zu Hause war, bestellte sie sich etwas. Ihre Freundinnen fanden ihre Eltern super, weil Cassie nie zu einer bestimmten Zeit zu Hause sein musste. Aber nun begann Cassie sich deshalb unverbunden und labil zu fühlen. Ihr wurde klar, dass sie immer versucht hatte, ihren Eltern zu gefallen und sie nicht zu sehr zu beunruhigen.

Durch Social Media, insbesondere WhatsApp, hat sich der Verlauf von On-Off-Freundschaften zugespitzt: Sie machen es einem noch leichter, kleine Grüppchen zu bilden, in denen durch Einbeziehen oder Ausgrenzen Machtspiele stattfinden. A, B und C bilden eine WhatsApp-Gruppe, aber A hat auch noch eine Gruppe nur mit B (in der sie über C reden) und eine nur mit C (in der sie über B reden). Grundsätzlich könnten natürlich auch B und C eine gemeinsame Gruppe haben, aber selbst wenn, benutzen sie sie wenig, weil sie miteinander um A konkurrieren. Weil A sie entzweit und bestimmt.

Gemocht werden versus Beliebtheit

Die On-Off-Dreierfreundschaft definiert sich weniger darüber, ob du eine gute Freundin bist, sondern vielmehr über heimliche Macht. Und das Thema Macht ist für Freundschaften auf der weiterführenden Schule zentral.

Manche von euch hatten mit ihrer Clique vielleicht einen nahtlosen Übergang von der Grundschule zur weiterführenden Schule. Andere von euch sind vermutlich auf eine Schule gekommen, auf der sie fast niemanden kannten, während sich womöglich alle anderen untereinander kannten. Das kann eine willkommene Gelegenheit für einen Neustart gewesen sein oder enormer Stress.

Welchem Muster auch immer deine Freundschaften bisher folgten, der Schulwechsel hat sie vermutlich durchgerüttelt. Die Zeit des Übergangs zur weiterführenden Schule hat sich bei vielen meiner Patientinnen eingebrannt, weil es eine Zeit der Unsicherheit ist, in der die meisten auf der Suche nach einer neuen Gruppe sind. Diese Unsicherheit kann dazu führen, dass du in deine alten Muster aus der Grundschulzeit zurückfällst und dich schnell an eine neue beste Freundin oder ein instabiles Trio bindest.

Klassische Studien zu Freundschaften in der frühen und mittleren Jugend deuten darauf hin, dass in den Jahren auf der weiterführenden Schule »gemocht werden« und »beliebt sein« manchmal verwechselt werden. Im Rahmen sozial-psychologischer Experimente sind Psychologen in weiterführende Schulen gegangen und haben die Teenager*innen einer Klasse gefragt »Wen magst du?« und »Wer ist beliebt?«. Zahlreiche Befragungen zeigen, dass es zwischen diesen beiden Gruppen nur eine kleine Schnittmenge gibt: Die Kinder, die am meisten gemocht werden, sind normalerweise nur durchschnittlich beliebt. Die beliebtesten Kinder wiederum werden oft nicht besonders gemocht. Und nur ein kleiner Teil wird gemocht und ist gleichzeitig auch beliebt.

Wissenschaftler fanden heraus, dass »gemocht werden« mit einem »Mangel an unangenehmen Verhaltensweisen und dem Besitz von pro-sozialen und unterhaltsamen Eigenschaften« zusammenhängt, wie zum Beispiel freundlich und kooperativ sein, keinen Streit anfangen, es hinnehmen, geärgert zu werden, ehrlich sein, fröhlich, nicht hochnäsig sein oder die Gruppe nicht zu destabilisieren. »Beliebtheit« hingegen scheint stärker an die Vorstellung von sozialer Macht, Status oder Dominanz geknüpft zu sein: eine Anführerin sein, modisch gekleidet oder gut aussehend sein, cool sein, Geld haben. Unter Mädchen kann Beliebtheit auch damit zusammenhängen, dass ihr Freundinnen habt, die wie ihr seid.

Fast jeder junge Mensch, mit dem ich therapeutisch gearbeitet habe, fand es hilfreich, diese Unterscheidung zu verstehen und darüber nachzudenken, zu welcher Kategorie er oder sie gehören wolle.

Im Lauf der Therapie musste Cassie der Begrenztheit ihrer Eltern ins Auge sehen und ihrem Einfluss darauf, wie Cassie zu anderen in Beziehung ging. Ja, sie liebten sie, aber im ganz schnöden alltäglichen Sinn waren sie nicht für sie da, setzten ihr kaum Grenzen und gaben ihr wenig Orientierung. Ihr wurde klar, wie allein sie sich zu Hause fühlte und wie sehr sie sich danach sehnte, mit jemandem über ihre Gefühle und Probleme sprechen zu können. Das machte sie sehr traurig. Sie wollte keine coolen Eltern mehr, sie wollte unterstützende Eltern. Ihr dämmerte langsam, dass sie andere, sei es in Freundschaften oder Liebesziehungen, immer ein Stück weit auf Abstand hielt, damit sie um ihre Aufmerksamkeit und Gunst buhlten, so wie sie selbst es bei ihren Eltern getan hatte. Sie hatte immer die Macht haben müssen – war immer lustig, clever, klug gewesen, aber nicht verletzlich. In Zukunft wollte sie etwas anderes für sich. Sie wollte echt sein.

Die Akzeptanz- und Commitmenttherapie, eine bestimmte psychologische Therapieform, kann dir dabei helfen, dir über deine Freundschaften klarer zu werden. Bei dieser Art von Therapie bitten wir die Leute, ihre Werte zu bestimmen. Werte sind wie ein Kompass in unserem Leben: Sie stehen dafür, was für ein Mensch du sein oder was für ein Leben du führen willst. Werte sind keine Ziele. Ziele kann man erreichen, man kann sie abhaken. Russ Harris, ein Guru in diesem Bereich, zählt rund sechzig mögliche Werte auf, darunter Respekt, Selbstbehauptung, Macht, Autonomie, Zuwendung, Freundlichkeit, Spaß, Gleichberechtigung, Spannung, Abenteuer, Konformität, Gerechtigkeit und Demut.[5]

Zu einem gewissen Grad kannst du dir aussuchen, was du dir von deinen Freundschaften wünschst, du kannst jedoch nicht alles haben. Es ist zum Beispiel schwierig, in einer Freundschaft sowohl die Werte Macht, Bestätigung und Autonomie als auch die Werte Anpassung, Gerechtigkeit und Demut zu realisieren. Es ist nicht per se falsch, lieber beliebt sein zu wollen als gemocht zu werden – beides hat seinen Preis und seinen Vorteil. Beliebtheit kann einsam machen und ein Machtkampf sein, »gemocht werden« wiederum kann damit einhergehen, dass du deine eigenen Ansichten hintenanstellst, um dich in die Gruppe einzufügen, dass du dich nicht von der Masse abhebst oder dass du deine eigenen Bedürfnisse nicht sehr wichtig nimmst. Du wirst womöglich entscheiden müssen, was davon du willst.

5 Das Thema Werte sehen wir uns in Kapitel 8: *Bildschirme und das Internet* noch mal ausführlicher an.

Sich einfügen – Gleichgesinnte finden

Während du von der Pubertät zum frühen Erwachsensein voranschreitest, besteht die psychologische Aufgabe, wie wir gesehen haben, darin, dich von deinen Eltern abzulösen und du selbst zu werden. Du gewinnst mehr Autonomie und Freiheiten, bist mit verschiedenen Möglichkeiten, dein Leben zu leben, konfrontiert und wirst diese Möglichkeiten miteinander vergleichen und einander gegenüberstellen. Wie du schon weißt, kann das dazu führen, dass du die Entscheidungen deiner Eltern kritischer siehst oder gar genervt davon bist. Vielen von euch kommen eure Freund*innen amüsanter und spannender vor als eure Eltern. Sie scheinen euch besser zu verstehen, mehr Interessen mit euch gemeinsam zu haben, und das unterstützt den Ablösungsprozess.

Manchen von euch fällt es jedoch schwerer, eine passende Clique zu finden. Mir sind viele Mädchen begegnet, die das Gefühl hatten, sie würden nicht zum Stil ihrer Schule oder zur Kultur ihrer Gesellschaft passen – wenn sie beispielsweise auf eine Schule gehen, an der viele Kinder aus konservativen Familien stammen, die ruhig oder fleißig sind, während sie selbst es nicht sind. Oder es könnte sein, dass sich viele deiner Altersgenossen für Klamotten und Make-up interessieren, so richtige Mädchen sind, und dich interessiert das nicht. Wenn nur wenige Menschen dieselben Interessen haben wie du, kann es für dich schwierig werden: Wenn du als Mädchen gern Rugby spielst oder Computer programmierst, kann es schwierig sein, innerhalb deiner Peergroup an der Schule Gleichgesinnte zu finden. Und aufgrund von Machtstrukturen, bei denen die »beliebte« Gruppe die soziale Währung definiert, fühlst du dich vielleicht manchmal ausgeschlossen. Ich kann dir versichern, wenn du älter wirst und sich der Kreis der Leute, die du kennst, erweitert, dann wirst du deine Clique finden. Aber bis dahin kann es ganz schön tough sein.

Höhen und Tiefen sind in Freundschaften unvermeidlich.

In der Anfangszeit auf der weiterführenden Schule, insbesondere wenn viele deiner Mitschüler*innen vorher mit dir an der Grundschule gewesen sind, fühlt es sich oft sicherer an, sich an die Freundschaften aus der Kindheit zu halten. Während du dich jedoch weiter von deinen Eltern ablöst und immer mehr du selbst wirst, kann es sein, dass du und deine Grundschulfreundinnen euch entfremdet. Vielleicht habt ihr keine Gemeinsamkeiten mehr. Vielleicht waren deine Freundinnen auch Mädchen, mit denen deine Mutter dich verabredet hat, und vielleicht hattet ihr gar nicht denselben Humor oder habt euch miteinander nicht wirklich entspannt und wohlgefühlt. Wenn eine Freundschaft gerade in einem Tief steckt, kehren manche Jugendliche wieder in den Schoß der Familie zurück, um, metaphorisch gesprochen, ihre Wunden zu lecken. Es ist eben völlig normal, dass du dich manchmal mit deinen Eltern streitest und manchmal auf sie baust und Trost bei ihnen suchst.

Die Phasen, in denen du dich zwischen verschiedenen Freundesgruppen befindest, können emotional schwierig sein. Vielleicht hast du das Gefühl[6], dass dich niemand mag. Vielleicht weißt du nicht, was du in den Pausen oder zwischen den Unterrichtsstunden mit dir anfangen sollst. Du denkst, dass alle merken, dass du »keine Freunde hast«. Vielleicht denkst du auch, dass mit dir etwas nicht stimmt – und dich darum keiner mag.

Rebecca war gerade vierzehn geworden, als ich sie kennenlernte. Sie war die älteste in ihrer Klasse, der neunten, und das älteste Kind innerhalb ihrer Familie. Sie war immer leistungsfähig, vernünftig und eine geborene Anführerin gewesen, und bisher hatten ihre Eltern sich selten Sorgen um sie gemacht. Sie war reibungslos von der

---

6 Gefühle sind real, aber trotzdem haben sie nicht immer eine Grundlage in der Realität. Sie werden oft durch »irreale« Gedanken ausgelöst, das heißt, wir können etwas fühlen, das nicht wahr ist. Es ist kompliziert – Mehr dazu in Kapitel 4: *Emotionen, Gedanken und Gefühle.*

Grundschule auf die weiterführende Schule gewechselt und Teil eines sehr eng verbundenen, ziemlich gefühlsintensiven Freundinnentrios. Alle drei waren fleißig in der Schule und streberhaft, spielten Hockey und machten Leichtathletik. Alle drei interessierten sich außerdem zu stark für Gesundheit und Fitness, doch nur Rebecca war in eine Essstörung gerutscht. Ihre Führungsqualitäten wurden quasi falsch ausgeübt, indem sie sich auf Essen und Gewicht ausrichteten.

Rebeccas Essstörung und die psychischen Erkrankungen ihrer Freundinnen hatten zur Folge, dass die Eltern in die Freundschaft eingreifen mussten – die Mädchen brauchten etwas Abstand voneinander. Rebecca musste mittags mit ihren Eltern oder einer Lehrkraft essen, nicht mit ihren Freundinnen. Ihre Eltern reduzierten die Arbeitszeiten, um für sie da zu sein. Abends schaute Rebecca nun Filme mit ihnen, statt auf WhatsApp mit ihren Freundinnen zu chatten. Manchmal, wenn die Panik sie überkam, schlief sie im Bett ihrer Eltern, und einer der beiden schlief in ihrem. Es war, als ob sie wieder jünger war. Allmählich erreichte sie wieder ihr normales Gewicht. Sie tauchte aus ihrer Essstörung auf.

Während Rebecca gesund wurde, fuhr jedoch ein Riss durch die Dreierfreundschaft, und Rebecca war nun allein. Während ihrer Abwesenheit hatten die zwei anderen die Lücke geschlossen, es schien keinen Platz mehr für sie zu geben. Sie fühlte sich beraubt, gedemütigt, einsam. Und ganz praktisch hieß das, dass sie nicht wusste, mit wem sie zusammen Mittag essen sollte. Sie hasste es, die Mensa zu betreten, weil sie dachte, jeder würde bemerken, dass sie allein war, keine Freundinnen hatte. Gleichzeitig nahm Rebecca wahr, dass sie in ihrer alten Freundesgruppe frustriert gewesen war. Sie war emotional extrem intelligent. Sie begann zu verstehen, dass sie eigentlich nicht in der richtigen sozialen Gruppe gewesen war. Die zwei Mädchen, mit denen sie zuvor befreundet gewesen war, waren schüchterner und leiser als sie, sie selbst war expressiver. Die anderen wollten nicht auffallen, nicht laut sein und insbesondere nicht über ihre Gefühle sprechen. Rebecca war anders: von Natur aus geselli-

ger, kontaktfreudiger und abenteuerlustiger. Allerdings schienen alle Mädchen, die ihr darin ähnelten, schon in festen Freundschaften zu sein. Sie sah keinen Weg, wie sie mit ihnen Freundschaft schließen konnte. Sie fühlte sich sozial unbrauchbar, dabei war es eigentlich umgekehrt – eigentlich passte sie gerade wegen ihrer ausgeprägten sozialen Fähigkeiten nicht in ihre alte Gruppe.

Ich riet Rebecca, diese stürmische Zeit einfach auszusitzen. Mir schien, dass sie sich zwischen zwei Freundesgruppen befand und dass sie sozial und emotional so kompetent war, dass sie langfristig gut klarkommen würde. Sie würde eine Gruppe finden, die besser zu ihr passte. Kurzfristig war jedoch jeder Tag furchtbar, und sie musste dagegen ankämpfen, nicht zu denken, dass die anderen sie beobachteten und dachten, sie wäre unsympathisch oder seltsam. Natürlich dachten sie das nicht. Sie waren mit ihren eigenen Freundschaften und Problemen beschäftigt. In dieser Zeit baute Rebecca stärker auf ihre Eltern, die den Platz mehr als gern einnahmen und für sie da waren, und auf Freundinnen außerhalb der Schule. So blieb es, bis im nächsten Schuljahr die Klassen neu gemischt wurden, die Mädchen sich auch außerhalb der Schule häufiger trafen, Rebecca eine neue Freundesclique fand, deren Interessen besser mit ihren übereinstimmten, und nun glücklicher war als zuvor. Wenn sie an ihre vorherige Clique zurückdachte, konnte sie ganz klar sehen, dass das nicht die passenden Freundinnen für sie gewesen waren.

Das bringt mich zu einer der wichtigsten Fähigkeiten überhaupt im Leben – und einer weiteren Kernbotschaft dieses Buches: der Kunst des Alleinseins. Versuche, keine Angst vorm Alleinsein zu haben. Versuche, deine innere Überzeugung, dass du okay bist, zu behalten. Finde Dinge, die dir Spaß machen oder dir die Zeit vertreiben, wenn mit deinen Freundinnen (oder später in Beziehungen) mal Flaute herrscht. Es *wird* Flauten in Freundschaften geben, weil sich die tektonischen Platten der Cliquen verschieben, weil Freundinnen Liebesbeziehungen beginnen oder ganz einfach weil deine Freundinnen einen Schulausflug machen, bei dem du nicht dabei bist.

Manchmal gibt es Streit und Zerwürfnisse in Freundschaften: Dann hast du vielleicht das Gefühl, dass dich niemand mag und du niemanden hast, mit dem du deine Zeit verbringen kannst. Du solltest dir vornehmen, das aushalten zu können: Selbstwert braucht soziales Feedback, sollte davon aber nicht dominiert werden. Analysiere dich ruhig – deine Beweggründe und dein Verhalten anderen gegenüber –, aber übertreibe es nicht. Wie bei vielen anderen Dingen im Leben geht es auch hier um die richtige Balance. Wenn es dir völlig egal ist oder du nie darauf hörst, was für ein Feedback dir andere geben, kann das zu Arroganz führen. Dich ausschließlich damit zu beschäftigen, wie andere dich behandeln oder wie du auf sie wirkst, kann genauso problematisch sein. Versuche, die goldene Mitte zwischen diesen Extremen zu finden – das wird dir helfen das Alleinsein auszuhalten.

Probleme in Freundschaften: soziale Unbeholfenheit, soziale Ängste und die Autismus-Spektrum-Störung

Niemand kommt durchs Leben, ohne dass es in Freundschaften auch mal Schwierigkeiten gibt. Es wird immer wieder Höhen und Tiefen geben und Zeiten, in denen du zwischen verschiedenen Cliquen stehst oder keine Menschen findest, mit denen du dich verstehst. Es ist auch überhaupt nichts Ungewöhnliches, sich sozial unbeholfen oder ängstlich zu fühlen. Aber beides hängt miteinander zusammen, und manche Menschen erleben diese Schwierigkeiten häufiger oder ständig. Die Autismus-Spektrum-Störung kann Freundschaften ebenfalls beeinträchtigen.

Soziale Unbeholfenheit

Was meine ich also mit sozialer Unbeholfenheit? Der Begriff hat für mich zwei Facetten: erstens, das Gefühl, das du wahrscheinlich hast, wenn du nicht in der Lage bist, dein soziales Umfeld zu verstehen oder dich innerhalb dieses Umfelds verständlich zu machen. So wie ich ihn benutze, beschreibt er, zweitens, wie manche Menschen soziale Fehler machen. Ungeschriebene soziale Regeln bestimmen unsere Interaktion mit anderen Menschen – zum Beispiel, dass du anderen keine Beleidigungen an den Kopf werfen solltest, mit wie viel Abstand du dich neben jemanden stellst oder wie oft du zu jemandem Blickkontakt aufnimmst. Wenn deine Gefühle auf Hochtouren laufen, zum Beispiel wenn du ängstlich oder niedergeschlagen bist, dann kann es schwer sein, die Gefühle oder zwischenmenschlichen Signale von anderen wahrzunehmen (wie wohl sie sich zum Beispiel damit fühlen, wenn du dicht bei ihnen stehst). Weibliche Freundschaften schaffen oft einem gemeinsamen mentalen Raum. Wenn du die Gefühle und Signale anderer nicht aufgreifst, dann kann das dazu führen, dass ihr diesen Raum nicht teilt – du hast das Gefühl, dass du es nicht richtig machst.

Um das zu verstehen, ist es hilfreich, ein einfaches dreischichtiges Gehirnmodell zu verwenden (mehr dazu im Abschnitt *Wenn du mehr wissen willst*). Der zentrale Bereich unseres Gehirns übernimmt alle unbewussten Grundfunktionen des Körpers (Herzschlag, Atmung, Schlaf). Das ist der älteste Teil unseres Gehirns und auch derjenige, der dem Hirn eines Tieres am meisten ähnelt. Eine der Hauptaufgaben von uns Säugetieren besteht zum Beispiel darin, dass wir uns an eine Bezugsperson binden, wenn wir klein sind. Die mittlere Gehirnschicht wird limbisches System genannt. Ein Hauptakteur dieser Schicht ist die Amygdala. Sie spielt eine wichtige Rolle in der Erzeugung und Wahrnehmung unserer eigenen Emotionen. Die äußere Schicht wird Cortex oder auch Großhirnrinde genannt. Hier sind unsere höheren menschlichen Fähigkeiten angesiedelt wie zum Beispiel Sprache, Planungs- und Denkvermögen.

Wie bereits beschrieben basieren Mädchenfreundschaften oft darauf, einen mentalen Raum zu teilen – jedes Mädchen hat im Kopf, was die Freundin denkt –, Gespräche oder Spiele entwickeln sich graduell, Schritt für Schritt gemeinsam. Im Lauf der Jugend wird deine Fähigkeit, Dinge psychologisch zu erfassen (deine eigene psychische Verfassung sowie die anderer Menschen zu verstehen), immer entscheidender dafür, deine Freundschaften und deinen Beliebtheitsstatus aufrechtzuerhalten. Teenagerinnnen verbringen typischerweise viel Zeit damit, einfach nur miteinander herumzuhängen und sich des mentalen Raumes der Freundin bewusst zu sein – sie teilen ihre Gedanken und Gefühle miteinander, lachen, unterhalten sich über alles und nichts. Damit ihr in einer Freundschaft als Gruppe funktioniert, ist es wichtig, dass du die Gefühle deiner Freundin verstehst und Anteil nimmst: Wie sollt ihr sonst entscheiden, wohin ihr gehen oder was ihr tun wollt, wenn nicht durch eine Übereinkunft, die auf euren jeweiligen Gefühlen basiert?

Diese Nähe kann jedoch auch zu Schwierigkeiten führen. Mädchen neigen dazu, hohe Erwartungen an ihre Freundinnen zu haben, und das kann Schuldgefühle und Enttäuschungen auf beiden Seiten hervorrufen. Emotionen können in der Jugend sehr stark sein und schwer zu kontrollieren. Wenn deine Gefühle verletzt wurden oder du wirklich niedergeschlagen oder ängstlich bist, gelingt es dir womöglich weniger gut, in die Gefühle anderer einzustimmen oder auf sie einzugehen und diesen Zustand gegenseitigen Verstehens herzustellen. Du verhedderst dich in deinen eigenen Gefühlen, deinem eigenen mentalen Raum und bist nicht mehr in der Lage, den realen Raum um dich herum richtig zu lesen. In diesen Momenten, wenn du im zentralen Gehirn und der mittleren Schicht deines Gehirns feststeckst, erlebst du starke Emotionen, bist kaum in der Lage, sie zu benennen oder zu bewältigen, und hast Schwierigkeiten, den seelischen Zustand anderer Menschen zu verstehen. Und das kann in Freundschaften zu Problemen führen.

Wenn du eine schwierige Zeit hast, wird deine Freundin normalerweise auf dich zugehen und die emotionale Arbeit leisten, dich zu verstehen, doch manchmal wird euch das beiden nicht gut gelingen. Dann kann es schwierig sein, sich miteinander zu verbinden – daran bist du aber nicht schuld. Behalte im Kopf, dass du natürlich nicht so emotional sensibel wie sonst bist, wenn deine Gefühle verrückt spielen, und dass das den idealen Nährboden dafür bietet, dass Dinge schiefgehen.

Soziale Ängste

Genau wie bei der sozialen Unbeholfenheit ist es ebenso normal, ab und zu schüchtern zu sein oder soziale Ängste zu haben. Die Übergänge auf der Skala sind fließend: Du hast einen natürlichen Grundwert, aber du bewegst dich auch nach oben oder unten, je nachdem, was zu einem bestimmten Zeitpunkt bei dir los ist. Manche von euch rutschen jedoch leider an einen Extrempunkt der Skala – eure sozialen Ängste sind die ganze Zeit präsent und beeinträchtigen eure Funktionsfähigkeit im Alltag. Schauen wir uns das im Detail an.

Fast alle jugendlichen Mädchen verwenden viel Zeit darauf, über ihre Freundinnen nachzudenken: wohin sie gehen, mit wem sie sich treffen. Wenn du unter sozialen Ängsten leidest, ist es bei dir etwas anders: Du denkst nicht über deine Freundinnen nach, sondern darüber, was sie *über dich* denken. Und nicht nur deine Freundinnen. Du fragst dich wahrscheinlich bei jedem Menschen, den du triffst, was er oder sie über dich denkt: Bekannte, Mitschüler*innen, die Leute im Bus, Lehrer*innen. Es ist, als ob du die Menschen, die du anschaust, in Wirklichkeit gar nicht siehst. Sie werden zu einem Spiegel, der das Bild, das sie von dir haben, zurückwirft. Oder vielmehr, deine *Vermutung* darüber, was sie für ein Bild von dir haben.

Du bist womöglich völlig in der Vorstellung gefangen, dass andere nicht nur über dich nachdenken, sondern dass sie es auf die schlimmstmögliche Weise tun: dass andere dich für dumm, hässlich, einsam oder für peinlich halten. Einfach gesagt, du glaubst, dass andere Menschen sehr viel über dich nachdenken und dass sie sehr negativ über dich denken.

Es ist wichtig, zwei völlig verschiedene Geisteszustände zu unterscheiden: »über andere Menschen nachdenken« und »darüber nachdenken, was andere Menschen über einen selbst denken«. Die beiden vermischen sich im Leben einer Teenagerin oft, trotzdem sind es zwei verschiedene Dinge: Der erste Zustand ist ganz normal, wenn du eine empathische und engagierte Freundin sein willst, während der zweite an Egozentrik und Ich-Besessenheit grenzt. Oft begegne ich Teenagerinnen, die sich, indem sie nett sein und gemocht werden wollen, letztendlich zu viele Sorgen darum machen, was andere Leute über sie denken – was wiederum ihre Wahrnehmung so sehr vernebelt, dass sie nicht mitbekommen, was ihre Freundinnen tatsächlich denken und fühlen. Sie fangen an, sich in etwas hineinzusteigern und sich endlos den Kopf zu zerbrechen: »Was hat sie damit gemeint?«, »Warum hat sie sich von mir abgewendet?«, »Warum hat sie mir nicht geantwortet?«.

Es ist normal, wenn du dich ab und zu fragst, was andere über dich denken, aber du solltest aufpassen, dass das Ganze nicht außer Kontrolle gerät, denn Gedanken dieser Art können dich befangen und ängstlich machen. Du hörst womöglich sogar auf, bestimmte Dinge zu tun, weil du Angst vor dem Urteil anderer hast (in Wirklichkeit: deiner Annahme, wie sie dich beurteilen). Es kann passieren, dass du kein Wort herausbringst oder rot wirst, dass du dich selbst sofort davon überzeugst, dass das, was du gesagt hast, Quatsch ist, und die anderen dich für dumm, unhöflich oder unfreundlich halten. Soziale Ängste blockieren auch deinen Humor: Du kannst keine Witze machen, weil du damit riskieren würdest, jemanden vor den Kopf zu stoßen, und davor hast du große Angst.

Ich male meinen Patientinnen das Ganze oft als Bild auf. Ich zeichne eine Figur – die Patientin –, die darüber nachdenkt, was eine andere Figur – die Freundin – über sie, die Patientin, denkt. Dann bitte ich meine Patientinnen, sich vorzustellen, was ihrer Freundin *in Wirklichkeit* durch den Kopf geht. Nur sie, die Patientin? Hat die Freundin abgesehen von ihr nicht noch andere Freundschaften oder Interessen? Dann skizzieren wir eine zweite Figur, um zu zeigen, worüber die Freundin wirklich nachdenkt.

Für viele Patientinnen ist das eine aufschlussreiche Übung. Ihnen wird schnell klar, dass ihre Freundinnen andere Dinge im Kopf haben als nur sie. Und was noch wichtiger ist: Sie begreifen, dass ihre Angst sie ichbezogen macht; sie finden nicht heraus, was die Freundin wirklich beschäftigt. Ihre Sorge, was für ein Bild die Freundin von ihr haben könnte, steht einem wirklichen Verständnis der Freundin im Weg. Soziale Ängste hindern uns daran, den mentalen Raum eines anderen Menschen zu kennen und zu teilen, also empathisch zu sein.

Sozial ängstliche junge Menschen wollen nichts weiter, als ein guter Freund, eine gute Freundin sein, doch sie befinden sich in einer Zwickmühle, weil ihre Angst, dass Leute sie nicht mögen könnten, sie genau daran hindert. Das Wort »ichbezogen« dafür zu verwenden, kommt mir etwas harsch vor, denn ichbezogen sein ist das Allerletzte, was die meisten von euch wollen. Aber wenn du dich in dieser geistigen Haltung befindest, denkst du faktisch nur an dich selbst – dich selbst in den Köpfen der anderen.

Meiner Meinung nach lässt sich das auf den ergebnisorientierten Erziehungsstil zurückführen, den ich in Kapitel 2 vorgestellt habe: Wenn ein Kind mit dem permanenten Fokus auf seine Leistungen erzogen wird, dann wird es implizit dazu ermutigt, sich selbst zu beobachten. Und das bedeutet, dass du dich in deinen Freundschaften weniger auf deine eigene Erfahrung, eine Freundin zu sein, konzentrierst, sondern darauf, wie andere dich möglicherweise wahrnehmen. Ein ergebnisorientiertes Freundschaftsmodell würde bedeuten, dass du ständig damit beschäftigt bist, ob andere dich für eine gute Freundin halten, statt damit, ob du andere magst und Spaß mit ihnen hast.

Ich vermute, fast alle von euch kennen Momente, in denen ihr sozial ängstlich seid – wenn ihr euch zum Beispiel in einer ungewohnten Situation befindet, wenn ihr neue Leute kennenlernt oder wenn ihr in ein Fettnäpfchen tretet. Aber wenn du die ganze Zeit eine Stimme in deinem Kopf hast, die deine Handlungen aus der (vermeintlichen) Sicht der anderen kritisiert, ist das fürchterlich anstrengend. Zur Veranschaulichung bitte ich meine Patientinnen, sich eine dritte Person im Therapieraum vorzustellen, die mich kritisiert: Warum trägt sie dieses Kleid? Sie sieht wirklich fürchterlich aus. Warum hat sie das gesagt? Das ist doch dumm. Ich weise meine Patientin dann darauf hin, dass ich mich nicht auf sie konzentrieren kann, wenn ich das höre. Es lenkt mich ab und hindert mich daran, eine gute Therapeutin zu sein.

Meinen Patientinnen wird dann normalerweise klar, dass ich meinen Job nicht mehr gut machen, nicht mehr empathisch sein und sie verstehen könnte, wenn das passieren würde. Sie wissen, dass das Kleid, das ich trage, oder die dummen Sachen, die ich sage, nicht so wichtig sind wie meine Fähigkeit, mit ihnen in ihrem mentalen Raum zu sein. Ihnen wird klar, dass ihr innerer Kritiker sie daran hindert, das für andere Menschen zu tun – insbesondere der innere Kritiker, der auf Annahmen darüber basiert, was ihre Freundinnen womöglich denken.

Wenn du dir zu viele Sorgen darüber machst, was andere über dich denken, hindert dich das daran, dich wirklich mit deiner

Freundin zu verbinden und gemeinsam eine Erfahrung zu kreieren: zum Beispiel über dasselbe lachen oder euch einen Blick zuwerfen und genau wissen, was die andere denkt. Deine sozialen Ängste verstellen dir den Weg zu dir selbst, weil du dich sorgst, dass die anderen dein wahres Selbst ablehnen könnten. Doch wenn du dich nicht mitteilst und keine Ablehnung riskierst, gibt es keine Verletzlichkeit – und Verletzlichkeit ist die Essenz einer Freundschaft.

Ich schicke meine Patientinnen gern mit einer Aufgabe nach Hause: herauszufinden, was ihre Freundinnen wirklich beschäftigt. Wenn die Freundin gar nicht so viel über sie, die Patientin nachdenkt, worüber dann? Wofür interessiert sich die Freundin zurzeit am meisten, worüber macht sie sich am meisten Sorgen und was begeistert sie gerade sehr? Auf diese Weise können meine Patientinnen lernen, die gute Freundin zu werden, die sie so unheimlich gern sein wollen.

Autismus-Spektrum-Störung

Wie gesagt, unsere Fähigkeit, soziale Regeln zu verstehen und anzuwenden, ist nicht in Stein gemeißelt und kann von Tag zu Tag anders ausgeprägt sein. Junge Frauen, die autistische Merkmale aufweisen, werden das wahrscheinlich in fast jeder sozialen Situation spüren und im Zusammenhang damit wahrscheinlich mit sozialen Ängsten zu kämpfen haben. Manche Jugendlichen mit einer Autismus-Spektrum-Störung (ASS), mit denen ich gearbeitet habe, können mit der Asperger-Bezeichnung allerdings mehr anfangen als mit der ASS-Diagnose, insofern benutze ich hier beide Begriffe.

Es gibt ein hartnäckiges Stereotyp, dass Menschen mit Autismus männlich und geistig etwas behindert sind, dass sie zum Beispiel vor- und zurückwippen, und dass sie ein besonderes Talent in einem bestimmten Bereich haben, zum Beispiel fürs Zeichnen oder für Mathe. Keins dieser Stereotype trifft zu, auch nicht bei Jungen, und bei Mädchen zeigt sich die Störung völlig anders. Greta Thunberg hat viel getan, um dieses Stereotyp zu bekämpfen, und sie zeigt auf wunderbare Weise, wie ein obsessives Interesse an einer Sache sowohl eine Stärke als auch eine Schwäche sein kann. Mädchen mit ASS unterscheiden sich meist von Jungen mit derselben Störung. Es scheint, dass Mädchen sich in ihre Peergroup einfügen wollen. Das führt dazu, dass Mädchen ihre Autismussymptome »maskieren« oder »tarnen«, indem sie ihre »normalen«[7] Altersgenossinnen in der Grundschule beim Spiel kopieren. Oft werden ihre Schwierigkeiten (und Stärken) erst im Teenageralter diagnostiziert, wenn sie nicht mehr so leicht zu verbergen sind. Bei Jugendlichen geht es vor allem um den gemeinsamen mentalen Raum: intuitiv zu wissen, was bei anderen los ist; Sarkasmus und Situationskomik – all das fällt Mädchen oder jungen Frauen mit ASS schwer.

Man kann sich ASS so vorstellen, dass die Amygdala (das emotionale Zentrum im Gehirn) und die Großhirnrinde (zuständig für zielgerichtetes Denken und das Gedächtnis) Schwierigkeiten miteinander haben. Die Mädchen und jungen Frauen, die mit ASS zu mir kommen, scheinen über das volle Spektrum an Emotionen zu verfügen, aber es fällt ihnen schwer, über ihre eigenen Gefühle oder die von anderen nachzudenken oder diese zu benennen. Wenn ich mit ihnen arbeite, ist es, als ob Gefühle eine Fremdsprache wären, die in ihnen herumschwimmt, und sie brauchen länger dafür, Gefühle zu kommunizieren oder zu verstehen, was sie bedeuten. Meinen ASS-Patientinnen fällt es schwer, über ihren psychischen Zustand oder den von anderen Menschen nachzudenken, weil ihnen die kommunikativen Fähigkeiten fehlen, ihn zu benennen und dadurch zu bändigen.

---

7 Menschen mit ASS bezeichnen Menschen ohne Autismus oft als »neurotypisch« und sich selbst als »neurodivergent«.

Viele junge Frauen fühlen sich erleichtert, nachdem ASS bei ihnen diagnostiziert wurde, weil ihre Erfahrungen endlich anerkannt werden. Das hört sich erst einmal paradox an, aber die Diagnose hilft ihnen, das Problem im Außen verorten; sie können sich ihren Zustand so erklären, dass die Welt sich ihrer Neurodiversität nicht ausreichend anpassen kann, statt sich selbst die Schuld zu geben. Sie erkennen ihre Stärken, zum Beispiel den gesteigerten Fokus auf spezielle Interessen, und erlauben es sich, Herausforderungen zu umschiffen, zum Beispiel indem sie im ganzen sozialen Bereich Grenzen setzen, damit sie sich nicht überwältigt fühlen.

Grenzen

Die Jugendjahre sind oft eine turbulente Zeit. Viele von euch haben ihre Probleme noch nicht gelöst. Ihr habt noch zu kämpfen. Es kann sein, dass diejenigen, die schwierige Bindungsverhältnisse hatten, in der Pubertät besonders stark zu kämpfen haben und andere manipulieren, damit ihre Bedürfnisse befriedigt werden. Manche von ihnen triffst du vielleicht auf deinem Freundschaftsweg. Du erkennst es womöglich nicht auf den ersten Blick, aber du verstehst, dass sie sich dir gegenüber toxisch verhalten. Sie sind vielleicht nicht die ganze Zeit toxisch (oder auch doch), aber genau jetzt sind sie ätzend, und sie sind ätzend zu dir.

In Freundschaften sollte es Gegenseitigkeit geben – Geben und Nehmen, Zuhören und Reden. Wenn das nie geschieht oder wenn sich jedes Gespräch um die andere Person dreht, dann versuche, einen großen Bogen um diese Person zu machen. Nimm es als Warnsignal, wenn sie dich in endlosen Diskussionen über ihre Schlafprobleme festhalten, wenn sie ihre Selbstverletzungen posten, imaginäre Freundinnen erfinden, denen du nie begegnest, oder androhen, sich umzubringen, wenn du auflegst. Eine

Freundschaft zu beenden, die dir schadet, bedeutet nicht, dass du als Freundin versagt hast: Es bedeutet zu überleben. Wir alle müssen uns erst selbst eine Sauerstoffmaske aufsetzen, bevor wir anderen helfen können.

Psychische Erkrankungen können tatsächlich ansteckend sein, denn das Bedürfnis dazuzugehören, bedeutet, dass ein Gruppenverständnis entstehen kann, demzufolge es normal ist, nicht zu essen oder sich selbst zu verletzen. Vergiss nicht: Es ist niemals dein Job als Freundin, psychische Erkrankungen zu behandeln. Es wäre unethisch, das zu tun, selbst wenn du eine ausgebildete Therapeutin wärst. Wir sind unseren Freund*innen, Kolleg*innen, Feind*innen einfach zu nah, um das zu tun. Ich würde jemanden, den ich privat kenne, nie therapieren. Auch wenn die meisten Menschen mit psychischen Gesundheitsproblemen liebenswert sind, gibt es eine kleine Minderheit, die zu Manipulation neigt. Oft geschieht das, weil sie nicht die Bindungen hatten, die sie gebraucht hätten, um zu lernen, die Sichtweise einer anderen Person emotional und gedanklich nachzuempfinden. Solche Menschen saugen dich aus, indem sie eine On-Off-Freundin sind oder einfach indem sie aufregend oder risikofreudig sind, wenn sich dein Leben gerade etwas langweilig anfühlt. Es kann passieren, dass du ein bisschen süchtig nach ihnen wirst.

Natürlich haben auch gute und nicht-toxische Freundinnen Krisen, und für deine echten Freundinnen möchtest du da sein. Der Unterschied zu einer schädigenden Freundschaft ist, dass diese Freundinnen ständig in einer Krise sein müssen, damit sie die Zuwendung und Aufmerksamkeit bekommen, die sie brauchen. Wenn ihr Bedürfnis nach Aufmerksamkeit oder Zuwendung ein Fass ohne Boden ist und nicht gefüllt werden kann, dann musst du dich schützen.

Grenzen zwischen dir und anderen sind generell wichtig, aber insbesondere in toxischen »Freundschaften«, die dich aussaugen können. Wenn nötig, erfinde eine Ausflucht: Du könntest zum Beispiel sagen, dass deine Mutter verlangt, dass du nachts das Handy ausstellst oder dass du dieses Wochenende deine Verwandten besuchen musst. Du könntest bei deiner Freundin die Vorstellung etablieren, dass deine Eltern sehr streng sind. Dann sind sie die perfekte Ausrede, wenn du etwas nicht tun willst: »Du weißt ja, wie man Vater ist« (Augenrollen). Du möchtest dich vielleicht langsam von ihnen entfernen und dich aus dieser Clique lösen, auch wenn das bedeutet, dass du für eine Zeit keine Freundschaften hast.

Es ist normal, dass Freundinnen Geheimnisse voreinander haben, auch im Verhältnis zu Erwachsenen ist etwas Privatsphäre wichtig und spiegelt deine wachsende Unabhängigkeit. Lass dich jedoch nicht dazu verleiten, Geheimnisse zu wahren, die dich beunruhigen. Bei so ernsten Sachen wie Selbstverletzung ist es okay, deine Verschwiegenheit aufzugeben. Wie gesagt: Du bist nicht für die psychische Gesundheit anderer Menschen verantwortlich. Eine gute Freundin zu sein, heißt nicht, dass du immer für jemanden da sein musst – das ist unmöglich. Sondern es heißt, dass du normalerweise für jemanden da bist. Freundschaft bedeutet auch nicht, dass man jemanden nie zur Rede stellt oder nie sagt: »Das ist nicht okay.«

Es ist wichtig, dass du versuchst, für Freundinnen da zu sein, aber es ist ebenfalls wichtig, realistische Erwartungen an dich selbst zu haben – und das beinhaltet Grenzen. Insbesondere durch Handys ist es schwieriger geworden, Grenzen zu ziehen – früher war es nicht möglich, ständig miteinander in Kontakt zu sein. Diese neuen kommunikativen Möglichkeiten wecken mitunter Erwartungen, die niemand erfüllen kann: Wir können nicht die ganze Zeit empathisch sein. Ich bin Therapeutin, und auch ich kann es nicht. Bevor wir den mentalen Raum dafür haben, über andere nachzudenken, brauchen wir ein bisschen mentalen Raum, um über uns selbst nachzudenken. Es ist wichtig, dass du sowohl dir selbst als auch deinen Freundinnen diesen Raum erlaubst und nicht gekränkt bist oder es persönlich nimmst, wenn sie kurz einmal nicht für dich da sind.

Und noch eine wichtige Sache zum Thema Grenzen: Das Wort wird inzwischen leider manchmal als Waffe benutzt. Manchmal ruft es falsche Vorstellungen hervor, im Sinne von: »Meine Gefühle sollten immer Gehör finden und respektiert werden.« Als Psychologin verbringe ich mein Leben damit, Gefühlen Gehör zu schenken und sie zu respektieren, aber das heißt nicht, dass das *immer* passieren sollte. Im nächsten Kapitel werden wir sehen, dass Gefühle – egal wie stark sie sind – manchmal auf falschen Annahmen basieren und nicht auf der Realität. Sie sollten nicht als Entschuldigung für schlechtes Verhalten herhalten oder dafür, das Verhalten anderer zu kontrollieren. Denk daran, es ist eine Ehre, wenn unser Gefühle Gehör finden, aber kein Recht. Unsere Gefühle sollten auch nicht als Begründung dafür herhalten, warum wir unserer Verantwortung nicht nachgekommen sind oder uns idiotisch verhalten haben. Vor allem sollten wir sie niemals benutzen, um die Gefühle anderer zu übertrumpfen. Es ist sinnvoll, Grenzen zu haben, und es ist in Ordnung, Grenzen zu kommunizieren (»Das mache ich nicht«, »Das darf ich nicht«, »Das mag ich nicht«, »Das will ich nicht«), aber es ist toxisch, Grenzen als Waffen zu gebrauchen, um andere zu verletzen oder ihnen eine Lektion zu erteilen.

Jetzt habe ich dir also erzählt, wie Freundschaften sind

Freundschaften sind nicht immer so, wie du sie dir wünschst. Freundschaften scheinen manchmal voller Höhen und Tiefen zu sein. Ich hoffe, dieses Kapitel hat dir dabei geholfen, einige ihrer Fallstricke zu verstehen – und dich weniger einsam zu fühlen, wenn du ihnen begegnest. Ich hoffe auch, dass ich dir Vertrauen in die Zukunft deiner Freundschaften schenken konnte.

Wenn du dich gerade mit deinen Freundschaften herumquälst, betrachte es als Training. Es wird besser werden: Nur wenigen erwachsenen Frauen gelingt es nicht, gute und dauerhafte Freundschaften zu führen. Wie beim Fitnesstraining tut es manchmal etwas weh, bevor man ein gewisses Ergebnis sieht. On-Off-Freundinnen zu haben, ausgeschlossen zu werden, sich einsam zu fühlen und toxische Freundschaften zu erleben – all das ist eine gute Übung dafür, künftig die Freundinnen zu finden und zu gewinnen, denen du eine Niere spenden würdest.

KAPITEL 4

EMOTIONEN, GEDANKEN UND GEFÜHLE

»Ich will meinen Emotionen nicht ausgeliefert sein. Ich will sie nutzen, genießen und beherrschen.«

OSCAR WILDE, *DAS BILDNIS DES DORIAN GRAY*

Für eine Onlinezeitung schreibe ich Artikel über die psychische Gesundheit junger Menschen, und ich habe einen Leser, der jedes Mal einen Kommentar nach dem Motto »Süßholz raspelnde Seelenklempner wie Tara biedern sich den Gefühlen junger Leute an« postet. Ich finde das ganz amüsant[8], denn keine*r meine*r Patient*innen würde jemals sagen, dass ich mich ihren Gefühlen anbiedere. Ihnen Gehör schenken, sie verstehen, neu ausrichten, ihnen entgegentreten, sie hinterfragen, das ja. Anbiedern, nein. Gegen Ende der Therapie erzählte mir eine Patientin, dass sie zunächst gar keine Therapie hatte machen wollen, weil sie dachte, ich würde sie ständig fragen »Und wie fühlen Sie sich damit?«. Mit sanfter Stimme, besorgtem Blick, den Kopf zur Seite geneigt – furchtbar. Sie hätte sich keine Sorgen machen müssen, die Art von Therapeutin bin ich nicht.

Deine Gefühle sind für dein Leben essenziell. Gleichzeitig willst du nicht ihr Sklave sein. Du strebst an, etwas Kontrolle über sie zu haben, anstatt dass sie dich kontrollieren. Sie sind *ein* wichtiger Faktor, aber nicht der einzige. Sie sind genauso wahr und real wie eine Welle im Meer: Sie sind unbestreitbar da und gleichzeitig sind sie vorübergehend; sie sollten respektiert und

8 Absurd, dass dieser Leser meine Artikel weiterhin verfolgt, obwohl er sie offensichtlich hasst. Warum tut er sich das an? Ich glaube nicht, dass es seiner psychischen Gesundheit guttut. Für mich war das auch eine gute Lektion darin, dass einen nicht jeder mag und dass der Faktor Zeit das Entscheidende ist: Als er mich das erste Mal auf diese Weise kritisierte, regte es mich auf. Einige Kommentare später wurde mir klar, dass er ein Problem hat, nicht ich.

definitiv nicht ignoriert werden, wir sollten aber auch nicht in unseren Gefühlen ertrinken.

Du lebst in einer Welt, die von Emotionen durchflutet ist – wo du auch hinsiehst, überall wird heute Emotionalität zum Ausdruck gebracht. Das ist ein großer Unterschied zur Generation vor dir, die für ihre emotionale Reserviertheit bekannt war.

Schau, lies oder hör dir heutzutage irgendein Medium an und dir wird auffallen, dass die Frage »Wie fühlst du dich?« ein wiederkehrender Refrain ist: Sei es bei *Let's Dance* oder bei *The Voice*, im Nachmittagsfernsehen, in Soaps oder bei Social Media. Ständig wird danach gefragt, wie sich jemand fühlt. Der Zwang, etwas Neues oder anderes zu erzählen, gute Unterhaltung zu liefern, führt dazu, dass emotionale Inhalte zunehmen. Würde man bei einer Live-Fernsehsendung ein Mikro vor die Nase gehalten bekommen und gefragt werden: »Wie geht es dir mit dieser Person?«, würde man wohl kaum antworten: »Na ja, ich finde ihn*sie ganz okay und wir kommen gut miteinander klar, aber ich glaube nicht, dass wir auf lange Sicht in Verbindung bleiben werden.« Stattdessen gewöhnen wir uns mehr und mehr an übertriebene Sätze wie »Sie bedeutet mir alles«, »Ich kann Ihnen nicht genug danken«, »Er war unglaublich«. Sie rufen eine emotionale Reaktion hervor, aber sie vermischen Emotionen auch mit Rührseligkeit, die übertrieben, ichbezogen und maßlos ist. Wir werden in einem späteren Kapitel sehen, wie eine Sprache des Absoluten unsere Ängste steigert.

Wir haben uns inzwischen von der traditionellen Reserviertheit früherer Generationen gelöst und folgen heute der unausgesprochenen Annahme, dass es immer gut ist, seine Gefühle auszudrücken. Ich habe meine Zweifel daran. In der Psychologie gibt es das »High-Expressed-Emotion-Muster«. Es bedeutet, dass in der Familie alle negativen Gefühle offen ausgesprochen werden – was sich negativ auf die psychische Gesundheit auswirkt. Was ich in den Medien und bei einigen meiner Patient*innen beobachte, ist, dass ein emotionales Feuer weiter angeheizt wird, obwohl die emotionalen Flammen eigentlich gelöscht werden müssten.

Du willst emotionale Kompetenz erlangen. Damit meine ich, ein Stück weit Kontrolle darüber zu haben, wie du dich fühlst. Und das hat, wie viele Dinge in diesem Buch, etwas mit Balance zu tun. Die Probleme, die meine Patient*innen teilweise mit ihren Gefühlen haben, stellen sich an den Extrempunkten unserer emotionalen Brandbreite ein. Sie haben mit einer starken Bewusstheit der eigenen Gefühle zu tun sowie mit der Wahl einer bestimmten Strategie, sie zu bewältigen. Probleme scheint es dann zu geben, wenn Gefühle entweder zu stark oder zu schwach sind – dann werden sie entweder ignoriert oder man gibt ihnen nach, sie werden versteckt oder zu stark ausgedrückt. Deine Gefühle zu ignorieren, kann gefährlich sein, aber genauso gefährlich ist es, zu sehr auf sie zu hören.

Aus meiner Sicht bedeutet emotionale Kompetenz, dass du dir deiner Gefühle bewusst bist, sie erkennen und benennen kannst und dass du so vorteilhaft wie möglich mit ihnen umgehst, damit du ein glückliches und erfüllendes Leben führen kannst – und dass du gleichzeitig sensibel für die Gefühle anderer bist, ohne von ihnen überwältigt zu werden.

Was sind Gefühle? Emotionen? Gedanken?

Selbst als Psychologin ist es nicht leicht, diese Fragen zu beantworten.

Eine wissenschaftliche Definition von *Emotionen* beinhaltet eine körperliche Komponente, denn sie zeigen sich auf neurologischer, hormoneller und biologischer Ebene, zum Beispiel an unserem Gesichtsausdruck. Gleichzeitig besitzen Emotionen eine psychische Komponente. Und sie haben etwas Universelles, das wir auch bei Tieren wiederfinden.[9] Es gibt unter Psycholog*innen jedoch Diskussionen darüber, was basale, universelle Emotionen ausmacht. Traditionell betrachtet man Wut, Freude, Trauer, Angst, Überraschung und Ekel als die sechs Basisemotionen, wobei manche Psycholog*innen noch Scham ergänzen würden. Neuere Untersuchungen zur Mimik legen allerdings vier Basisemotionen nahe: Wut, Freude, Trauer und Angst.

Die beste Analogie dazu ist die Farbwelt. Früh im Leben lernen wir, dass es drei Grundfarben gibt: Rot, Blau und Gelb, und dann gibt es noch Schwarz und Weiß für die Tiefe und die Abtönung, aber darüber hinaus sind alle anderen Farben nur eine Mischung. Wenn es also vier Basisemotionen gibt, scheint mir, dass viele andere Emotionen aus diesen vier gemischt sind: Überraschung ist ein Tupfer Angst mit einem Klecks Freude. Schrecken ist hauptsächlich Angst mit einem Spritzer Trauer. Das sind quasi das Grün, Violett und Orange der emotionalen Welt, einfache Mischungen aus zwei Grundfarben.

Was ist dann der Unterschied zwischen einer Emotion und einem *Gefühl*? Nun, wenn du die Begriffe im Alltag verwendest, gibt es meistens keinen. In diesem Kapitel verwende ich sie synonym, also mach dir nicht zu viele Gedanken darüber. Trotzdem glaube ich, dass es sich lohnt, einen Moment über diese Unterscheidung nachzudenken, weil darin ein wichtiger Punkt steckt: Ein Gefühl umfasst die gesamte Erfahrung einer Emotion – inklusive deiner Gedanken, des Kontexts und deiner körperlichen Reaktion –, während die Emotion die grundlegendere, animalischere, physischere Reaktion ist.

---

9 Interessanterweise ist das der Grund, warum forschende Psycholog*innen (im Gegensatz zu klinischen Psycholog*innen wie mir) Liebe nicht als Emotion anerkennen würden, weil sie nicht über einen eigenen, typischen Gesichtsausdruck verfügt. Sie würden sie als Trieb betrachten (wie Hunger oder Durst), ich bin allerdings nicht sicher, ob ich ihnen darin zustimme.

Ein Gefühl = körperliches Empfinden + deine Gedanken + der Kontext

Du merkst also, dass man viele Gefühle nur dann verstehen kann, wenn man zwei weitere Bestandteile hinzufügt: *Gedanken* und *Kontext,* also die bestimmte Situation, in der du dich befindest. Du fühlst dich zum Beispiel nur dann wirklich verlassen, wenn du allein gelassen wirst und dir das Alleingelassenwerden nicht gefällt. Wenn der Kontext ist, dass du allein gelassen wirst und gleichzeitig total genervt von deinen Eltern bist und deine Geschwister dich mit ihrem Lärm und Nörgeln rasend machen, dann fühlst du dich nicht verlassen.

Damit du besser verstehst, was Gefühle sind, muss ich dir das kognitive Quartett erklären. Wenn ein junger Mensch mit einem Gefühl zu mir kommt, versuchte ich zunächst, die konkrete Situation zu verstehen, in der dieser Mensch steckte, als er sich so fühlte (Hat der Kontext das Gefühl ausgelöst?), erst dann versuche ich, das Gefühl zu verstehen, und es in seine vier Bestandteile zu zerlegen:

1. Die Physiologie – was passiert im Körper? Schlägt zum Beispiel das Herz schnell? Hat die Person viel oder wenig Energie? Schwitzt sie? Schläft sie?

2. Das Verhalten – was tut die Person? Wie verhält sie sich? Nähert sie sich? Weicht sie aus? Versteckt sie sich?

3. Die Kognition (allgemein bekannt als Gedanken) – was denkt die Person über das, was passiert? Welcher innere Monolog läuft in ihrem Kopf ab? Welche Urteile und Erwartungen hat sie in der Situation?

4. Die Emotionen – welche Empfindung beschreibt die Person? Eine angenehme oder unangenehme? Eine starke oder schwache? Kann sie sie in Worte fassen?

Diese vier Bestandteile deiner bewussten Empfindung eines Gefühls sind untrennbar miteinander verwoben, und es ist in der Tat oft schwierig, sie zu entwirren, nicht zuletzt deshalb, weil du

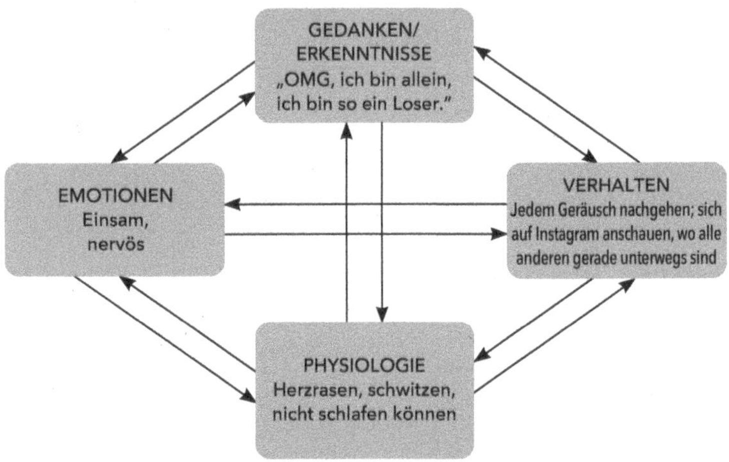

Situation: allein zu Hause gelassen werden

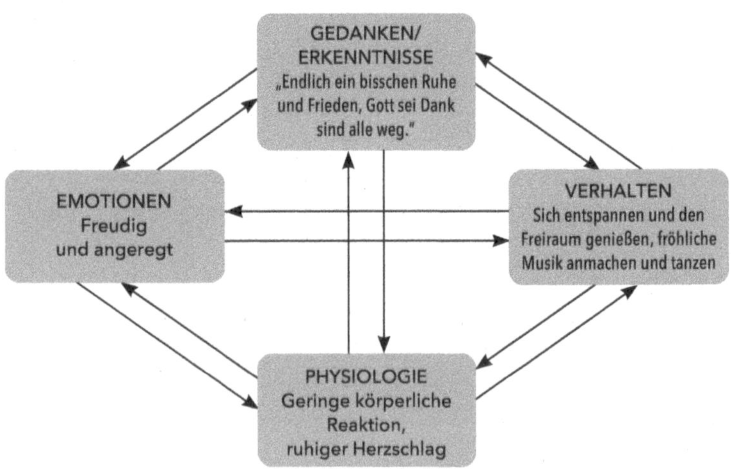

nicht vier verschiedene Schubfächer in dir hast, in denen sie sich befinden. Sie sind miteinander vermischt. Ich liste sie auf und sortiere sie in Fächer, damit dieses Modell dir dabei hilft, dich besser zu verstehen, aber natürlich ist es keine Eins-zu-eins-Darstellung der Realität. Ich erkläre jungen Menschen diese Modelle, damit sie besser verstehen, wie eine Veränderung auf einer Ebene die anderen Ebenen beeinflussen kann und wird, wie in den zwei Modellen hier links. Die beiden Quartette repräsentieren zwei verschiedene junge Menschen, die sich in derselben Situation befinden: Sie wurden zu Hause allein gelassen, während der Rest der Familie unterwegs war. Was fällt dir an ihnen auf?

Wie du siehst, sind die zwei Modelle sehr unterschiedlich. Und das ist ganz wichtig, denn deine Gefühle sind manchmal angeboren, biologisch und entziehen sich deiner Kontrolle – aber manchmal auch nicht. Manchmal werden Gefühle durch deine Physiologie, deine Gedanken, dein Verhalten oder den Kontext erschaffen oder verstärkt. Und über diese Dinge *hast* du ein Stück weit Kontrolle. Und wenn du kein Sklave deiner Gefühle sein willst, dann musst du dir beibringen, wie du ihnen auf gesunde Weise begegnest.

Dass ich von dir erwarte, dass du aktiv an deinen Gefühlen teilhast, heißt nicht, dass du daran schuld bist, wenn du negative Emotionen fühlst. Nicht im Geringsten. Es gibt Hunderte von Situationen, in denen es richtig und angemessen ist, sich traurig, wütend oder ängstlich zu fühlen – zum Beispiel wenn du einen großen Verlust erlitten hast, wenn du angegriffen oder betrogen wurdest. Es gibt jedoch viele Situationen, in denen du die Verantwortung für deine Gefühle übernehmen musst, indem du deine Gedanken zügelst, indem du dich auf eine bestimmte Weise verhältst, körperlich reagierst und, wenn du die Wahl hast, indem du dich in eine andere Situation begibst.

Dein emotionaler und dein rationaler Verstand

Die Emotionen sind das Frühwarnsystem des Körpers, eine erste Skizze dessen, was vorgeht. Befindest du dich im Bereich von Freude, Wut, Angst oder Trauer? Ist da Schrecken oder Überraschung? Zorn oder Frustration? Deine emotionale Reaktion ist ganz eng mit deinen Sinnen verbunden: Sie tritt beinahe sofort ein und ist unkontrollierbar.

Eine Millisekunde später hat dein Verstand aufgeholt. Das Gehirn analysiert den situativen Kontext sowie deine Fähigkeit, damit umzugehen, und dir gehen Gedanken durch den Kopf. Manchmal sind diese Gedanken hilfreich, manchmal nicht. Manchmal helfen dir die Gedanken dabei, deine Gefühle zu beruhigen, aber sie können sie auch aufpeitschen. Manchmal werden unsere Gedanken von den Emotionen gekapert, sodass die Realität keinen Platz in ihnen findet. Deinen Gefühlen Gehör zu schenken ist wichtig. Sie können allerdings stark davon beeinflusst werden, was wir uns selbst sagen.

Fühlst du dich beispielsweise manchmal so, als ob du in der Schule nicht gut abschneiden wirst? So als ob du deine Eltern und deine Lehrer enttäuschen wirst?

Technisch gesehen ist das Gefühl, dass du nicht gut abschneiden wirst, kein Gefühl: Es ist ein Gedanke. Er lautet: »Es könnte sein, dass ich nicht gut abschneide und Leute enttäusche«, und die Emotionen, die dadurch entstehen, sind Sorge und Trauer, der Kontext ist die Schule. Wenn Gedanken und Gefühle sich vermischen und zu einem Knäuel werden, wird es schwer, sie zu entwirren. Und an diesem Punkt kann es passieren, dass du vergisst, die Realität zu berücksichtigen. Die Realität ist vielleicht, dass du normalerweise gute Noten bekommst, deshalb ist es unwahrscheinlich, dass du schlecht abschneiden wirst, und wenn, dann werden deine Lehrer und Eltern vielleicht kurzzeitig enttäuscht sein, aber es ist unwahrscheinlich, dass sie sich große oder lang anhaltende Sorgen machen werden. Seien wir ehrlich, sie haben genug mit den anderen Schüler*innen und ihrem eigenen Leben zu tun. Solche Gedanken im Kopf zu haben, beunruhigt dich höchst wahrscheinlich viel weniger als der Gedanke, dass du andere enttäuschen könntest.

Menschen fühlen die ganze Zeit etwas, auf der Grundlage ihrer Gedanken, die wiederum keine Grundlage in der Realität haben. Die Macht der Gefühle kann Menschen glauben lassen, dass Gott will, dass sie ein Flugzeug entführen und es ins World Trade Center steuern. Kurz gesagt: Pass auf, dass deine Gefühle nicht dein Gehirn kapern.

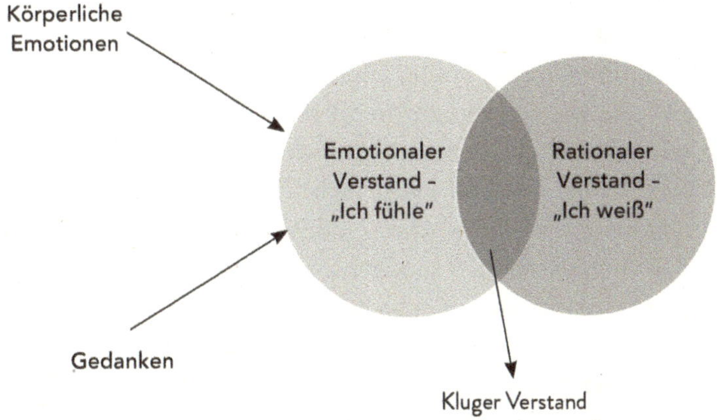

Der Ort, an dem deine Gefühle mit deinem Denken verschmelzen, wird in der Psychologie oft als »emotionaler Verstand« bezeichnet – »emotional«, weil er auf deinen körperlichen Emotionen basiert, und »Verstand«, weil es sich um deine Gedanken über ebendiese handelt. Es ist das, was wir umgangssprachlich als Gefühl bezeichnen. Und um in dieser rasanten, auf Wettbewerb ausgerichteten Welt emotional kompetent zu sein, musst du deinem emotionalen Verstand Gehör schenken, darfst ihn dein Leben aber nicht dominieren lassen. Er muss mit einer starken

Dosis Realität aus deinem rationalen Verstand vermischt werden. Deine Gedanken und deine Gefühle sind die eine Wahrheit, aber die Realität einer Situation ist die andere Wahrheit. Und wenn deine Gefühle sehr stark sind, wird es dir schwerfallen, dich an eine andere Wahrheit zu erinnern oder nach ihr zu suchen.

Emotional kompetent zu sein, bedeutet, dass du deinen emotionalen Verstand nicht ignorierst, jedoch nur zu einem gewissen Grad auf ihn hörst. Du musst auch auf deinen rationalen Verstand hören. Mit Freund*innen und Familie zu sprechen, deine Gedanken und Gefühle mitzuteilen, deinen emotionalen Verstand mit der Realität abzugleichen, kann dir dabei helfen, die Wahrheit einer Situation zu erkennen und in Kontakt mit deinem rationalen Verstand zu kommen.

Und an welchem Punkt überlappen sich Gefühle und Realität? Nun, das ist ein ganz besonderer Ort. Es ist dein kluger Verstand. Wenn du deinen Gefühlen und der Realität Gehör schenkst und Entscheidungen triffst, die auf beidem basieren, dann entwickelst du Weisheit. Und wenn du nur auf deine Gefühle hörst, obwohl die Tatsachen eine andere Sprache sprechen? Das ist weder romantisch noch willensstark, noch engagiert oder irgendetwas anderes, was du dir einredest, um dich davon zu überzeugen, dass deine Gefühle recht haben. In Wirklichkeit ist es eine psychische Krankheit.

Lena glaubte, dass sie dick war, weil sie »sich dick fühlte«.

Sie fühlte sich so, weil alles, was sie tat (ihr Verhalten), und ihre Gedanken darauf ausgerichtet waren, Beweise dafür zu finden. Sie sah sich zum Beispiel häufig prüfend im Spiegel an. Sie schaute sich von hinten an, von vorne und von beiden Seiten, im Stehen und im Sitzen. Wenn sie saß, betrachtete sie die Stelle, an der sich ihre Hüften auf die Sitzfläche spreizten, und bezeichnete sie als dick. Sie überprüfte auch die Stelle an ihrem Bauch, wenn sie sich vornüberbeugte, kniff sich in die Hautfalten und nannte sie ebenfalls dick. Wenn ihr der Gedanke *kam »Ich habe zu viel gegessen«, ging sie zum Spiegel und untersuchte, ob es irgendwelche Veränderungen an ihrem Körper gab. Sie betrachtete sich in Schaufenstern und den Seitenspiegeln von Autos, insbesondere ihre Beine, und verglich sich mit anderen Leuten, die dünnere Beine hatten als sie. Sie redete sich ein, dass ihre Freund*innen nicht fanden, dass sie anorektisch war, sondern dass sie sie dick fanden, und dann fiel es ihr schwer, vor ihren Freund*innen zu essen, weil diese denken könnten, sie wäre gefräßig. Ihr Tag wurde von Leibesvisitationen dominiert, auf der Suche nach Beweisen für ihre Gedanken.*

*Lena glaubte ihrem Gefühl, dass sie dick war, voll und ganz, obwohl die Realität etwas anderes bewies: die Anorexie-Diagnose beispielsweise und die Behandlung dieser Krankheit in einer Klinik für Essstörungen. Sie glaubte ihren Gefühlen, obwohl ihr Körper selbst andere Beweise lieferte: zum Beispiel das Gewicht, das die Waage anzeigte, das Ausbleiben ihrer Menstruation oder dass ihr ständig kalt und schwindelig war. Sie ließ zu, dass ihre Gefühle ihr Denken leiteten, und so redete sie sich ein, dass sie dicker sei als die anderen Anorexie-Patient*innen in der Klinik und dass wir Ärzt*innen und Therapeut*innen falschlagen. Sie verhielt sich außerdem so, dass sie ihr Untergewicht beibehielt, zum Beispiel indem sie ihre Eltern laufend darüber anlog, wie viel sie gegessen hatte, oder indem sie Gründe erfand, warum sie nicht mit ihren Freund*innen Pizza essen konnte.*

Sie lebte in einer Blase, der Blase ihres emotionalen Verstandes, und in dieser führte das Gefühl, dick zu sein, dazu, dass all ihr Denken mit diesem Gefühl verschmolz – während ihr rationaler Verstand sich nie mit Essen, Ernährung, Gewicht und Figur beschäftigte. Ihr Bezug zu diesen Themen war psychisch gestört. Mit fast allen anderen Themen und Problemen ging sie hingegen völlig vernünftig und rational um: Sie war eine fleißige Schülerin, engagierte sich in Wahlkämpfen und in der Politik, war in der Lage, eine These schlüssig zu begründen, und Teil einer lebhaften Clique.

*Ihre Familie und Freund*innen wussten, dass sie eine Essstörung hatte, aber nicht, was sich in ihrem emotionalen Verstand abspielte:*

*Sie wussten nicht, wie eng ihr Denken mit ihren Gefühlen verschweißt war. Lena versteckte es vor ihnen. Sie sagte, sie tue es, weil sie sich vor der Realität fürchte. Sie hatte Angst, dass die Realität bestätigen könne, dass sie »dick« war, und sie fürchtete zugleich, dass die Realität bestätigen könnte, dass sie »verrückt« war. Dass ihre Freund*innen und ihre Familie diese Gedanken seltsam oder schräg fänden.*

Doch ohne sich mit ihren Gedanken zu konfrontieren und ihr Verhalten zu ändern, würde sie ihre Essstörung nie überwinden.

Um also psychisch gesund zu bleiben, musst du sowohl deinen emotionalen als auch deinen rationalen Verstand im Blick behalten. Deinen emotionalen Verstand im Blick zu behalten, kann bedeuten, dass du versuchen musst, deine emotionalen Reaktionen (Trauer, Wut, Angst) von deinem Denken (»Ich bin dumm/fett/hässlich.«) zu trennen. Sagt der innere Monolog in deinem Kopf Sachen, die dir ein schlechtes Gefühl machen könnten? Sagt er dir brutale Sachen, die du niemals zu jemand anderem sagen würdest? Sagt er Sachen, die nicht wahr und nicht unterstützend sind? Was würde ich hören, wenn ich die Stöpsel meiner Kopfhörer in dein Gehirn stecken und dir beim Denken zuhören könnte?

Und verhältst du dich so, dass du deinen emotionalen Verstand unterstützt? So, dass du deine negativen Gedanken nicht infrage stellen musst oder sie schlimmstenfalls sogar bestätigst? Ich begegne zum Beispiel häufig jungen Menschen, die glauben, dass sie niemand mag. Die ihre Tage im Bett verbringen, sich die Decke über den Kopf ziehen, durch Instagram scrollen und sich ansehen, wie alle anderen unterwegs sind und Spaß haben. Doch sie gehen nicht in Kontakt mit anderen, um das zu ändern. Sie verhalten sich so, dass ihre Vermutung, dass sie niemand mag, bestätigt wird.

In diesem Kapitel und im nächsten über Ängste werden wir darüber sprechen, wie du mit deinen Gedanken, deinem Verhalten, deinem Körper und der Situation bestmöglich zurechtkommen kannst, um dich okay zu fühlen. Niemand wird seine

Gefühle je vollständig im Griff haben, aber du kannst dir selbst die besten Voraussetzungen dafür schaffen, dich anders zu fühlen.

In dieser Hinsicht gleicht emotionale Gesundheit der körperlichen Gesundheit: Du kannst sie nicht bis ins Letzte kontrollieren, aber du kannst dir selbst die besten Bedingungen schaffen. Ja, auch Menschen, die nicht rauchen, bekommen Lungenkrebs, und auch Menschen, die sich gut um ihre psychische Gesundheit kümmern, werden psychisch krank. Manchmal geschehen Dinge, die jeden emotional aus der Bahn werfen würden, doch in diesem Kapitel geht es darum, wie du dir selbst die besten Bedingungen dafür schafften kannst, glücklich zu sein.

Emotional kompetent zu sein, bedeutet, dass du auf deine Gefühle hörst, sie dich aber nicht ständig dominieren lässt. Du musst auch die Realität in deine Gedanken einbeziehen. Wenn du kluge Entscheidungen für dich treffen und emotional für andere Menschen da sein willst, musst du manchmal auf deine Gefühle hören und sie manchmal etwas dämpfen.

Wo stehst du im Hinblick auf deine Gefühle?

Bevor wir anfangen, darüber nachzudenken, wie du mit deinen Gefühle umgehen kannst, lohnt es sich, über deine Beziehung zu ihnen nachzudenken. Das klingt ganz schön nach Therapeuten-Sprech, also lass es mich erklären. Du kannst zu jedem x-beliebigen Zeitpunkt vier unterschiedliche Positionen zu deinen Gefühlen und denen anderer einnehmen:

- ichbezogen
- bewusst
- verständnisvoll
- empathisch

Manchmal wechselst du innerhalb kurzer Zeit zwischen diesen Positionen.

Wenn ein Baby zur Welt kommt, ist es vollständig *auf sich selbst bezogen* und hat kein Konzept von jemand anderem als sich selbst. Es ist vollkommen absorbiert von den eigenen Gefühlen und nimmt die äußere Welt nur in ihrem Bezug auf sich selbst und die eigenen Gefühle wahr. Wir alle sind manchmal ein bisschen so, wenn unsere Emotionen auf Hochtouren laufen und es uns schwerfällt, an irgendjemand anderen oder an etwas anderes zu denken.

Wenn wir uns jedoch beruhigen, können wir uns nicht nur unserer eigenen Gefühle, sondern auch denen der Menschen um uns herum *bewusst* werden: Wir schließen von ihrem Gesichtsausdruck, ihrer Körpersprache, dem, was sie sagen, und der Umgebung, in der sie sich befinden, auf ihre Emotionen. Das können wir nur, wenn unsere eigenen Emotionen nicht zu stark sind, wenn wir uns in einem relativ neutralen Zustand befinden und nicht von unseren Emotionen gekapert werden. Mit anderen Worten: Versucht, die Menschen um euch herum zu lesen.

Wenn wir etwas mehr Zeit und (mentale) Energie haben, können wir uns damit befassen, Emotionen zu *verstehen*. In Bezug auf andere bedeutet das, ein Stück weit zu verstehen, in welchem Kontext sie sich befinden und was diese Emotionen in diesem Moment hervorruft. In Bezug auf uns selbst bedeutet es, ganz wertfrei gesagt, dass wir einen ein Stück Realität reinlassen.

Die vierte Ebene unserer emotionalen Funktionsweisen besteht darin, *empathisch* zu sein: Du erinnerst dich vielleicht daran, dass Empathie einer der wichtigsten Punkte dieses Buches ist. Empathie heißt, gemeinsam mit jemandem in seinen Gefühlen zu sein – sich der Gefühle der anderen bewusst zu sein, zu verstehen, warum sie so fühlen, und dann bereit zu sein, sich in sich selbst mit diesem Gefühl zu verbinden. Diese Erfahrung basiert emotional auf Verständnis und Zugewandtheit.

Allerdings ist Empathie nicht zu verwechseln mit Mitleid. Der »-pathie«-Teil des Wortes kommt vom griechischen »pathos« und bedeutet nämlich in der Tat Leiden, Gefühl, aber bitte vermische die beiden Begriffe nicht. Mitleid versetzt den Empfänger oft in eine passive Rolle, beinahe eine Opferrolle; sie impliziert eine Hierarchie – bei mir läuft es besser als bei dir, und deshalb bin ich froh, dass ich nicht du bin. Mitleid heißt, jemanden zu bedauern. Es kann nett gemeint sein, aber es kann auch bevormundend, feindlich oder von oben herab sein.

Empathie ist ein aktiver Zustand: Es ist wirklich harte Arbeit, den Standpunkt eines anderen, selbst deinen eigenen, in all seiner Komplexität zu verstehen. Empathie wird anderen nicht übergestülpt, sie geschieht *mit* ihnen, um ihre Perspektive einnehmen zu können. Sie ist auch der Grundbaustein therapeutischer Arbeit. Jeden Tag bin ich beeindruckt von der Kraft der Empathie. Sie kann sich in Freundschaften, zwischen Familienmitgliedern und in der Therapie einstellen. In der Arbeit mit meinen Patient*innen versuche ich, mich auf die Inhalte und die Muster ihrer Gedanken einzustimmen – so weit, dass ich ihre Sätze beenden kann. Die Kraft, die die Menschen spüren, wenn ich mich in ihren mentalen Raum begebe und ihre psychische Last mit ihnen teile, ist unglaublich. Ich erkenne Dinge: »Ah, ich sehe, was dich beschäftigt, ich verstehe es.« Die Patient*innen spüren, dass sie jemand anerkennt und ihnen beisteht. Aber noch wichtiger ist, dass Empathie Veränderung ermöglicht. Wenn Menschen sich selbst wirklich verstanden haben und akzeptiert fühlen, dann sind sie bereit, darüber nachzudenken, wie die Dinge anders laufen könnten.

Empathie kann bedeuten, dass man seine Erfahrungen mit anderen teilt – deshalb fühlst du dich wahrscheinlich emotional mit deinen Freund*innen verbunden – aber die Kraft der Empathie entspringt in Wirklichkeit nicht der geteilten Erfahrung, sondern der geteilten Emotion. Empathie bedeutet nicht, sich in die Lage einer anderen Person zu versetzen, sondern sich in ihren mentalen Raum zu begeben.

In Bezug auf dich selbst kann Empathie heißen, dass du deine Gefühle anerkennst und sie innerhalb deines Kontextes verstehst, gleichzeitig aber auch die Realität wahrnimmst. Es bedeutet, dass du dem Sog des emotionalen Verstandes widerstehst, dich nur mit dir selbst und deiner Stimmung zu beschäftigen – du als Opfer oder als Heldin in deiner ganz persönlichen Geschichte. Es bedeutet aber auch, dass du dem Sog des rationalen Verstandes widerstehst, deine Emotionen als albern oder irrelevant abzutun, sie zu entwerten oder, noch schlimmer, dich selbst dafür fertigzumachen, dass du dich so fühlst. Empathie mit dir selbst bedeutet, dich selbst und die Realität zu verstehen und dennoch nett zu dir zu sein.

Und das ist nicht leicht.

Starke negative Emotionen: Negative Bewältigungsstrategien

Es kann passieren, dass dich dein rationaler und dein kluger Verstand im Stich lassen und du an einem negativen Ort der Selbstbezogenheit stecken geblieben bist. Wenn dein Denken sich mit einer negativen emotionalen Reaktion verschmolzen hat, fühlst du dich vielleicht in einem Negativkreislauf gefangen. Ein Negativkreislauf, der macht, dass du dich so verhältst, dass dieses negative Gefühl andauert. Ich habe das im Diagramm unten illustriert, folge einfach den Pfeilen. Es gibt ein auslösendes Ereignis, das eine körperlich-emotionale Reaktion hervorruft. Dann gibt es eine gedankliche Beurteilung dieser emotionalen Reaktion, die zu einem Gefühl führt. Dieses Gefühl löst wiederum eine Verhaltensreaktion aus. Die Verhaltensreaktion führt, aller Wahrscheinlichkeit nach, zu weiteren negativen Gedanken über dich selbst, die wieder zu weiteren negativen Gefühlen führen.

Manche von euch werden jetzt, beim Lesen, vielleicht von Gefühlen überwältigt. Vielleicht bist du schon seit Langem traurig, ängstlich oder wütend. Oder deine Gefühle sind so stark, dass du denkst, du müssest etwas tun, egal was, damit dieses Gefühl aufhört. Es tut mir sehr, sehr leid, wenn du das jetzt gerade fühlst.

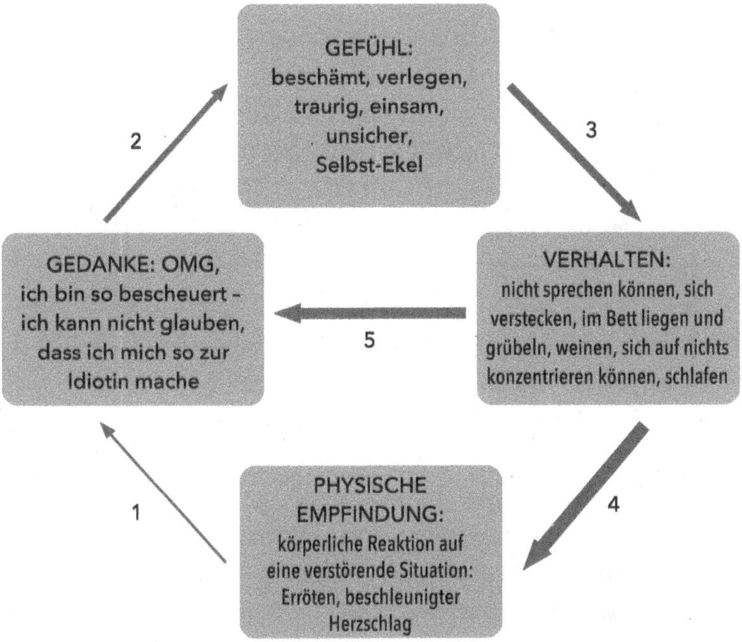

Manchmal, wenn du über längere Zeit in solchen Gefühlen feststeckst, fallen dir nur Bestrafungen oder gemeine Dinge ein, um das zu ändern. Diese Dinge sind auf längere Sicht natürlich kontraproduktiv, genauso wie unfreundlich zu sich selbst zu sein. Sie verschaffen dir vielleicht kurzfristig Erleichterung, aber tatsächlich verschlimmern sie die Situation oder führen dazu, dass du dich noch schlechter fühlst. Oft passiert das nachts, wenn deine Gefühle über den Tag hinweg immer mehr in Aufruhr geraten sind, du erschöpft bist und dir Dinge fehlen, die dich ablenken, oder Menschen, die dir helfen.

Es gibt liebevolle, kluge Wege, mit deinen Emotionen und Gefühlen umzugehen, und es gibt strafende, negative Wege – und alle möglichen Graustufen dazwischen. Wir alle lassen uns manchmal zu weniger konstruktiven »Lösungen« für unsere Gefühle verleiten, die zwar kurzfristig helfen, die Probleme langfristig aber verschärfen oder neue Probleme erzeugen. Das können Rauchen, Alkoholkonsum, Medikamenten- oder Drogenmissbrauch, Unterernährung oder Esssucht sein.

Die bei Mädchen im Teenageralter beliebteste Art, lieblos mit dem emotionalen Verstand umzugehen, ist zurzeit, leider, selbstverletzendes Verhalten.

Die westliche Welt leidet unter einer Selbstverletzungs-Epidemie – früher war selbstverletzendes Verhalten extrem selten, heute tritt es unter Jugendlichen sehr häufig auf: Zwischen 25 und 35 Prozent der Teenager*innen in Deutschland haben sich mindestens einmal im Leben absichtlich selbst verletzt. Früher stand das Ritzen oder Schneiden häufig eng in Verbindung mit Traurigkeit oder suizidalen Tendenzen, aber heute ist es schockierender Weise fast schon normal, dass junge Menschen auf diese Weise mit einer Reihe schwieriger Emotionen umgehen, insbesondere mit Selbst-Ekel, Frustration, Druck, Ängsten und Depressionen. Meist beginnt es relativ harmlos und wird dann immer heftiger: Am Anfang stehen häufig Finger- oder Nägelkauen oder es beginnt damit, die Fingernägel in die Hand oder in den Arm zu drücken. Auf der nächsten Stufe kratzen die Jugendlichen sich mit den Fingernägeln oder mit einem Objekt an den Armen; dann benutzen sie irgendwann ein Objekt, um sich zu ritzen. Die Schwere der Selbstverletzung spiegelt nicht notwendigerweise wider, wie verzweifelt jemand ist, aber manche Methoden sind ganz offensichtlich gefährlicher für den Körper als andere. Denk bitte nicht, dass du eine schwerwiegendere Selbstverletzungsmethode anwenden musst, um deine Verzweiflung zu zeigen oder zu beweisen. Das ist kein guter Weg, deinen Schmerz zu verarbeiten. Dir stehen viele andere Möglichkeiten zur Verfügung.

Suzi kam in einer niedergeschlagenen Stimmung zu mir. Sie war fünfzehn. Sie hatte keine Hoffnung, dass irgendetwas sich bessern könnte – sie verletzte sich regelmäßig selbst und hatte nicht gerade einen starken Lebenswillen. Sie war zuvor ziemlich gut in der Schule gewesen, aber jetzt hatte sie keine Lust mehr. Sie ging oft spät ins Bett, stand spät auf und kam zu spät zur Schule. Sie musste den Unterricht häufig verlassen, weil sie Panik bekam. Ihre Eltern machten sich große Sorgen um sie: Sie hatten das Gefühl, sie hätten ihr kleines Mädchen verloren. Es gab aber auch vieles an ihrem Verhalten, das sie nicht mochten. Sie mochten es nicht, dass Suzi sie vor den kleineren Geschwistern beschimpfte oder dass ihre kleine Schwester, die noch im Grundschulalter war, die frischen Wunden an Suzis Arm gesehen hatte und danach ganz aufgelöst gewesen war. Sie hatten Suzi außerdem mehr als einmal beim Kiffen erwischt, abends kam sie oft später als vereinbart und betrunken nach Hause.

Wenn junge Menschen mir von ihren Selbstverletzungen erzählen, erinnert mich das daran, welche Rolle das Rauchen für meine Generation gespielt hat. Hoffentlich denkst du jetzt nicht, dass ich selbstverletzendes Verhalten trivialisieren würde. Das tue ich nicht. Die Welt, in der ihr jungen Menschen lebt, ist viel komplizierter, intensiver und rasanter als je zuvor. Es ist nicht überraschend, dass eure Generation auf ein extremeres Level gehen muss, wenn es darum geht, seinen Kummer auszudrücken und mit überwältigenden Gefühlen klarzukommen. Aber etwas zu haben, mit dessen Hilfe man seine Gefühle zuverlässig abbauen kann, das fühlt sich gleich an – ob dieses Hilfsmittel nun das Rauchen oder die Selbstverletzung ist.

Laut Umfragen unter Teenagern kommen Rauchen und selbstverletzendes Verhalten zurzeit ähnliche häufig im Jugendalter vor. Fast alle schlechten Bewältigungsstrategien beinhalten zu einem gewissen Grad eine Selbst-Schädigung. Rauchen schädigt deine Lungen, Alkohol deine Leber und deinen gesunden Menschenverstand, und Drogenkonsum geht mit allen möglichen körperlichen Risiken einher.

Können wir kurz über illegale Drogen sprechen? Mir begegnen viele Teenager*innen, denen unsere Welt sehr am Herzen liegt: Sie wollen nachhaltige Lebensmittel und Gendergerechtigkeit, gehen für Black Lives Matter auf die Straße und streiken fürs Klima. Trotzdem nehmen sie alle illegale Drogen. Der Drogenhandel ist allerdings kein ethisch neutraler Wirtschaftszweig, er ist eng mit dem organisierten Verbrechen und mit Terrorismus verbunden, mit Gewalt und mit der Ausbeutung der Armen und Schwachen. Ich weiß, wenn man bedenkt, wie viel wir verbockt haben, dann befindet sich meine Generation moralisch nicht in der Position, eurer Generation zu sagen, was sie tun und lassen soll. Wir spüren auch nicht dieselben Zwänge, die ihr spürt und mit denen ihr durch Drogenkonsum versucht klarzukommen. Ich will euch auch nicht noch etwas aufhalsen, dessentwegen ihr euch schuldig fühlen sollt, aber ich möchte euch klarmachen, dass Drogenkonsum vielleicht nicht mit euren sonstigen Werten übereinstimmt.

Diese Methoden lösen das Problem jedoch nicht wirklich: Sie bringen nur eine momentane Erleichterung. Im besten Fall bleibt das Problem bestehen, schlimmstenfalls verschärfen sie es. Was ich damit meine? Ich meine, dass du in einen Teufelskreis geraten kannst, wenn du dich selbst verletzt oder zu irgendeiner anderen negativen Bewältigungsstrategie greifst. Zum Beispiel in diesen:

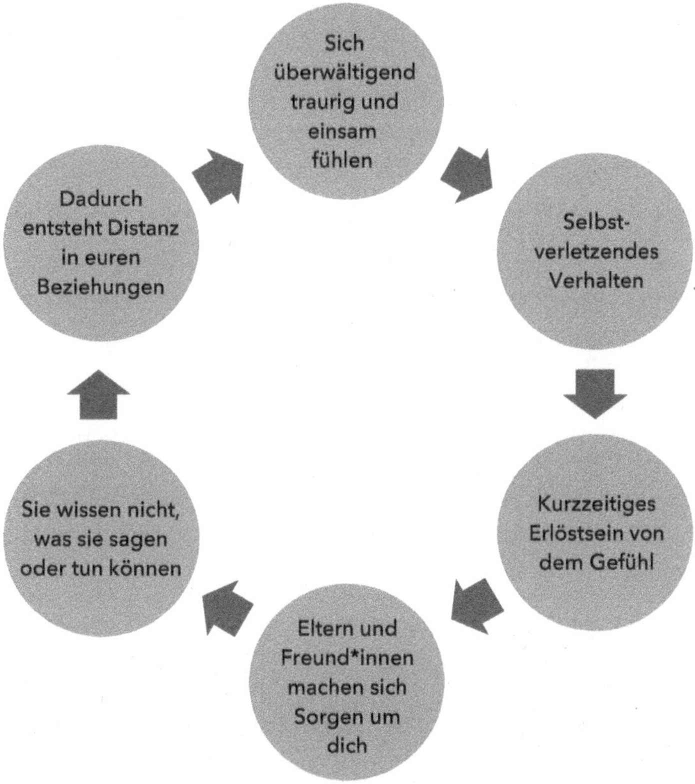

Dies ist nur ein Beispiel, aber es ist typisch für das, was ich in meiner klinischen Arbeit beobachte: Da ist dieses schwierige, grauenhafte Gefühl, und um damit klarzukommen, tut die betreffende Person etwas Bestimmtes (nicht mehr essen, Drogen nehmen, rauchen, sich selbst verletzen, sich überanstrengen, sich unsozial verhalten), was dann zum eigentlichen Problem wird: Die Lösung für das Gefühl wird das Problem.

Diese negativen, selbst-bestrafenden oder -verletzenden Strategien zu wählen, um schwierige Gefühle zu bewältigen, kann verführerisch sein. Warum?

- Wenn du so niedergeschlagen bist, dass du dich taub fühlst, ist es besser, *etwas* zu fühlen als nichts.
- Es fühlt sich so an, als ob das beunruhigende Gefühl dadurch einen größeren Stellenwert bekommt – den Stellenwert, den es deiner Meinung nach verdient. Wenn du hingegen deinem rationalen Verstand folgst, fühlt es sich womöglich so an, als ob du das Gefühl nicht wichtig genug nimmst.
- Du fühlst dich machtlos und festgefahren in der Situation und denkst, es gibt keinen Ausweg.
- Du hast das Gefühl, dass du die positiven Strategien, mit denen man Gefühle bewältigen kann, nicht verdient hast.
- Du glaubst, dass dein Schmerz bei anderen kein Gehör finden wird, und willst den Leuten zeigen, wie schlimm es dir geht.
- Du willst andere verletzen (deine Eltern oder eine*n Ex-Freund*in), indem du dich selbst verletzt.
- In deinem emotionalen Verstand spielt sich ein Drama ab, das das Leben weniger langweilig macht. Die Rolle des Opfers oder der gepeinigten Heldin kann verlockend sein. Kein Wunder, schließlich ist das eine Facette des Frauseins, die du überall siehst.
- Es fühlt sich langweilig oder falsch an, rational oder klug zu sein: Das kommt dir zu vernünftig vor angesichts des Schmerzes, den du fühlst (selbst wenn es ihn reduziert – warum ist das so?).

Es tut mir sehr leid, wenn es dir schlecht gehen und es dich zu negativen Bewältigungsstrategien ziehen sollte, aber ich möchte dich ermutigen, den Kreislauf zu durchbrechen. Jeder greift manchmal zu negativen Bewältigungsstrategien, um mit schwierigen Gefühlen klarzukommen, aber pass auf, dass das auf längere Zeit nicht zum Standard wird und dass es keine extremen Formen annimmt.

Ich hoffe natürlich, dass dir der nächste Abschnitt dieses Buches dabei hilft, ein paar positive Bewältigungsstrategien für dich zu finden. Du glaubst vielleicht nicht, dass du dich selbst genug wertschätzt, um das zu tun. Aber um damit anzufangen, dich wertzuschätzen, musst du ein paar dieser Strategien anwenden – damit du dir selbst die besten Voraussetzungen dafür schaffst, emotional kompetent und psychisch gesund zu sein.

Die Grundlagen psychischer Gesundheit

Was sind die Grundlagen psychischer Gesundheit? Nun, zum Teil ist es Glückssache – eine gute Bindung, die Gene, die richtige Schule, die richtigen Freund*innen – manche dieser Dinge entziehen sich deiner Kontrolle. Doch es *gibt* Dinge, die du tun kannst, um deine psychische Gesundheit zu maximieren, um mit den tagtäglichen Gefühlen umzugehen und dir selbst die besten Grundvoraussetzungen für emotionale Kompetenz zu ermöglichen.

Körperliche Bewegung

Klar, ich verstehe schon. Du bist nicht sportlich, Sportunterricht ist totaler Mist. Mir wurde das Sportmachen verleidet, weil ich im Schulsport eine Niete war. Mir war es einfach egal, ob der Ball im Tor oder oberhalb des Netzes landete. Später schwänzte ich die Sportstunden, um in der Stadt Jungs zu treffen und Zigaretten zu rauchen.

An dieser Geschichte siehst du, wie schlecht ich in Sport war: Am Morgen nach der Beerdigung meines Vaters, da war ich schon über dreißig, erzählte ich einer meiner ehemaligen Sportlehrerinnen, dass ich bei einem 10-Kilometer-Lauf mitmachen wolle. Ich wollte damit, in Gedenken an meinen Vater, Spenden für die Krebsforschung sammeln. Meine ehemalige Lehrerin lachte. Sie lachte bei der Vorstellung, dass ich Sport machte – *und der Kontext war, dass mein Vater gerade beerdigt worden war und ich ihm mit der Teilnahme an dem Lauf gedenken wollte.* Das ist ganz schön hart. Es sagt uns zweierlei: Erstens, ich bin nicht die geborene Athletin; zweitens, manche Sportlehrer*innen glauben, dass Sport nur etwas für geborene Athlet*innen ist. Bei uns anderen ist die Vorstellung für sie lächerlich. Tut mir leid, ich glaube, diese Einstellung ist grundsätzlich falsch und schüchtert Mädchen ein.

Warum ihnen die Lust am Sport nehmen? Sportlehrer*innen sind meist wettkampforientiert und selbst gut in den Sportarten, die in der Schule unterrichtet werden: Fußball, Leichtathletik, Basketball, Hockey, Rugby, Tennis, Schwimmen. Diese Sportarten haben in unserer Gesellschaft eine hervorgehobene Stellung, und diejenigen, die motiviert und gut darin sind, werden ermutigt. Ich verstehe das sogar. Ich verstehe, dass es vielen Leuten so geht und dass es ihnen total wichtig ist, wo der Ball sich befindet, wer gewinnt und wer verliert, aber das schließt die anderen vom Sport aus.

An vielen Schulen herrschen traditionell männliche Sportarten vor, die manche von euch lieben, die aber nicht jedermanns Sache sind. Studien zeigen, dass nur 23 Prozent der Jugendlichen Schulsport mögen. Viele werden davon abgeschreckt, dass es dabei um Konkurrenz geht, viele finden die Sportarten kindisch – sie wollen etwas Erwachseneres machen. Und sehr viele von euch fühlen sich nicht wohl in ihrem Körper. Während es Jungen während der Pubertät stärker zu ihren sportlichen Talenten zieht, steigen für euch Mädchen in dieser Zeit die Hürden, Sport zu machen – ihr braucht Sport-BHs, müsst entscheiden, was ihr mit eurer Körperbehaarung macht, müsst euch in der Umkleidekabine um eure Periode kümmern und um das Trainingsoutfit. Sport als Aktivität, bei der man eingestuft wird (Bist du in Mannschaft A oder B?), wird zu einem weiteren Lebensbereich, in dem du dir Sorgen darüber machen musst, ob du gut genug bist.

Darum verschwindet Sport für viele Mädchen während der Teenagerzeit von ihrem Radar. Auch als Erwachsene interessieren sich weniger Frauen für Teamsportarten als Männer, sei es aktiv daran teilnehmend oder als Zuschauerinnen. Frauen gehen eher zu Fitnesskursen, zum Yoga oder zum Tanzen, was an Schulen normalerweise nicht angeboten wird. Warum nicht? Warum wird Tanzen nicht genauso wie Fußball in der Grundschule angeboten?

Ist das eine weitere versteckte Form von Sexismus, dass Sportunterricht sich so entwickelt hat, dass er eher männlichen als weiblichen Vorlieben entspricht? Oder haben Mädchen sich der sozialen Norm ergeben, der zufolge sie lieber hübsch aussehen, statt stark und sportlich sein sollen?

Sportliche Ertüchtigung wird toxisch für Mädchen, wenn es nur noch darum geht, wie ihr Körper aussieht, und nicht darum, wie sich ihr Körper anfühlt. An dieser Stelle ist auch unser Sprachgebrauch interessant: Die Bedeutung von »fit« hat sich total gewandelt. Das Wort bezeichnet nicht mehr in erster Linie, wie man sich innerlich fühlt, es beschreibt nicht mehr eine quantitativ messbare Realität. Stattdessen ist daraus ein weiteres Wort geworden, mit dem man Menschen bewerten kann. Na, toll! Genau das brauchen wir auf keinen Fall – mehr Wörter, um zu bewerten, wie attraktiv unsere Körper sind! Dein Aussehen sollte nicht alles sein und alles andere auslöschen. Wichtiger ist, wie du dich fühlst. Ich weiß, ich weiß, du denkst jetzt wahrscheinlich: »Ich kann mich aber nicht gut fühlen, wenn ich nicht gut aussehe.« Ja, natürlich, aber wenn das wichtiger wird, als freundlich oder klug zu sein, dann steckst du all deine Zeit und dein Geld in dein Aussehen. Wenn das die wichtigste Sache an dir wird, tja, dann musst du daran arbeiten. Wie du aussiehst, ist ein Faktor, aber es ist nicht mal annährend das Wichtigste an dir. Ich glaube, dass der Mensch, der du innen drin bist, und die Freundlichkeit, mit der du andere behandelst, höher im Kurs stehen sollten als dein Aussehen.

Deinem Körper Bewegung zu gönnen, ist entscheidend für deine physische und psychische Gesundheit. Ich würde sogar sagen, das Größte, was Schule leisten kann, ist, einem jungen Menschen eine sportliche Aktivität nahezubringen, die ihn sein ganzes Leben lang begleitet. Warum? Weil eine groß angelegte Studie, in der über eine Million Amerikaner*innen erfasst wurden, zu dem überraschenden Ergebnis kam, dass körperliche Aktivität der wichtigste Faktor für die psychische Gesundheit ist. Dahinter stecken auch ganz praktische wirtschaftliche Interessen, denn psychische Gesundheit, Schulerfolg und Leistung im Beruf hängen klar zusammen. Die Frage ist: Was für eine Art von sportlicher Aktivität soll es sein? Irgendeine, lautet die Antwort, denn es gibt viele Weisen, wie Bewegung seine magischen psychischen Kräfte entfaltet:

- Erstens: Alle Arten von körperlicher Aktivität (anscheinend sogar Hausarbeit) können Endorphine freisetzen, die mit Gefühlen wie Vergnügen, Freunde oder Begeisterung verbunden sind.
- Jede körperliche Aktivität reduziert die stressbedingte Ausschüttung von Cortisol und Adrenalin im Körper.
- Sport und Training im Team haben bei manchen Menschen einen sehr starken Einfluss auf das mentale Wohlbefinden. Teil von etwas zu sein, das größer ist als du selbst (ein Team), und mit anderen in Kontakt zu sein, spornt den Kampfgeist

an – wenn du in diese Richtung tendierst –, und all das trägt zur psychischen Gesundheit bei.

- Bei anderen Menschen haben Yoga und Spazierengehen einen ähnlichen Effekt, beides reduziert vermutlich Schmerzen, macht dich gelenkig und befördert deine Achtsamkeit (siehe unten).
- Fahrradfahren, ins Fitnessstudio gehen und andere, ähnlich aerobe Trainingsformen, können – auch wenn man sie tendenziell allein praktiziert – ebenfalls super für die psychische Gesundheit sein. Liegt das an der Wirkung der aeroben Tätigkeit allein? Oder haben diese Aktivitäten einen Effekt in Bezug auf Achtsamkeit? Oder ist es das Erreichen von Zielen, der Push fürs Selbstbewusstsein, was sich hierbei positiv auswirkt?

Wissenschaftlichen Untersuchungen zufolge haben Leute herausgefunden, dass Sport an der frischen Luft Vorteile gegenüber Hallensport hat. Wenn dein emotionaler Verstand heiß läuft, kann ein Ortswechsel dabei helfen, dich vor der Eskalation zu bewahren. Das ist eins dieser einfachen Hilfsmittel, wie Wassertrinken, und es ist jedes Mal überraschend, wie viel es bewirkt.

Suzis Eltern dachten, sie hätten die Lösung. Sie dachten, ihr würde es besser gehen, wenn sie nicht das halbe Wochenende im Bett liegen, sondern aufstehen und etwas mit ihrem Tag anfangen würde, zum Beispiel Sport machen oder rausgehen. Sie dachten auch, es würde ihr besser gehen, wenn sie sich ausgewogener ernähren würde. Sie hatte nämlich zu den Mahlzeiten kaum Hunger, schlug sich den Bauch dafür aber spät am Abend mit Snacks voll. Ihre Eltern dachten, sie schliefe schlecht, weil sie die halbe Nacht am Telefon hing. Als die beiden mit all diese Ratschlägen kamen, hatte Suzi das Gefühl, sie hätten ihr nicht zugehört – sie dachte, ihre Eltern verstünden nicht, wie schlecht es ihr ging. Das Ganze endete oft in Streit, und dann fühlte Suzi sich noch schlechter, weil sie wusste, dass ihre Eltern ihr nur helfen wollten. Sie ärgerte sich jedoch zu sehr über ihre Ratschläge, als dass sie darüber hätte nachdenken können, ob manche davon vielleicht hilfreich sein könnten.

Achtsamkeit

Als Strategie, um negative Emotionen zu bewältigen, steht Achtsamkeit zurzeit sicherlich sehr hoch im Kurs. Du hast davon vermutlich schon gehört. Bei diesem Konzept geht es im Kern darum, dass man im gegenwärtigen Moment präsent ist, statt sich selber für Vergangenes runterzumachen oder sich um die Zukunft zu sorgen. Regelmäßig etwas Körperliches zu tun, kann dir zu einem Zustand der Achtsamkeit verhelfen. Was kannst du tun, damit dein Gehirn in einen neutralen Zustand verfällt? Wo ist der Punkt, an dem die Gedanken in deinem Kopf anfangen, sich zu beruhigen, statt sich wild im Kreis zu drehen? Der Punkt, an dem du nicht abdrehst, sondern ruhiger wirst? Ist es beim Spazierengehen? Wenn du auf dem Kopf stehst? Die Katze streichelst? Liest? Kletterst? Betest? Kerzen anzündest und ein Bad nimmst? Strickst? Du musst dich dazu nicht mit gekreuzten Beinen hinsetzen, die Hände auf die Knie legen und »Ommmm« sagen. Im Moment sein kannst du auf viele verschiedene Weisen.

Ich glaube tatsächlich, dass viele Dinge achtsam sein können, die du nie als achtsam wahrgenommen oder untersucht hast: zum Beispiel Fernsehsendungen schauen, die du schon hundertmal gesehen hast, Zeitung lesen, ein Sonnenbad nehmen. Wenn du im Moment und neutral zu dir selbst sein kannst, dann bist du achtsam.

Auf deinem Handy rumzuscrollen, gehört allerdings nicht dazu, tut mir leid. Ich würde sagen, das ist sogar das Gegenteil von achtsam sein. Da sind so viele Inhalte, die dein Gehirn stimulieren, statt ihm dabei zu helfen, zur Ruhe zu kommen, und oft geraten die Emotionen dabei in Aufruhr, statt den Gedanken zu erlauben, einen friedlichen Platz zu finden. Handys sind fürs Gehirn keine neutralen Geräte. Social Media bringen oft eine gewisse Dringlichkeit, eine Notwendigkeit zu handeln mit sich, und die Inhalte laden dazu ein, sich zu vergleichen und miteinander zu konkurrieren, sodass das Gehirn keine Chance hat, in seiner eigenen Gegenwart zu sein. Natürlich hängt es davon ab, was du auf dem Handy machst: Lesen, einen beruhigenden Podcast hören, ruhige Musik hören – all das kann achtsam sein. TikTok: eher nicht. Ich würde sagen, TikTok hat seine Berechtigung, wenn es um Spaß und Ablenkung geht, aber nicht, wenn es um Achtsamkeit geht.

Schlaf

Ganze Bücher widmen sich der Frage, warum Schlaf wichtig ist, darum kann ich dem Thema nicht in einem Absatz gerecht werden. Ein paar Dinge solltest du aber wissen, finde ich. Erstens: Der Tag-Nacht-Rhythmus *steckt in jeder Zelle deines Körpers*. Denk mal darüber nach, das ist wirklich unglaublich. Jede Zelle hat einen natürlichen Rhythmus, der vorgibt, wann sie abends einschläft. Doch durch die Erfindung des elektrischen Lichts hat sich unsere Gesellschaft verändert – wir bleiben länger auf. Wahrscheinlich kämpfst du jeden Tag gegen deinen inneren Rhythmus an, um später ins Bett gehen zu können. Oft hast du spätabends noch mal Freizeit, und weil es so schön ist, tun und lassen zu können, was du willst, ist es schwer, das aufzugeben und schlafen zu gehen. Es gibt jedoch ein Konzept, das nennt sich »Schlaf-Zeitfenster« – der Zeitraum, in dem du gut einschlafen kannst. Wenn du ihn verpasst, fällt dir das Einschlafen wahrscheinlich schwer, und du wirst dich möglicherweise schlaflos hin- und herwälzen. Das widerspricht der Intuition: Eigentlich würde man denken, dass man umso müder ist, je länger man aufbleibt, aber in Wirklichkeit gehst du über dein Schlafbedürfnis hinweg. Auf Social Media unterwegs zu sein, liefert deinem Gehirn zu viel Input, den es verarbeiten muss, und erschwert dir das Einschlafen. Wenn dein emotionaler Verstand hellwach ist, fällt es dir ebenfalls schwer einzuschlafen. In deinem Alter ist das Zeitfenster natürlich ein wenig später gelagert als bei Erwachsenen, aber auch nicht viel – vielleicht 23.30 Uhr, aber auf keinen Fall 2 Uhr. Außerdem brauchst du mehr Schlaf als später, wenn du älter bist. Weil die Welt normalerweise so funktioniert, dass man morgens aufstehen muss, kann daraus ein richtiger Teufelskreis entstehen: Müdigkeit trägt dazu bei, dass du dich traurig oder ängstlich fühlst, und diese Gefühle machen es dir wiederum schwer einzuschlafen.

Deine Gefühle aktiv bewältigen

Herausfinden, auf welche Weise du deinen Körper am liebsten bewegst, dir die Realität vor Augen führen, einen Ruhepol für dein Gehirn finden, genug schlafen und essen (das ist so wichtig, dass es dazu ein eigenes Kapitel geben wird) sind die Voraussetzungen für psychische Gesundheit. Es ist unwahrscheinlich, dass du sie ohne diese Faktoren erlangst, gleichzeitig reichen sie allein nicht aus.

Kein Leben ist ohne starke Emotionen lebenswert, deshalb musst du, auch wenn du dir die Voraussetzungen für mentale Gesundheit geschaffen hast, die Verantwortung dafür übernehmen, deine Gefühle zu bewältigen, statt von ihnen überwältigt zu werden.

Darüber sprechen
Als Frau, Psychologin und Therapeutin habe ich immer dazu geneigt, Gefühle dadurch zu bewältigen, dass ich über sie gesprochen habe. Generell scheinen Frauen und Mädchen lieber über ihre Gefühle zu reden als Männer und Jungen. Im Lauf meines Berufslebens habe ich allerdings gelernt, dass Reden nicht für jeden das Richtige und nicht die Lösung für jede Situation ist. Es gibt auch eine falsche Art, über Dinge zu sprechen.

Was ich damit meine? Ich finde, die Dating-Show *Love Island* ist ein ziemlich gutes Beispiel, um sich die falsche Art von Gesprächen vor Augen zu führen. Wenn du in deinem emotionalen Verstand feststeckst, brauchst du jemanden, der zuhört, dich versteht und empathisch mit deinen Gefühlen ist, und nicht jemanden, der deine Emotionen weiter anstachelt oder dir ein falsches Bild der Realität einflüstert. Freundschaften zwischen Teenagerinnen und jungen Frauen sind meinen Beobachtungen nach manchmal zu sehr auf gegenseitige Zustimmung ausgerichtet. Junge Mädchen fordern sich oft nicht genug heraus. Du brauchst jemanden, der empathisch mit deinen Emotionen ist, dir aber gleichzeitig hilft, einen Zugang zu deinem klugen Verstand zu finden, auch wenn das heißt, dass dieser jemand deinen emotionalen Verstand, voller Mitgefühl, mit ein paar Wahrheiten aus der Realität konfrontiert. So etwas siehst du bei *Love Island* oder vergleichbaren Shows nicht. Was du dort siehst, sind Mädchen, die Grüppchen bilden, in denen sie sich und ihrem emotionalen Verstand den Rücken stärken und am Ende heimlich gemeinsam auf die Erfüllung ihrer Liebesfantasien hinarbeiten. Darauf kommen wir in dem Kapitel über Liebe und Beziehungen noch mal zurück.

Was ist also die »richtige« Art, über Dinge zu sprechen? Nun, es gibt viele verschiedene Arten.

Manchmal müssen wir uns Dinge von der Seele reden. Wir brauchen jemanden, der zuhört und unseren Schmerz bezeugt.

In der Psychologie nennen wird das »kathartisch«, es ist die Basis der meisten Beratungsansätze. Wenn die Gedanken und Gefühle durch deinen Kopf rasen, hilft es dir dabei, sie zu verstehen, wenn du innehältst und mit jemandem darüber sprichst. Mit anderen Worten: So viele Inhalte wandern tagtäglich durch unseren Kopf, und oft ist nicht genug Zeit, über sie nachzudenken, außer wenn du beginnst, über sie zu reden. Du musst jedoch aufpassen, dass du im darüber Sprechen nicht selbstgerecht wirst.

Suzi blieb jeden Abend bis ein oder zwei Uhr nachts auf – sie und ihre Freundinnen unterhielten sich darüber, wie schlecht es ihnen allen gehen würde: Sie sahen keinen Hoffnungsschimmer; sie lehnten alles an sich ab. Sie versicherten Suzi, wie nett, freundlich, witzig, clever und hübsch sie sei, wie sehr sie sie liebten und wie viel sie ihnen bedeute. Aber diese Plattitüden perlten an ihr ab, ebenso wie Suzis eigene Plattitüden an den Freundinnen abperlten. Sie halfen Suzi nachts, wenn sie müde und emotional war, weder dabei, sich von ihren Emotionen zu befreien, noch lösten sie ihre Probleme. Man musste quasi traurig sein, um Teil dieser engen Freundinnenclique sein zu können. Sich besser zu fühlen, hätte bedeutet, nicht mehr Teil der spätabendlichen Niedergeschlagenheit sein zu können.

Traurigerweise war eine von Suzis Freundinnen psychisch so gefährdet, dass sie ins Krankenhaus musste, und Suzis Gefühle dazu waren vielschichtig. Ein großer Teil von ihr war sehr traurig und verängstigt, weil sie ihre Freundin beinahe verloren hätte, aber ein anderer Teil von ihr dachte, dass eigentlich sie an der Stelle der Freundin hätte sein sollen. Ihre Gefühle kamen ihr kleiner vor, nicht so schlimm oder so bedeutsam wie die der Freundin. Suzis Eltern waren ebenfalls alarmiert und hatten Sorge, dass die Mädchen sich gegenseitig triggerten, deshalb nahmen sie Suzis Handy von da an nachts an sich. Für eine Weile ging es ziemlich stürmisch zwischen Suzi und ihren Eltern zu.

Wenn die düstere Stimmung den emotionalen Verstand gekapert hat, kann es dir helfen, die Dinge aus einer anderen Perspektive zu sehen, wenn du über Sachen sprichst, sie aus dem Kopf bekommst – wenn du es zulässt. Manchmal, wenn dir komisches Zeug durch den Kopf geht, kommt es dir vielleicht total plausibel und gerechtfertigt vor. Es laut auszusprechen, schafft eine Distanz dazu – ebenso es aufzuschreiben, du kannst deine Gedanken dann von einem Standpunkt aus beurteilen, der ein Stück außerhalb liegt. Du kannst die Fehler in deinen Schlussfolgerungen, die Widersprüche in deinen Gefühlen und die Übersteigerung deiner Emotionen leichter entdecken, wenn du darüber sprichst oder die Dinge aufschreibst, als wenn du darüber nachdenkst. Ich sage meinen Patient*innen oft: »Wie klingt das für dich, wenn du es laut aussprichst?«, und sie antworten meistens, dass es albern oder wenig hilfreich klingt. Und das unterstützt sie darin, einen klareren Blick auf ihre Gedanken zu bekommen.

Wie ich allerdings zuvor schon gesagt habe: Manchmal findest du keinen Zugang zu deinem rationalen Verstand, auch wenn du die Dinge laut aussprichst. Manchmal hat sich der emotionale Verstand so festgefahren, dass du die Weisheit guter Freund*innen, deiner Eltern oder eines*r Therapeut*in brauchst – ein kleiner Stupser, der dein Denken infrage stellt. Du brauchst ein paar Freund*innen, die offen und ehrlich zu dir sind. Und du musst stark genug sein, dir andere Meinungen anzuhören.

Nachdem ihre Eltern ihr das Handy weggenommen hatten, begann Suzi, nachts aus dem Fenster zu klettern, sich aufs Flachdach des Hauses zu legen und zu rauchen. Anfangs hatte sie ihre Eltern damit ärgern wollen, doch dann merkte sie, dass sie es mochte. Sie lag auf dem Rücken und sah zu den Sternen oder den Wolken hoch. Draußen ging es ihr besser, als wenn sie im Haus war. Es schien die negativen Gedanken wegzublasen. Ich sagte ihr das nicht, weil sie es dann vielleicht wieder gelassen hätte, aber es war auf eine Art meditativ. Schließlich schlief sie wieder besser.

Und das ermöglichte es mir, unsere Gespräche darauf zu lenken, ob sich ihre Gefühle vielleicht verändern würden, wenn sie ein paar Dinge anders machen, über ein paar Dinge anders nachdenken würde. Sie hatte Widerstände gegen diesen Vorschlag. Ich benannte die Widerstände: Ich war eine weitere nervige Erwachsene, die ihr sagte, wodurch es ihr besser gehen würde, eine weitere Person, die dachte, sie hätte die Lösung. Ja, sagte sie, und sah mir vielleicht zum ersten Mal in die Augen. Ich glaube, sie dachte: »Ja, diese seltsame Frau scheint mich ein bisschen zu verstehen.«

Über ihre Gefühle zu reden und zu erleben, dass sie verstanden werden, ist für die meisten Menschen ein unglaublich wegweisender Prozess. Viele junge Menschen merken, dass sie anfangen, sich selbst besser zu verstehen, wenn sie mit anderen sprechen. Dich mit deinen Freund*innen darüber auszutauschen, wie du dich fühlst, kann dir definitiv dabei helfen zu verstehen, was die Ursachen für deine Gefühle und dein Verhalten sind. Aber wenn dein Gegenüber eine gute, ehrliche Freundin ist, die ihre Eindrücke mit dir teilt, dann hilft dir das außerdem dabei zu verstehen, dass Menschen Situationen unterschiedlich einschätzen und dass unterschiedliche Gefühle daraus resultieren, dass man einen unterschiedlichen Standpunkt einnehmen kann.

Der Nutzen, den es hat, über Dinge zu sprechen, ist also klar, aber was steht dem im Weg? Bei meinen Patient*innen beobachte ich zwei Hürden: erstens, andere nicht mit den eigenen Gefühlen belasten zu wollen, und zweitens, nicht zu wissen, was man sagen soll.

Du musst mit deinen Freund*innen die richtige Balance zwischen Reden und Zuhören finden – du willst ja emotional nicht völlig entgrenzt sein –, aber ich glaube, wenn du Angst hast, deinen Freund*innen etwas aufzubürden, dann ist das wahrscheinlich unbegründet. Dass du dir darüber Gedanken machst, zeigt, dass du dafür ein Gespür hast – was wiederum darauf hindeutet, dass du dich wahrscheinlich öfter auf die Seite der Zuhörerin verirrst und seltener in der Rolle der Rednerin bist. Aber, wie schon im Freundschafts-Kapitel gesagt: Über sich zu sprechen, heißt, sich verletzlich zu zeigen. Und Verletzlichkeit zu zeigen, schafft Nähe und Verbindung. Wenn du deiner Familie und deinen Freund*innen keine Gefühle mitteilst, beschneidest du die Beziehung zu ihnen: Freundschaften werden selten enger oder überleben teilweise gar nicht, wenn man sich nicht ein Stück weit verletzlich zeigt. Wenn deine Innenwelt deinen Freund*innen komplett unbekannt ist, solltest du dich vielleicht fragen, warum du überhaupt mit ihnen befreundet sein willst?

Wenn es darum geht, *was* du anderen überhaupt mitteilen sollst, da gibt es in der Psychologie folgenden Ansatz: Wenn wir unsere Emotionen aussprechen, können wir sie bändigen. Zu Beginn jeder Therapiesitzung frage ich: »Wie geht es Ihnen?«, und die Person antwortet: »Gut«, dann frage ich normalerweise: »Wie geht es Ihnen wirklich?« Und dann erzählen sie es mir. Manchmal können junge Menschen das jedoch nicht. Es fällt ihnen schwer, die richtigen Worte für diese abstrakten Gefühle in ihnen zu finden. Gefühle zu benennen, ist jedoch die halbe Miete. In diesen Momenten benutze ich oft ein Gefühlsrad. Vielleicht hilft es dir ebenfalls dabei, herauszufinden, was in dir vorgeht.

Sie dir das Gefühlsrad unten an: Fang in der Mitte an und bestimme die Haupt-Emotion, die du gerade fühlst. Dann springst du in den nächsten Kreis und versuchst, auf den Punkt zu bringen, was genau in dir vorgeht. So kannst du dich langsam an deine konkreten Gefühle herantasten.

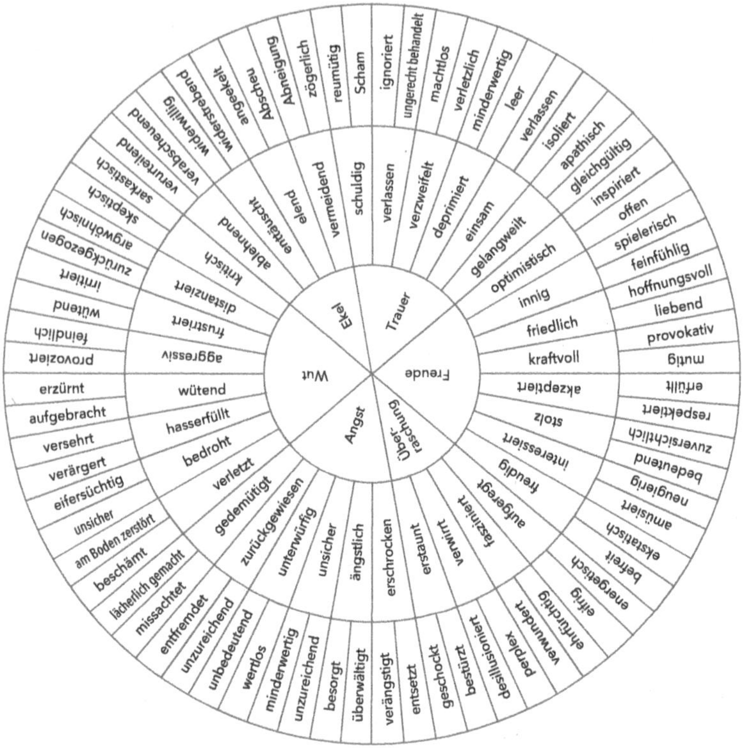

(Diese Gefühlsrad hat freundlicherweise Laura Thomas zur Verfügung gestellt, zu finden in: *Just Eat It*, 2019.)

Wie wir in Kapitel 3: *Freundschaften* gelernt haben, fällt es manchen von euch möglicherweise schwer, eure Gefühle auszudrücken. Das bedeutet nicht, dass ihr keine habt. Es bedeutet, dass ihr sie nicht wahrnehmen könnt, keinen Zugang zu ihnen findet oder sie nicht benennen könnt. In Zeiten, in denen ihr starke Gefühle erlebt, extrem traurig, wütend oder ängstlich seid, bahnen sich diese Gefühle auf hundert andere Arten und Weisen ihren Weg, wenn ihr sie nicht identifizieren oder bewältigen könnt.

Um deine Gefühle zu kennen, musst du eine Meta-Perspektive zu ihnen einnehmen können. Meta-Perspektive heißt, dass du, bildlich gesprochen, außerhalb deiner selbst stehst und versuchst herauszufinden, was in dir vorgeht. Sehr wenige Menschen wissen sofort, wie sie sich fühlen. Fast jeder muss erst mal innehalten und eine Bestandsaufnahme machen. Das heißt, Körper und Geist, Emotionen und Gedanken abscannen und alle Informationen aufnehmen, um dann die richtige Bezeichnung zu suchen.

Beratung und Therapie können dabei helfen, eine Meta-Perspektive einzunehmen, weil du jemanden hast, der dich dabei unterstützt. Und anders als bei deinen Freund*innen musst du dir keine Sorgen machen, dass du jemandem zur Last fällst – Beratung und Therapie sind dafür da, dass du alles sagen kannst, was du fühlst und was dir durch den Kopf geht, und nicht überlegen musst, was das in deinem Gegenüber auslöst. Gute Berater*innen oder Therapeut*innen helfen dir, die richtigen Worte zu finden, um dich auszudrücken. Die meisten weiterführenden Schulen haben inzwischen Beratungsangebote. Diese bieten dir Raum dafür, über Dinge zu sprechen, sie zu reflektieren, zu verstehen und eine Meta-Perspektive zu dir selbst einzunehmen. Therapie wird normalerweise über das Gesundheitssystem und nicht von den Schulen angeboten und kann etwas für dich sein, wenn du schon seit Längerem Probleme hast oder sie etwas schwerwiegender sind. Gute Berater*innen oder Therapeut*innen sollten empathisch sein, deinen emotionalen Verstand nachvollziehen können, aber auch den nötigen Abstand haben, um dir dabei zu helfen, dich von deinem emotionalen Verstand zu lösen.

Ein letztes Wort zu Beratung und Therapie: Falls du es ausprobierst und es dir nicht gefällt oder dir nicht hilft, heißt das nicht, dass du es nicht zu einem späteren Zeitpunkt oder mit einer anderen Person noch mal versuchen solltest. Eine Therapie zu finden, die für dich funktioniert, ist ein bisschen so, wie die richtige Jeans zu finden: Nicht jeder Stil passt zu dir.

Ohne ihr Handy nachts bei sich zu haben, geschockt darüber, dass ihre Freundin ins Krankenhaus eingewiesen worden war, und vielleicht auch, weil sie sich verstanden fühlte, verlagerte sich etwas in Suzi. Sie entschied sich dafür, nach dem mittleren Abschluss die Schule zu wechseln und auf ein großes College zu gehen. Sie wusste, dass sie dafür die Prüfungen bestehen musste, also begann sie, sich auf die Schule zu konzentrieren. Sie wählte Prüfungsfächer, die ihr lagen, und nicht die, die ihre Eltern bevorzugten. Sie fand verschiedene Wege, ihre Identität auszudrücken und ihre Eltern zu ärgern, indem sie sich die Haare grün färbte und sich weitere Piercings stechen ließ. Sie suchte sich einen Nebenjob, was bedeutete, dass sie häufiger unterwegs und aktiver war und genug Schlaf bekommen musste. Ihr Verhalten änderte sich, ihre Emotionen änderten sich. Was war die Henne und was das Ei?

Dinge tun

Die psychologische Forschung hat herausgefunden, dass »Verhaltensaktivierung« genauso gut gegen Depression wirkt wie Antidepressiva. Verhaltensaktivierung, das bedeutet in der Therapeuten-Sprache, Dinge zu tun. Wenn du traurig und niedergeschlagen bist oder, schlimmer, depressiv, dann hast du oft keine Lust, irgendetwas zu tun. Dir ist danach, in einem dunklen Zimmer zu sitzen, traurige Musik zu hören, Berge von Eis zu essen und deine Eltern anzuschnauzen, weil sie so sehr nerven. Weißt du was? Das ist wichtig – eine Zeit lang. Du betrauerst dadurch irgendeinen Verlust, der dich traurig macht. Nach einer Weile ist es aber Zeit aufzuhören, weil durch genau dieses Verhalten sonst wieder neue Trauer entsteht. Und dann entsteht einer dieser Teufelskreise: Traurige Musik zu hören erzeugt Traurigkeit; du fühlst dich schlecht, weil du die ganze Eispackung gegessen und den anderen nichts übrig gelassen hast; du hättest deiner Mutter nicht sagen sollen, dass die Art, wie sie atmet, nervig ist, das war fies. Tätigkeiten nachgehen, die du magst, den Ort wechseln, rausgehen, dich mit deinen Sinnen verbinden und ein paar der anderen Dinge, die ich bereits genannt habe, können alle wichtig dafür sein, dass du deine Traurigkeit hinter dir lässt.

Dinge für andere tun

Erinnerst du dich an die vier Dimensionen von Gefühlen, über die wir weiter vorne gesprochen haben? (Schau auf S. 117 nach, falls du's vergessen hast.) Wenn du traurig bist, begibst du dich wahrscheinlich in den emotionalen Zustand der Selbstbezogenheit. Wenn du traurig oder wütend bist, kennst du nur deinen eigenen Standpunkt: die Selbstbezogenheit des Kummers. Wenn Gedanken an andere bei dir aufpoppen, dann meistens nur in Bezug auf dich selbst, zum Beispiel »Sie mögen mich nicht«, »Sie waren so gemein zu mir«, »Niemandem würde es etwas ausmachen, wenn ich nicht da wäre«. Der Trick, dich *wirklich* mit den Gedanken eines anderen Menschen zu verbinden, statt darüber nachzudenken, was er über dich denkt – wie im Kapitel über soziale Ängste beschrieben –, kann dir auch dabei helfen, deiner Traurigkeit zu entkommen. Und wenn du dann etwas Kleines tust, um dich mit ihnen zu verbinden oder ihnen zu helfen, dann hat das einen großen Einfluss darauf, dass du deine Traurigkeit hinter dir lassen kannst. Schick deiner Freundin doch eine kurze Nachricht: »Wie ist es mit deiner Mum/deinem Freund/diesem Test, vor dem du solche Angst hattest, gelaufen?« Zeig deinen Freund*innen, dass du an sie denkst und daran, wie es ihnen geht, statt über deine eigenen Gefühle nachzugrübeln. Tu ihnen oder jemand anderem etwas Gutes: Besuch deine Großmutter, spiel Lego mit deinem kleinen Bruder, back jemandem einen Kuchen. Solche Dinge holen dich aus deiner Selbstbezogenheit und helfen dir dabei, dich wieder mit dem netten, guten Menschen zu verbinden, der an andere denkt – ich weiß, dass er in dir steckt.

Wenn du traurig bist, ist es auch eine gute Idee, daran zu denken, dass du Teil von etwas bist, das größer ist als du. Wenn du dich mies fühlst, ist es leicht, auf Instagram rumzuhängen und zu denken, dass alle anderen es besser haben oder besser sind als du. Dich mit deinen Werten[10] zu verbinden, indem du ehrenamtlich arbeitest, dich für eine Organisation oder einen guten Zweck engagierst, hilft dir dabei, dich wertvoll zu fühlen und holt dich aus deinem Kopf heraus – seien es Black Lives Matter, Amnesty International, die Klimakrise oder das Tierwohl. Engagieren kannst du dich von deinem Zimmer aus. Ich mag zum Beispiel die Briefkampagne von Amnesty International, mit der man politische Gefangene und Folteropfer unterstützen kann. Von Angesicht zu Angesicht mit Menschen zu arbeiten, ehrenamtlich tätig zu sein, sich zu engagieren, zu demonstrieren oder andere in irgendeiner Weise zu unterstützen, zum Beispiel in einer Schul-AG mit jüngeren Kindern Lesen zu üben, kann dir dabei helfen, deine negativen Gedanken hinter dir zu lassen. Wenn du dir nur die Leute anschaust, die in irgendetwas besser zu sein scheinen als du – schlauer, hübscher, reicher, mit mehr Freunden –, dann kann es leicht passieren, dass du in die Falle des Dich-Vergleichens tappst. In den Social-Media-Apps passiert das rasend schnell. Aber das Gefühl, ein Teil von etwas Größerem zu sein, sich zu engagieren, kann dich vor dieser Falle bewahren: Es verankert dich wieder in deinen Stärken, deiner Dankbarkeit, macht dir klar, welche Privilegien du hast. Es führt dir auch vor Augen, dass du Ziele hast und Dinge bewirken kannst.

---

10 Mehr zu Werten in Kapitel 8: *Bildschirme und das Internet.* Tut mir leid, dass dieses Kapitel so viele Querverbindungen zu anderen Kapiteln hat, aber das ist ein Stück weit unvermeidbar, weil Gefühle und Emotionen das Herzstück des Buches sind. Sie stehen mit allem anderen in Verbindung.

Auf einer emotionalen Welle reiten

Emotionen sind, wie schon erklärt, eine körperliche Reaktion. Sie dauern nicht ewig an. Selbst in der stärksten negativen Emotion, zum Beispiel der Trauer nach einem Todesfall, gibt es komische, leichte oder hoffnungsvolle Momente, während die Trauer in Wellen kommt und geht. Wir Psycholog*innen sprechen gern davon, »auf einer emotionalen Welle zu reiten«. Atme, verbinde dich, sprich mit anderen, ruh dich aus, iss, beweg dich. Die Gefühle werden aufbrausen, und sie werden wieder abebben. Jede*r empfindet manchmal Schmerz. Und er geht irgendwann vorbei.

Verbinde dich mit deinen Sinnen

Dich mit deinen fünf Sinnen zu verbinden, hilft dir, die emotionale Welle zu überstehen und dich zu erden:

- Was siehst du? Welche Farben, welche Formen? Sind da Dinge, die du bisher nie bemerkt hast?
- Was hörst du? Welche Geräusche nimmst du im Hintergrund und im Vordergrund wahr?
- Wie fühlen sich Dinge an? Erde dich. Spür den Boden unter deinen Füßen. Leg deine Hände auf die Sitzfläche. Spür die Unterstützung für deinen Po und Rücken.
- Was riechst du? Kannst du etwas finden, das gut riecht?
- Was schmeckst du? Hast du einen angenehmen Geschmack im Mund? Vielleicht einen Hauch von Kaffee, Schokolade oder Minz-Zahnpasta?
- Diese Übungen funktionieren draußen besonders gut. Sie helfen dir dabei, weniger in deinem Kopf zu sein und dich mit der Realität zu verbinden.

Schreib es auf

Manchmal haben sich die Gefühle (die Gedanken und die Emotionen) richtig festgefahren. Sie aufzuschreiben ist ein gutes Mittel, um sie aus dem Kopf zu bekommen. Wenn du Dinge aufschreibst, werden sie zu etwas anderem, sie lösen sich ganz leicht von dir ab, sodass du eine Meta-Ebene einnehmen kannst – etwas, das du auch in einer guten Therapie erlebst. Dadurch kannst du eine unterstützendere oder klarere Position einnehmen und Dinge hinter dir lassen. Mir ist aufgefallen, dass das Schreiben auf einer Tastatur und insbesondere dem Handy dabei weniger effektiv ist, als wenn du mit einem Stift auf Papier schreibst – so gelangst du leichter in diese Außenposition. (Ich glaube, es könnte daran liegen, dass Handys zu einer Art Verlängerung unseres Selbst, unserer Psyche geworden sind, weil wir sie immer bei uns haben.) Es gibt außerdem Belege, dass es deine Stimmung verbessert, wenn du jeden Tag aufschreibst, wofür du dankbar bist – ein Dankbarkeits-Tagebuch.

Sei liebevoll mit dir selbst

Das ist meine ganz große Bitte an dich! Im Abschnitt *Wenn du mehr wissen willst* führe ich ein paar Hilfsmittel auf, mit denen du mehr Mitgefühl für dich selbst aufbringen kannst. Das bedeutet, dass du dir keine lieblosen Dinge antust, um mit deinen Gefühlen klarzukommen. Es bedeutet aber auch, dass du deinen Gefühlen nicht zu sehr nachgibst. Erkenne deine Gefühle an, erlaube dir, sie zu fühlen, aber käue sie nicht endlos wieder. Mach einen Realitätscheck und versuche, dich auf eine liebevolle Art von ihnen abzulenken oder sie hinter dir zu lassen. Mach dich nicht fertig, weil du etwas Bestimmtes fühlst, aber lass auch nicht zu, dass dich dieses Gefühl über Stunden gefangen hält. Finde deine emotionale Balance. Finde deine emotionale Kompetenz. Und wenn du nicht von deinen Gefühlen loskommst, dann sei liebevoll zu dir und hol dir Unterstützung.

KAPITEL 5

ANGST UND SORGE

»Es gibt nichts Gutes oder Schlechtes, außer das, welches unser Denken dazu macht.«

WILLIAM SHAKESPEARE, *HAMLET*

So viele Emotionen, so wenig Zeit, sie alle zu erkunden. Warum bekommen Angstzustände, Ängste und Sorgen also ein eigenes Kapitel? Weil eine Studie nach der anderen nahelegt, dass Ängste zurzeit geradezu grassieren unter Mädchen und jungen Frauen. Offenbar leidet ihr an einer Angst-Epidemie.

Was wir über diese Epidemie wissen, ist Folgendes: Wir wissen, dass frühere Generationen mit vielen Widrigkeiten zu kämpfen hatten. Dennoch war das Angstlevel nicht so hoch. Ich glaube nicht, dass es daran liegt, dass eure Generation grundsätzlich weniger mutig ist als die Generationen zuvor es waren. Ich glaube, dass die Dinge, um die ihr euch sorgt, denen vorhergehender Generationen ähneln: Schule, akademische Laufbahn, Aussehen, Familie, Freundschaften. Aber der Kontext dieser Ängste hat sich geändert, und im aktuellen Kontext werden eure Ängste offenbar bis zur Raserei hochgepeitscht. Ich sehe da eine Ähnlichkeit zum Klimawandel: Genauso wie die globale Erwärmung dazu führt, dass bestimmte Wetterereignisse häufiger und extremer werden, machen die gesellschaftlichen Veränderungen aus euren Sorgen einen Angst-Tornado. Angst ist wie eine sich in die Höhe schraubende Kraft, die ähnlich einem Wirbelwind oder Taifun an Stärke und Tempo gewinnt, je mehr sie sich um sich selbst dreht.

Warum passiert das jetzt? Was an unserer Gesellschaft schürt die Angst? Eine knifflige Frage. Das Ganze ist nicht so einfach. Dieses Zusammenspiel hat verschiedene Faktoren, und um es zu verstehen, müssen wir uns auf die Grundlagen besinnen.

Was ist Angst?

Wir sprechen von Angstzuständen, wenn Ängste oder Sorgen klinische Ausmaße erreicht haben, das heißt, wenn sie für eine zu lange Dauer negative Auswirkungen auf deinen Alltag haben. In diesem Kapitel verwende ich die Begriffe synonym, und alles, was ich schreibe, bezieht sich auf die Familie der Angst-Gefühle (das heißt Ängste, Sorgen, Zwänge, Panik, Phobien).

Wir erinnern uns an die fünf Bestandteile aus dem letzten Kapitel, die bei jedem Gefühl zu berücksichtigen sind – vier davon haben etwas mit dir zu tun, der fünfte ist der Kontext. In der Psychologie werden die vier oft als »kognitives Quartett« aufgemalt – schau ruhig noch mal auf S. 119.

1. Physiologie – deine körperliche Reaktion
2. Verhalten – das, was du tust
3. Kognition – das, was du denkst
4. Emotionen – deine Gefühle
5. Der Kontext oder die Situation, in der diese Gefühle auftreten

Wir haben auch gesehen, wie zwei dieser Kategorien, deine Gedanken und Gefühle, sich im sogenannten emotionalen Verstand miteinander verbinden können, und dass es schwierig wird, die Realität (den Kontext) wahrzunehmen, wenn das passiert.

Im Kapitel über Emotionen haben wir uns nicht so sehr mit der physiologischen Dimension beschäftigt, also damit, was in deinem Körper passiert, aber um Ängste zu verstehen, ist das sehr wichtig. Bei einer Angstreaktion ist tatsächlich fast jeder Bereich deines Körpers beteiligt. Um dein Überleben zu sichern und dich von Dingen wegzuholen, die dir schaden könnten, reagiert dein

Körper schneller auf eine erkannte Bedrohung als dein bewusstes Denken. Man beschreibt das auch als »Kampf-oder-Flucht-Reaktion«: Dein Körper versucht, eine erkannte Bedrohung zu bekämpfen oder vor ihr zu fliehen.

Wie macht dein Körper das? Deine Wahrnehmungssysteme sind so mit deinem restlichen Körper verbunden, dass sie sofort die Ausschüttung der Hormone Adrenalin und Cortisol anregen, die wiederum dein Herz schneller schlagen lassen, deine Atmung beschleunigen, machen, dass dir schneller übel wird, und deine Schweißdrüsen aktivieren. Diese Reaktion hebt deinen Blutzuckerspiegel sowie den Sauerstoffgehalt im Blut an. Denn wenn du vorhast zu kämpfen oder wegzulaufen, braucht dein Körper Sauerstoff und Energie. Diese Reaktion nennt man sympathische Erregung. Sie läuft superschnell ab und ähnelt der Reaktion eines Hundes, wenn du ihm auf die Pfote trittst, oder einer Katze, wenn sie einen Hund sieht.

Denken wir mal an primitivere Zeiten zurück: Wenn die Steinzeitfrau aus ihrer Höhle kam und sich mit einem Säbelzahntiger konfrontiert sah, musste sie ziemlich schnell handeln. Ihre Augen nahmen den Tiger wahr, und all die Hormone durchfluteten ihren Körper und erzeugten die Energie, die sie brauchte, um zu kämpfen oder wegzulaufen. Und das ist der Zweck der sympathischen Erregung: Sie bereitet den Körper auf die Anstrengung vor. Eine ähnliche Situation: Du läufst die Straße entlang und jemand springt hinter dir hervor – dann musst du schnell reagieren.

Und all das läuft so schnell ab, dass dein bewusstes Denken erst zeitverzögert einsetzt.

Ich glaube, man kann diese zeitliche Verzögerung, wenn jemand hinter dir hervorspringt, verstehen. Deine instinktive Reaktion ist es, zurückzuweichen, und sie wird von deiner sympathischen Erregung ausgelöst, die all diese körperlichen Veränderungen bewirkt. Es läuft ganz unbewusst ab. Du entscheidest dich nicht, zurückzuweichen oder Hormone auszuschütten, es geschieht einfach in einer instinktiven Reaktion deines Körpers, wie bei einem Tier. Vielleicht nimmst du alarmiert die Hände höher, um deinen Brustkorb zu schützen. Dein Gesicht zeigt vermutlich Erschrockenheit. Alles unbewusst.

Dann hat dein bewusstes Denken den Körper eingeholt und wirft seine Einschätzung der Situation in die Waagschale. Wenn du erkennst, dass du mit der Person, die sich einen Spaß daraus gemacht hat, dir einen Schrecken einzujagen, befreundet bist, dann bekommt dein Körper die Botschaft, sich zu entspannen. Es war zunächst unheimlich, aber die Bedeutung, die du der Situation zuschreibst, hebt dieses Gefühl auf. Die Erheiterung deines Freundes entsteht aufgrund dieser zeitlichen Verzögerung zwischen deiner instinktiven Reaktion, dein Überleben zu sichern, und deinem bewussten Verstehen der Situation einen Moment später.

Wenn die Person dich hingegen überfallen und ausrauben will, dann entscheidet sich dein Denken, wenn es aufgeholt hat, vermutlich für etwas anderes. Vielleicht dafür, nicht zu kämpfen (der andere könnte ein Messer haben) oder zu flüchten (der andere könnte schneller sein), sondern dafür, widerwillig dein Handy rauszurücken.

Im Freundschafts-Kapitel habe ich dir die drei Schichten deines Gehirns erklärt: dein animalisches zentrales Gehirn, das mittlere Gehirn mit dem limbischen System und die äußerste Schicht, die Großhirnrinde, die das rationale Denken übernimmt. Die anfängliche Erregung spielt sich zwischen dem zentralen Gehirn und dem limbischen System ab, während die äußerste Schicht einen Moment braucht, um hinterherzukommen. Sie ist langsamer, dafür aber komplexer.

Diese Angstreaktion ist in Situationen körperlicher Gefahr ein nützlicher Verteidigungsmechanismus. Heutzutage ist sie allerdings aus zwei Gründen problematisch: Erstens hat der rationale Verstand, wie wir im Kapitel über Emotionen gesehen haben, in deinem Denken keinen Platz, wenn er sich mit deinen Emotionen verschmolzen hat. Zweitens erfordert die Art von Bedrohungen, denen du heutzutage oft ausgesetzt sind, keine Kampf- oder Flucht-Reaktion.

Zusammen können diese zwei Faktoren eine Angstspirale in Gang setzen, die mehr von deinen Gedanken als von der Realität ausgelöst wird.

Interne und externe Angst-Auslöser

Bisher haben wir uns mit dem einfachen Angst-Modell beschäftigt, einer Bedrohung wie einem wilden Tier oder einem potenziellen Überfall, der dein instinktgeleitetes Gehirn in Schrecken versetzt und so die Angst-Reaktion auslöst.

Viele der Gefahren, die du heute erlebst, sind jedoch keine unmittelbar körperlichen Gefahren, die eine Kampf- oder Flucht-Reaktion erfordern – sie sind komplexer. Wenn du beispielsweise Angst vor einem Test oder einer Prüfung hast, wird die Kampf- oder Flucht-Reaktion ausgelöst, doch du solltest weder der Prüfungsaufsicht in den Magen boxen noch weglaufen. Die sympathische Erregung, der hohe Blutzuckerspiegel und das erhöhte Sauerstofflevel verbleiben in deinem Körper, doch er hat kein Ventil für diese Energie. Ähnlich fühlt es sich vielleicht an, wenn deine Freundschaften oder dein sozialer Status (»Werden sie mich ausschließen oder mobben?«) bedroht sind. Und auch in diesen Fällen kannst du nicht weglaufen; gegen die anderen zu kämpfen, ist ebenfalls keine gute Idee.

Was an diesen Bedrohungen anders ist, ist, dass sie von deinem eigenen Denken entweder ausgelöst oder verstärkt werden. Ein auslösendes Ereignis (z. B., dass deine Freunde nicht da sind) führt dazu, dass ein Gedanke der Sorge über die Situation in deinem Gehirn aufpoppt (dass sie dich nicht mögen), und dieser Gedanke ist es, der die sympathische Erregung dazu bringt, mit Angst zu reagieren. Manchmal sind Bedrohungen natürlich auch real und liegen außerhalb deiner selbst: Prüfungen sind real; sich mit Freunden streiten ist real. Ja, aber diese Ereignisse sind nicht in jedem Fall bedrohlich. Es ist die Bedeutung, die du solchen Ereignissen zuschreibst, die sie so furchteinflößend machen. Wenn dir die Prüfung oder deine Note egal sind, wirst du dir wahrscheinlich keine Sorgen machen. Wenn sie dir jedoch sehr wichtig sind, du aber nicht genug dafür gelernt hast und glaubst, dass dein*e Lehrer*in und deine Eltern sich ärgern werden, wenn du sie verpatzt, dann ist die Wahrscheinlichkeit größer, dass du dir Sorgen machst. Auch wenn der Auslöser also ein äußerlicher ist, eine Prüfung, ist es trotzdem *dein Denken*, das bestimmt, ob das Ganze Angst bei dir auslöst oder nicht.

Wenn ich sage, dass das Denken eine Rolle spielt, dann will ich deine Angst damit nicht kleiner machen. Das soll nicht heißen »Das ist alles nur in deinem Kopf«. Ein wichtiger Fakt: Angst ist niemals »nur in deinem Kopf«, genauso wie sie nie nur in deinem Körper stattfindet. Angst ist eine körperliche und seelische Reaktion auf das Gefühl, angegriffen zu werden oder sich um seine Zukunft zu sorgen. Es ist jedoch wichtig, sich klarzumachen, dass dein Kopf Angst auch dann auslösen kann, wenn keine wirkliche Bedrohung vorliegt: Er kann Bedrohungen komplett erfinden. Oder, und das ist wahrscheinlicher, dein Kopf kann einem neutralen Ereignis eine bedrohliche Bedeutung zuschreiben. Deine Freund*innen sind zum Beispiel deshalb nicht da, weil sie im Unterricht aufgehalten wurden, und nicht, weil sie dich ausgrenzen wollen oder hassen.

Das heißt, wenn du Angst verspürst, kann diese auf drei verschiedene Arten ausgelöst worden sein:

- **Ein externes Ereignis**: Etwas außerhalb deiner selbst löst eine instinktive, unbewusste Reaktion aus, zum Beispiel ein Auto, das auf dich zurast; jemand, der hinter dir hervorspringt; ein Rottweiler, der dich anbellt; ein Hockeyball, der auf deinen Kopf zufliegt; oder das Flugzeug, in dem du sitzt, gerät in Turbulenzen.
- **Ein externes Ereignis, das mit deinen Gedanken über dieses Ereignis interagiert**: Du musst zum Beispiel eine Klausur schreiben (externes Ereignis) und denkst, dass du nicht genug dafür gelernt hast. Oder du beobachtest, wie deine Freund*innen zusammen in einer Ecke stehen und miteinander reden (externes Ereignis) und denkst, dass sie über dich reden.
- **Ein interner Ursprung**: Dein emotionaler Verstand erzeugt Angst auslösende Gedanken, obwohl das äußere Ereignis geringfügig oder nicht vorhanden ist. Du denkst zum Beispiel, dass deine Freund*innen womöglich alle über dich reden, und dann, dass sie dich alle hassen – genaugenommen denkst du, niemand mag dich und du wirst niemals wieder Freund*innen haben.

Die Angstspirale

Erinnerst du dich an den emotionalen Verstand? Das ist die Kombination aus deinen körperlichen Emotionen sowie deinen Gedanken zu einem Ereignis (schau auf S. 119 nach, wenn du eine Erinnerungshilfe brauchst). Was Ängste besonders beunruhigend macht, ist, dass der körperliche Anteil der Emotion so stark sein kann (flauer Magen, trockener Mund, Schwitzen, Herzklopfen), dass dein Denken komplett damit verschmilzt. Wenn dein Körper zittert, dein Gesicht rot wird oder dein Herz sich so anfühlt, als ob es mit einem Tempo von 1500 Stundenkilometern schlagen würde, dann ist es schwierig, nicht bei dem Gedanken hängenzubleiben, dass wirklich etwas nicht in Ordnung ist. Dein Denken reagiert auf deinen Körper, auf die internen Dinge, und vergisst, nach außen zu schauen, auf die Dinge, für die der rationale Verstand zuständig ist.

Natürlich kann es auch passieren, dass dein Körper auf einen Gedanken reagiert, den allein der Verstand erzeugt hat – wie zum Beispiel, wenn du dir Sorgen machst, dass du eine Prüfung nicht bestehen könntest.

Und darum ist Angst ein bisschen wie ein Wirbelwind. Sie kann aus dem Nichts kommen, durch einen Gedanken, der in deinem Kopf aufpoppt und eine körperliche Reaktion auslöst, die wiederum weitere Gedanken hervorruft (»Ich kann nicht glauben, dass ich davor jetzt Angst habe, das ist so peinlich«). Und ehe du es bemerkst, bist du völlig aufgeschmissen.

In der Sprache der Psychologie nennt man das eine Angstspirale. In dieser Spirale kann jede der Komponenten des kognitiven Quartetts die Rolle des *Auslösers* oder der *Reaktion* auf eine der anderen Komponenten einnehmen. Psycholog*innen finden es oft hilfreich, das ganze folgendermaßen zu notieren:

Wenn zum Beispiel folgender Gedanke in deinem Kopf auftaucht: »OMG, ich hoffe, die Lehrerin nimmt mich bei dieser Frage nicht dran, ich habe überhaupt nicht zugehört«, dann schlägt dein Herz erwartungsvoll schneller, und ein zweiter Gedanke taucht in deinem Kopf auf: »Ich bin so erbärmlich, dass ich Angst habe, die Lehrerin könnte mich drannehmen.« Dieser zweite Gedanke verstärkt womöglich die körperliche Erregung. Dein zentrales Gehirn und das limbische System lösen dieselben körperlichen Reaktionen aus, als wenn dich jemand anders erbärmlich genannt und auf diese Weise angegriffen hätte. Dass du es selbst warst, spielt keine Rolle – dein Körper reagiert auf dieselbe Weise, ob es dein interner Monolog ist oder jemand

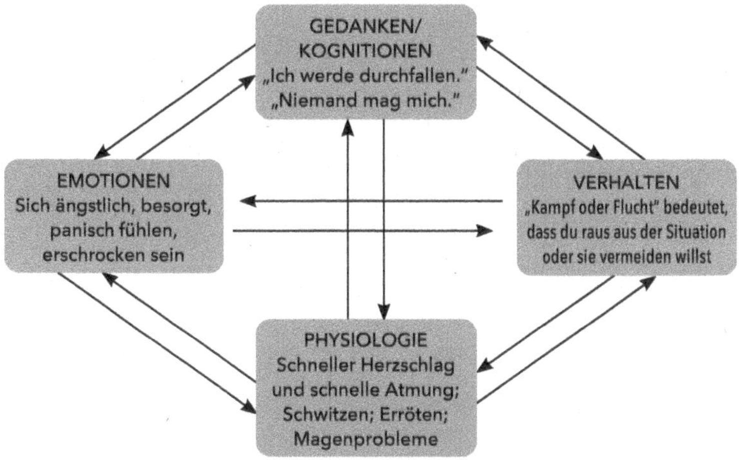

außerhalb deiner selbst. Dein Blutzuckerspiegel ist angestiegen, du atmest schneller, und deine Angstspirale wurde in Gang gesetzt.

Manchmal fühlen sich junge Menschen, die unter körperlichen Symptomen leiden, minderwertiger, wenn sie hören, dass sie von Angst getriggert werden. Sie haben das Gefühl, dass andere ihnen nicht glauben oder sagen werden »Das ist alles nur in deinem Kopf«. Doch du kannst dir sicher sein: Die Veränderungen in deinem Körper sind real, du bildest sie dir nicht ein. Ob der Auslöser ein externer, interner oder eine Mischung aus beidem ist, die Symptome sind unbestreitbar da. Es muss keine externe Ursache für körperliche Anzeichen geben.

Emily war dreizehn, als sie wegen unerklärlichen Erbrechens und Gewichtsverlusts zu mir überwiesen wurde. Sie hatte viele körperliche Untersuchungen hinter sich, aber keine hatte zu Tage gefördert, warum sie sich erbrach. Sie machte keine Diät, sie wollte auch nicht dünner sein. Es war ein Rätsel. Doch als wir darüber sprachen, fiel uns Emilys Atmung auf: Sie war hastig, schnell und flach. Emily hatte Angst. Ihre Angst trat fast ausschließlich in körperlichen Symptomen in Erscheinung, psychisch sah sie sich nicht als ängstlich. Sie fand es schwer, den Gedanken zuzulassen, dass ihre körperlichen Beschwerden ein psychologisches Moment besaßen. Sie hatte das Gefühl, das machte die Symptome kleiner oder weniger real, oder es hieß, dass wir ihr nicht glaubten. Es war schwer, sie dazu zu bringen, sich auf eine Therapie einzulassen.

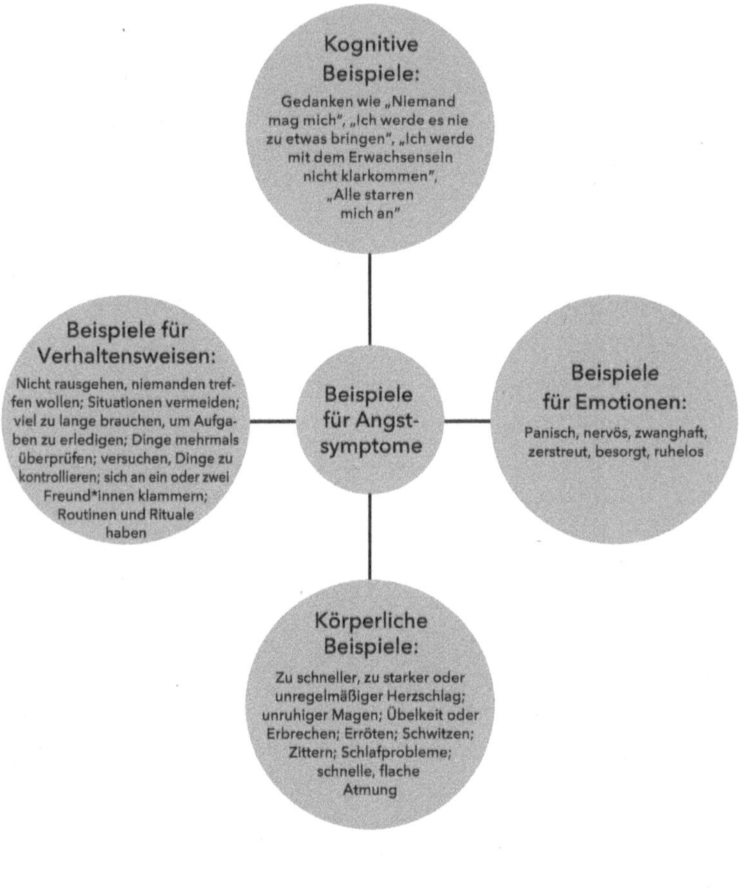

Die Angstspirale im sozialen Kontext

Wir haben bis hierhin gesehen, dass Angst eine besonders toxische Emotion ist, weil sie sich aus nichts als deinen Gedanken, die auf deinen Körper reagieren – und umgekehrt –, hochschrauben kann.

Aber das war schon immer so, warum treten Ängste also gerade heute so häufig auf?

Um diese Frage zu beantworten, müssen wir uns den sozialen Kontext anschauen. Erinnerst du dich an die System-Diagramme aus dem Familien-Kapitel (S. 51)? Du und deine Familie befinden sich nicht in einem luftleeren Raum. Es gibt ein Zusammenspiel zwischen euch und der äußeren Welt. Du befindest dich innerhalb des Kontexts einer Gesellschaft, einer Schule, einer Universität oder Arbeitsstelle, einer Gruppe von Menschen in deinem

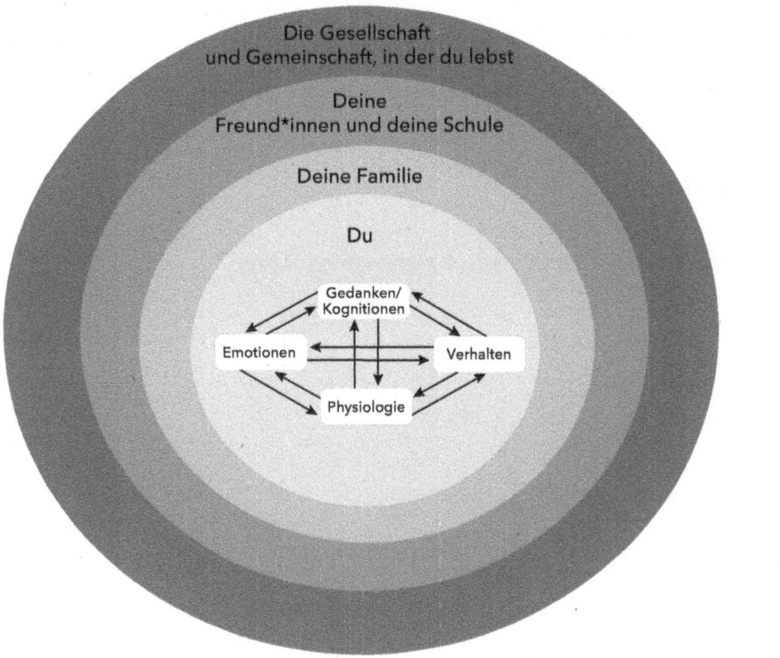

Alter, deiner Familie. Und es gibt bestimmte Faktoren, die etwas zu der Angstspirale beitragen.

Die Angstspirale wird losgetreten, wenn:

- Dinge sehr schnell passieren und du keine Zeit hast, innezuhalten und nachzudenken – deine körperlichen Emotionen ziehen dich in diese und jene Richtung, und dein rationaler Teil deines Gehirns hat keine Zeit, aufzuholen.
- Dinge unsicher sind und du einen Mangel an Kontrolle wahrnimmst. Unsicherheit bläst Wind ins Segel der Angst, indem sie deinen Kopf mit unendlich vielen Möglichkeiten auf Trab hält.
- viel verglichen wird oder eine Stimmung der Konkurrenz herrscht: »Werde ich gut genug sein? Werde ich eine gute Note/den Platz bekommen?«
- die Situation extrem ist, zum Beispiel bei Abschlussprüfungen, Verlusterfahrungen, Todesfällen, Trennungen.

Warum ist es gerade heute so stressig?

Indem wir uns die verschiedenen Ebenen des sozialen Kontextes anschauen, können wir überlegen, warum es heutzutage für junge Menschen so stressig ist.

- **Gesellschaft**: Die Gesellschaft, in der Menschen leben, hatte immer schon einen Einfluss auf ihre psychische Gesundheit: zum Beispiel wenn man Rassismus oder Frauenfeindlichkeit erfahren muss. Unsere heutige globale, übermäßig miteinander in Verbindung stehende Gesellschaft macht dir viel bewusster, was für eine Vielzahl an Möglichkeiten es gibt, sein Leben zu gestalten, und welche Erfolge andere Menschen haben. Es ist einfach zu glauben, dass du eine Versagerin bist, wenn du dich mit anderen vergleichst (»Sie hat 20.000 Instagram-Follower, und ich habe 200« oder »Sie hat schon mit 18 die US Open gewonnen«). Das Tempo unserer modernen Kommunikation erzeugt Druck, am Ball zu bleiben. Es ist, als ob du dich die ganze Zeit in einem Wettrennen befinden würdest. Das Gehirn wird auch mit zu vielen Stimulationen überlastet. Unsere Konsumkultur basiert darauf, Unzufriedenheit zu generieren; eine Sprache der Übertreibung erzeugt den Drang, mehr kaufen zu wollen: Du *musst* das haben. Dieses Gefühl, ständig Dingen hinterherzujagen und nie anzukommen, ruft Ängste hervor. Vielleicht denkst du, alles müsste immer noch mehr und noch besser sein. Dabei wird es in Wirklichkeit nie genug sein.

- **Gemeinschaft**: Während die globale Verbundenheit zugenommen hat, hat der lokale Gemeinschaftssinn abgenommen. Der Siegeszug der Zwei-Gehälter-Familie und der ökonomischen Migration (Menschen verlassen für die Arbeit den Ort, an dem sie aufgewachsen sind) bedeutet, dass du jeden Tag weniger Menschen begegnest, die du gut kennst. Das muss nicht unbedingt schlecht sein. Ich zum Beispiel würde nicht wieder in einer Dorfgemeinschaft leben wollen. Das bedeutet aber auch, dass deine Alltagsumgebung weniger vorhersehbar ist als die deiner Mutter oder deiner Großmutter: Sie ist größer, bietet mehr Freiheiten, ist aufregender, pulsierender, bietet mehr Chancen – aber all das bedeutet auch mehr Unsicherheit.

- **Deine Schule, dein College oder deine Universität**: Es gab über eine Generation hinweg vermehrt Untersuchungen dazu, wie gut die Bildungsbedingungen sind. Die Qualität einer Schule wird vor allem durch die Noten definiert, die ihr in den Prüfungen für den mittleren Schulabschluss, fürs Abitur und für die Zulassung an der Uni bekommt. Das hat einen unvermeidlichen Einfluss darauf, wie Schulen und Lehrer*innen mit euch, ihren Schüler*innen, umgehen. Sie haben weniger Zeit dafür, euch pädagogisch zu begleiten (euch kennenzulernen, sich um euch zu kümmern). Sie werden aufgrund eures Abschneidens beurteilt, was dazu führt, dass Kinder unter Druck gesetzt werden, top Noten zu erzielen – für euch selbst, ja, aber auch, damit eure Schule gut bewertet wird.

- **Freundschaften**: Die Angst, nicht dazuzugehören, die immer ein ganz normaler Lebensbestandteil einer Jugendlichen war, wird durch unsere visuelle, durch Social Media getriebene Gesellschaft verstärkt, da sich ständig alle über alle Lebensbereiche hinweg vergleichen: Aussehen, Größe, Coolness, sportliche Fähigkeiten, akademische Erfolge etc. Diese Kultur des Sich-Vergleichens oder gar des miteinander Konkurrierens, um begrenzte Jobs, Studienplätze oder Likes, verringert den sozialen Zusammenhalt, was wiederum das Zugehörigkeitsgefühl mindert und Ängste verstärkt.

- **Familie**: Angst wird durch so viele Aspekte des Familienlebens ausgelöst, im Extremfall durch das Auseinanderbrechen einer Familie, Obdachlosigkeit, Krankheiten und Geldsorgen. Deine Eltern haben über diese Aspekte nicht immer die Kontrolle, und viele Familien befinden sich in Angst auslösenden Situationen, ohne dass sie selbst daran schuld sind. In diesen Lebensumständen kann eine gute Eltern-Kind-Bindung dabei helfen, den Stress zu mindern, während die Eltern für ihre Kinder ihr Bestes geben. Manche Eltern erschaffen auch Situationen, die sowohl unsicher als auch bedrohlich sind, wie häusliche Gewalt oder Drogensucht. Es ist unvermeidlich, dass man in solchen Umständen besonders wachsam ist.

- **Eltern** können Ängste auch dadurch auslösen oder verstärken, dass sie den Druck verschärfen, der von anderer Seite, besonders von der Schule, ausgeübt wird. Schulischer Leistungsdruck vonseiten der Familie kann explizit oder implizit sein. Expliziter Druck zeigt sich in der immer stärkeren Verbreitung von Nachhilfeunterricht, in Online-Lernclubs und Helikoptereltern, die die Hausaufgaben ihrer Kinder bis ins Kleinste managen. Eure Generation ist die erste, die wahrscheinlich ärmer als ihre Eltern sein wird – ein weiterer Wandel des »Klimas«, der den Druck vergrößert.
- **Du**: Im Zentrum des Ganzen stehst du mit deiner Angst. Sie wird von den Systemen um dich herum beeinflusst und entsteht aus den zusammengefügten Erfahrungen in deinem Gehirn und deinem Körper und der Art, wie du handelst. Aber – und das ist ein sehr wichtiges »aber« – du solltest dich selbst nicht als passives Opfer äußerer oder innerer Kräfte sehen: Du hast das Vermögen, deine Gedanken, dein Verhalten und deine Physiologie zu verändern und so deine Angst zu reduzieren. Du wirst, je älter du bist, immer häufiger die Wahl haben, in welche Systeme du dich begibst und wie du auf diese reagierst. Triff eine weise Wahl.

Angstbewältigung

Wenn du deine Angst reduzieren oder bewältigen willst, kannst du bei dir selbst ansetzen (deinen Gedanken, deinem Körper und deinem Verhalten) oder bei deinen Systemen (deiner Gesellschaft, Gemeinschaft, Schule, deinen Freundschaften, deiner Familie). In Kapitel 4: *Emotionen, Gedanken und Gefühle* habe ich viele Dinge genannt, die grundsätzlich förderlich für die psychische Gesundheit sind, und das beinhaltet auch, dass sie Ängste reduzieren. Schau dir diese Passagen also noch mal an, wenn dir danach ist. Auf den restlichen Seiten dieses Kapitels werden wir uns auf drei Wege konzentrieren, wie du deine Ängste von innen heraus verändern kannst:

- deine körperliche Reaktion verändern
- dein Denken verändern
- dein Verhalten verändern

Als wir Emilys Symptome aufdröselten, schien es, dass das Erbrechen mit einem Magen-Darm-Infekt begonnen hatte, aufgrund dessen sie sich in der Schule hatte übergeben müssen. Das war ihr sehr peinlich gewesen, und sie hatte anschließend Angst gehabt, dass sie sich noch mal übergeben müsste oder dass sie sich auf andere Weise lächerlich machen würde. Sie hatte angefangen, diverse Nahrungsmittel wegzulassen und bestimmte Situationen zu vermeiden. Doch es schien, dass ihr Magen, wenn sie sich Sorgen machte, schnell in Aufruhr geriet und flatterig wurde. Ihr wurde übel, und sie wollte dann möglichst schnell auf die Toilette. Auch wenn sie anfangs keine kognitive Komponente ausmachen konnte: Dies schien es zu sein, was die Spirale in Gang gesetzt hatte; die körperlichen Symptome verschärften sich. Sich zu übergeben, war nun fast eine Erleichterung für sie, weil es verhinderte, dass sich ihr der Magen umdrehte, und weil das Gefühl der Übelkeit, das ihre nervliche Anspannung begleitete, dadurch verschwand.

Physiologische Angstbewältigung

Wenn du dich ängstlich fühlst und dein sympathisches Erregungssystem losgetreten worden ist, passiert vieles automatisch und entzieht sich deiner Kontrolle. Es beeinflusst fast jedes System und Organ im Körper. Nur zwei dieser Systeme kannst du leicht unter deine bewusste Kontrolle bekommen: deine Atmung und deine Muskelspannung.

Du kannst weder deinen Herzschlag absenken, noch das Flattern in deinem Magen loswerden, noch damit aufhören zu schwitzen oder zu erröten, aber du kannst deine Muskeln entspannen und die Geschwindigkeit und Tiefe deines Atems kontrollieren.

Und das ist ein bisschen wie Magie.

Denn wenn wir das Kommando über unseren Atem und unsere Muskelspannung übernehmen, können wir unseren Körper austricksen, sodass er denkt, er wäre *nicht* ängstlich, und beginnt, die sympathische Erregung zurückzufahren. Wenn in der Großhirnrinde, wo das rationale Denken sitzt, bewusst entschieden wird, langsamer und ruhiger zu atmen, beeinflusst das wiederum dein zentrales Gehirn, das nun das Beruhigungssystem in Gang setzt (auch parasympathische Reaktion genannt). Und das wirkt auf die anderen Organe ein, zum Beispiel auf dein Herz, deinen Magen und die Schweißproduktion, die du auf andere Art nicht kontrollieren könntest.

Atmung

Wenn du Angst hast, atmest du wahrscheinlich schneller und flacher als normal, und du atmest länger ein als aus. Wenn dieser extra Sauerstoff nicht durch Kampf oder Flucht aufgebraucht wird, verändert er die respiratorische Balance im Körper: Wenn zu wenig Kohlendioxid in den Lungen ist, erhöht sich der ph-Wert im Blut, es wird zu alkalisch. Das kann zu Hyperventilieren führen, was wiederum Zittrigkeit, Schwindel, Kopfschmerzen und Atemnot auslösen kann. Es kann ziemlich beängstigend sein, wenn es so weit kommt.

Ich habe dir ja gesagt, Angst ist nicht nur in deinem Kopf: Sie mag durch etwas in deinem Kopf ausgelöst werden, aber ihre Auswirkungen sind real und definitiv in deinem Körper.

Indem du deine Atmung verlangsamst, tief ein- und vollständig ausatmest, kannst du den Kohlendioxidgehalt in deinem Körper wieder auf das richtige Level bringen und diesen Prozess rückgängig machen. Du kannst deinen Körper Glauben machen, dass er nicht in Gefahr ist. Der Akt des Ausatmens entspannt auch deine Brustkorbmuskeln und das Zwerchfell.

Es gibt viele verschiedene Tricks, wie du lernen kannst, auszuatmen und dich zu entspannen. Manchmal bitte ich junge Menschen, beim Ein- und Ausatmen bis zehn zu zählen – beim Einatmen bis drei oder vier, dann folgt ein langes Ausatmen bis neun oder zehn. Und vor dem erneuten Einatmen darf es eine kurze Entspannungspause geben. Ein exaktes Zähltempo zu erreichen, ist nicht wichtig – das Zählen soll dir nur dabei helfen, länger aus- als einzuatmen. Du versuchst, deine Atmung zu strukturieren und Kontrolle über sie zu gewinnen.

Eine andere beliebte Methode ist es, die Finger der einen Hand die Finger der anderen Hand entlangkrabbeln zu lassen. Einatmen: die eine Seite der Finger hochkrabbeln. Ausatmen: die andere Seite der Finger hinunterkrabbeln. Diese Methode fokussiert dich nicht darauf, länger aus- als einzuatmen, aber sie hat den Vorteil, dass sie sehr simpel und körperlich ist und deinem Verstand nicht die extra Hürde des Zählens auferlegt. Sie hat auch den Vorteil, dass du sie ganz leicht und überall anwenden kannst, z. B. unter dem Tisch in der Schule.

Du kannst dir auch eine Hand auf den Bauch legen, um dich dadurch auf eine tiefe Atmung zu konzentrieren. Wenn dein Bauch sich hebt und senkt, bedeutet das, dass du dein Zwerchfell benutzt, um tief zu atmen, und nicht nur in den den oberen Brustkorb atmest.

Wir haben außerdem eine natürliche Neigung, uns an das Atemtempo der Menschen in unserer Nähe anzupassen. Wenn sich also jemand aus deiner Familie oder eine Freundin neben dich setzt und langsam mit dir atmet, kannst du dich beim Atmen an ihrem Tempo orientieren.

Wenn die Atmung ins Hyperventilieren gekippt ist, kann es helfen, in eine Papiertüte zu atmen. Indem du dieselbe Luft wieder und wieder einatmest, kannst du den CO_2-Gehalt deines Blutes steigern[11].

Emily glaubte nicht daran, dass ihr Erbrechen durch Angst ausgelöst wurde, sie stellte aber fest, dass ihre Atmung sich veränderte, wenn sie über diese Sachen nachdachte, dass sich ihr der Magen zusammenschnürte und sie rot im Gesicht wurde. Sie mochte es, etwas Praktisches tun zu können, das ihr dabei half, das Erbrechen in den Griff zu bekommen, also übte sie, langsam zu atmen und auszuatmen, und sie fand Online-Meditationen, die ihr halfen. Abends, bevor sie schlafen ging, praktizierte sie außerdem Progressive Muskelentspannung und positive Visualisierungen. Nach einiger Zeit konnte sie diese Methoden anwenden, um sich vor den Mahlzeiten zu beruhigen. Sie atmete langsam, entspannte ihre Muskeln und dachte über andere Dinge nach.

---

11 Der CO_2-Gehalt der Luft beträgt etwa 0,04 Prozent – es ist ein flüchtiges Gas, aber ein wichtiges. Die respiratorische Reaktion des Körpers hat mit dem Level des CO_2, nicht mit dem des Sauerstoffs zu tun. Unsere Ausatmung enthält hundert Mal so viel CO_2 wie die Luft.

Muskelspannung

Im Zuge der Kampf-oder-Flucht-Reaktion fließen Blut und damit Blutzucker vom Gehirn fort, hin zu den Gliedmaßen, die sich in Vorbereitung auf einen Kampf oder eine Flucht anspannen: um jemandem einen Schlag zu verpassen oder wegzulaufen. Wenn du entscheidest, weder vor deiner Prüfung davonzulaufen noch die Prüfungsaufsicht zu schlagen (was wahrscheinlich auch gut so ist), kann deine Muskelspannung nirgendwo hin. Du kannst die Spannung in deinen Muskeln genau wie deine Atmung jedoch unter deine bewusste Kontrolle bringen und den Körper überlisten, sodass er die parasympathische Beruhigungsreaktion in Gang setzt. Dies ist das zweite Werkzeug in deinem Angstbewältigung-Werkzeugkoffer.

Was geschieht, wenn ich sage: »Entspann jetzt deinen Körper«? Bemerkst du, wie dein Körper nach unten sinkt? Deine Schultern nach unten fallen? Deine Beine sich auf dem Stuhl oder im Bett entspannen? Die Muskeln in deinem Gesicht erschlaffen? Vielleicht bemerkst du, dass du die ganze Zeit viel Spannung im Körper hältst.

Ein Weg, damit umzugehen, ist die Progressive Muskelentspannung. Beginn mit deinen Füßen: Spann die Muskeln in deinen Füßen an und lass die Anspannung dann los; geh dann weiter zu deinen Unterschenkelmuskeln und tu dasselbe, dann folgen die Hüften, der Po, Hände und Arme, das Gesicht. Nimm dann einen tiefen Atemzug, halte ihn, zieh die Schultern zu den Ohren. Lass den Atem dann los und lass deinen ganzen Körper in die Entspannung sinken.

Trainiere deine Entspannungstechniken abends vorm Schlafengehen – Entspannung ist definitiv eine lernbare Fertigkeit, und du musst üben, damit du dann, wenn du sie benötigst, auf sie zurückgreifen kannst.

Kognitive Angstbewältigung

Okay, jetzt kommt der Knackpunkt. Angst ist nicht *nur* in deinem Kopf, aber sie ist trotzdem *in* deinem Kopf, und dein Kopf ist ein wichtiges Tool, um sie zu bekämpfen. Dein Gehirn, ebenso wie dein Atem und deine Muskelspannung, agiert die meiste Zeit unbewusst, doch du kannst manche Teile des Gehirns unter deine bewusste Kontrolle bringen.

Du willst nicht Opfer deiner Angst sein – du musst sie bekämpfen. Wie bereits beschrieben, kann der Verstand echte Sorgen durch deinen Kopf wirbeln (»Ich habe mich nicht gut vorbereitet … Ich werde in dem Test schlecht abschneiden.«) und er kann Fantasie-Sorgen in deinem Kopf kreieren (»Ich habe eine Zwei bekommen … Ich werde den mittleren Schulabschluss nicht schaffen.«). Diesen Teil deines Gehirns musst du bekämpfen, und dann musst du ihn noch mal bekämpfen. Und noch mal und noch mal.

Warum so oft? Weil das Gehirn neuronale Verknüpfungen erstellt und sich diejenigen Verknüpfungen, die häufig zum Tragen kommen, als Standard etablieren. Dein Gehirn gewöhnt sich daran, dieselben neuronalen Pfade zu benutzen, weil sie einfach, schnell und ausgetreten sind. Es wird irgendwann natürlich und zur Gewohnheit, etwas auf genau diese Art zu denken.

Wir alle haben eine genetische Disposition, ängstlicher oder weniger ängstlich zu sein, aber wir haben gesehen, wie die verschiedenen Systeme, in denen du lebst (die Gesellschaft, die Gemeinschaft, deine Schule, deine Freund*innen, deine Familie) ebenso wie deine eigene Persönlichkeit vermutlich dazu beigetragen haben, dass dein Hirn den Pfad einer Angst-Reaktion erstellt hat. Wenn du also von Natur aus ein recht ängstlicher Mensch bist, gern hart arbeitest und hoffst, erfolgreich zu sein, dann lassen die Sorgen deiner Eltern, ob du einen Platz an einer »guten« Schule bekommst, der Notendruck, die ständigen Diskussionen, wer Abitur macht und wer nicht, und die Zunahme von Nachmittags-Nachhilfe über die Jahre einen Angst-Pfad in deinem Gehirn entstehen. »Ich muss hart arbeiten und gute Noten bekommen – das ist total wichtig.«

In der Therapie vergleiche ich das Gehirn gerne mit einer Wiese. Meine Patient*innen sind den ganzen Tag über diese Wiese gelaufen, haben manche Bereiche platt getreten, um die Wiese schneller zu überqueren. Dieser Pfad klingt vielleicht so: »Was, wenn ich nicht gut abschneide? Meine Lehrer*innen werden sehr enttäuscht sein; vielleicht werde ich nicht in die nächste Klasse versetzt oder schaffe es nicht an die Uni.« Wenn du diesen Pfad immer und immer wieder benutzt, wächst das Gras drum herum mit der Zeit höher, und du findest keinen anderen Weg mehr über die Wiese.

In deinem Kopf gibt es wahrscheinlich viele verschiedene metaphorische Angst-Wiesen und -Pfade. Ein anderer könnte sein: »Was, wenn mich alle beobachten, während ich durchs Klassenzimmer gehe? Was, wenn nirgendwo ein freier Platz ist und mich alle anstarren? Das wäre so demütigend.« Oder: »Mein Bauch zeichnet sich unter dem Kleid ab; ich sehe fett aus. Ich bin fett; mich wird niemals jemand lieben, und ich werde allein bleiben.«

Und das Gras um dich herum wächst höher, und du vergisst, dass es noch andere Wege über die Wiese geben könnte.

Emily wurde klar, dass der Gedanke »Was ist, wenn ich mich übergeben muss?« die körperlichen Symptome hervorrief. Auch wenn sie nicht glaubte, dass Angst die Ursache war, merkte sie, dass ihr laut ausgesprochene Mantras wie »Es ist okay; mir wird nichts passieren; ich kann das schaffen« dabei halfen, mehr zu essen, und es unwahrscheinlicher machten, dass sie sich übergeben musste. Wir sprachen darüber, dass es zwar unangenehm und furchtbar sei, wenn man sich übergeben müsse, dass sie aber damit umgehen könne und niemand deshalb schlechter von ihr denken würde. Es war ganz sicher nicht das peinliche Desaster, das sie sich ausmalte. Wenn es wirklich schlimm war, lenkte sie sich mit Hörbüchern und ihren Lieblingsvideos ab. Ihre Familie rückte von ihrem »Wir essen alle gemeinsam und unterhalten uns dabei«-Standard ab, nachdem wir verstanden hatten, dass die Small-Talk-Versuche ihrer Eltern die Situation verschlimmerten, weil Emily ihre Kommentare oft als Kritik interpretierte. Wenn sie zum Beispiel fragten, ob sie ihre Hausaufgaben gemacht hatte, hörte sie: »Sie denken, ich habe meine Hausaufgaben nicht gemacht; sie denken, ich bin faul«.

Sich Katastrophen ausmalen

Diese Abkürzungen in deinem Kopf nennt man auch »negative automatische Gedanken«, und in der Psychologie sind sie eine große Sache. Negative automatische Gedanken sind Entscheidungsregeln – Abkürzungen des Denkens –, die oft katastrophenartige, unhinterfragte Schlussfolgerungen beinhalten. Es ist einfach, in deinem Kopf von einer halb-schlüssigen Aussage zur nächsten zu springen, aber insgesamt ist die Schlussfolgerung fehlerhaft.

Wenn ich dir erzählen würde, ich würde dieses oder jenes Mädchen kennen, sie habe eine Fünf bekommen, also werde sie später wahrscheinlich keinen Job bekommen und obdachlos sein – dann würdest du lachen, oder? Es ist lächerlich. Eine einzelne Prüfung ist doch nicht so entscheidend, würdest du sagen. Die meisten Menschen, die einen Job haben, haben irgendwann in ihrem Leben den ein oder anderen Test nicht bestanden.

Doch in deinem Kopf könnte das Ganze so klingen: »Ich habe die Prüfung nicht bestanden – was, wenn ich den Schulabschluss nicht schaffe? Ich werde nie einen Job finden. Was wird aus mir werden? Am Ende lande ich vielleicht auf der Straße.« Wenn man den Gedankenpfad in kleinere Schritte unterteilt, wird die Lücke zwischen den einzelnen Schritten kleiner. Das Ganze kommt einem plausibler vor. Natürlich wird die Wahrscheinlichkeit, dass es so kommt, dadurch nicht größer, es ist immer noch genauso unrealistisch. Es scheint nur weniger unrealistisch durch die Art, wie dein Kopf sich das Ganze zurechtgelegt hat.

Im Marketing, im Verkauf oder bei Interviews ist das ein beliebter Trick: Du kriegst jemanden dazu, etwas Unbedeutendes und Unstrittiges zu bejahen, dann fügst du eine Reihe kleiner, scheinbar schlüssiger Zwischenschritte oder Fragen hinzu, um etwas zu erreichen, zu dem sie nie Ja gesagt hätten, wenn du sie gleich am Anfang ganz direkt gefragt hättest. In diesem Fall trickst das auf Angst gepolte, von Angst-Verknüpfungen durchzogene Gehirn sich selbst aus, indem es einer Reihe quasi-logischer Schritte macht und am Ende bei einem abenteuerlichen Standpunkt landet.

Dein Gehirn stellt sich das Schlimmste vor, dass du ungeliebt, ungewaschen und obdachlos sein könntest, und deshalb wird die Kampf-oder-Flucht-Reaktion ausgelöst (denk dran: Angst kann intern, aber auch extern getriggert werden). Diese Reaktion war für das Höhlenmädchen, das einem Säbelzahntiger gegenüberstand, nützlicher als für dich, wenn du eine Prüfung vor dir hast. Wann wird die Evolution anfangen, sich auszuwirken und das für uns regeln? Unser sympathisches Erregungssystem taugt nicht fürs Leben im 21. Jahrhundert!

*Ich begann zu verstehen, dass Emily überall Katastrophen sah. Sie war zum Beispiel immer zusammen mit einem anderen Mädchen mit dem Bus zur Schule gefahren, doch die andere wollte inzwischen nicht mehr so früh aufstehen wie sie, und das ärgerte Emily. Trotzdem wollte sie ihren Zeitplan nicht ändern und ebenfalls später fahren (»Was ist, wenn der Bus zu spät kommt – dann kommen wir zu spät zur Schule«). Sie fand auch die unverbindlichen Verabredungen mit ihren Freund*innen schwierig, sie triggerten ihre »Was ist, wenn …«-Gedanken. Oft änderten sich zum Beispiel der Zeitpunkt oder das, was sie unternehmen wollten, in letzter Sekunde (»Was ist,* *wenn es etwas zu essen gibt? Es könnte sein, dass ich mich dann übergeben muss«), oder andere Leute kamen unerwartet dazu (»Was ist, wenn sie mich nicht mögen?«). Alles fühlte sich unsicher an für Emily.*

Schwarz und weiß – Alles-oder-nichts-Denken

Das ist ein weiteres Muster negativer automatischer Gedanken. Grundsätzlich ist das Kategorisieren von Dingen für Menschen eine hilfreiche Abkürzung beim Denken: Wir erkennen Dinge schnell als zu einer Kategorie gehörig und wissen, was wir tun müssen. Junge/Mädchen, Katze/Hund, Freund oder Feind. So nützlich dieses System sein mag – wenn die Dinge komplexer oder nuancierter werden, bricht es zusammen. Und das Leben ist heute sehr viel komplexer und nuancierter.

In stressigen Situationen stützen wir uns in unserem Denken stärker auf Abkürzungen, weil unser instinktives Gehirn die Führung übernimmt. Wir denken weniger gründlich: Urteile über uns selbst lauten dann entweder gut oder schlecht, dick oder dünn, schlau oder dumm. Und wenn du in einer Klassenarbeit eine Fünf hast, sagt dein abkürzendes, kategorisches Denken vielleicht: »Ich bin dumm.« Während dein nuancierteres Denken vielleicht sagen würde, dass du in diesem Fach nicht so gut bist, es aber auch nicht dein Wahlfach werden wird; dass es nur ein blöder kleiner Test war; dass du Unterleibskrämpfe hattest und dich nicht konzentrieren konntest. Wenn dein Bauch sich unter dem Kleid abzeichnet, dann sagt dein abkürzendes, kategorisches Denken vielleicht: »Ich bin dick.« Dein nuancierteres Denken wiederum sagt vielleicht, dass du gerade ziemlich viel gegessen hast und sich dein Bauch deshalb natürlich zeitweilig abzeichnet, während dein Körper das Essen verdaut, oder dass dein Bauch nun mal die etwas ausladendere Partie deines Körpers ist, dass deine Beine aber wunderbar schlank sind. Versuche, negative, kategorische Bezeichnungen für dich selbst zu vermeiden – das wird deine Angst verringern.

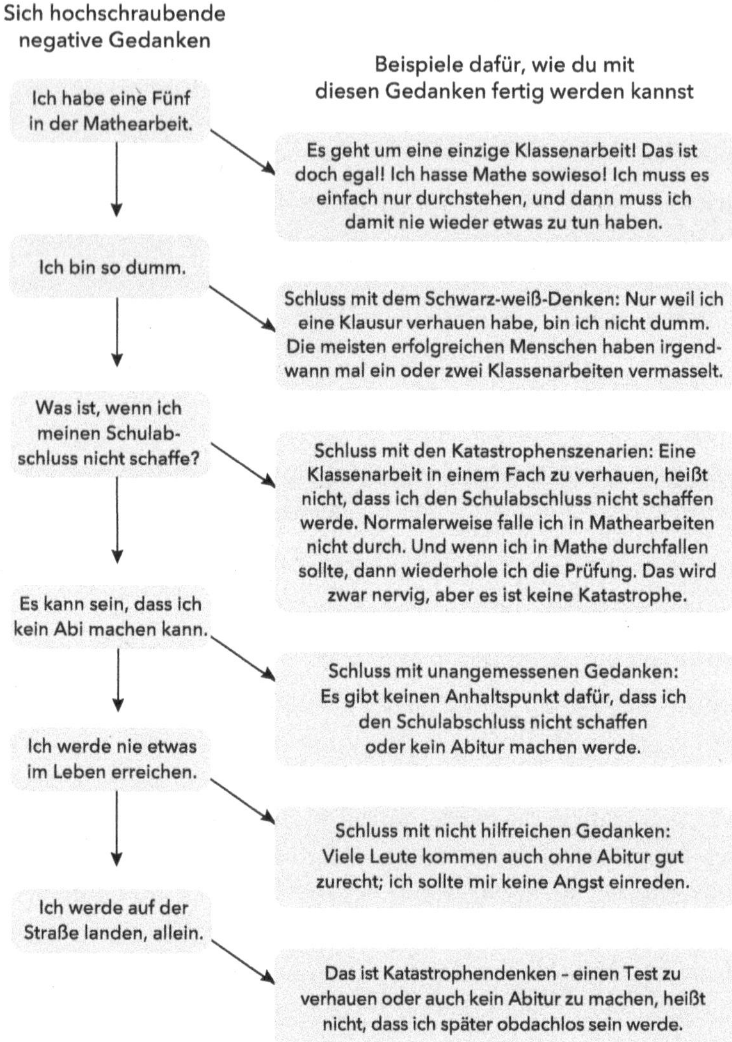
Sich hochschraubende negative Gedanken
Beispiele dafür, wie du mit diesen Gedanken fertig werden kannst
Ich habe eine Fünf in der Mathearbeit.
Es geht um eine einzige Klassenarbeit! Das ist doch egal! Ich hasse Mathe sowieso! Ich muss es einfach nur durchstehen, und dann muss ich damit nie wieder etwas zu tun haben.
Ich bin so dumm.
Schluss mit dem Schwarz-weiß-Denken: Nur weil ich eine Klausur verhauen habe, bin ich nicht dumm. Die meisten erfolgreichen Menschen haben irgendwann mal ein oder zwei Klassenarbeiten vermasselt.
Was ist, wenn ich meinen Schulabschluss nicht schaffe?
Schluss mit den Katastrophenszenarien: Eine Klassenarbeit in einem Fach zu verhauen, heißt nicht, dass ich den Schulabschluss nicht schaffen werde. Normalerweise falle ich in Mathearbeiten nicht durch. Und wenn ich in Mathe durchfallen sollte, dann wiederhole ich die Prüfung. Das wird zwar nervig, aber es ist keine Katastrophe.
Es kann sein, dass ich kein Abi machen kann.
Schluss mit unangemessenen Gedanken: Es gibt keinen Anhaltspunkt dafür, dass ich den Schulabschluss nicht schaffen oder kein Abitur machen werde.
Ich werde nie etwas im Leben erreichen.
Schluss mit nicht hilfreichen Gedanken: Viele Leute kommen auch ohne Abitur gut zurecht; ich sollte mir keine Angst einreden.
Ich werde auf der Straße landen, allein.
Das ist Katastrophendenken - einen Test zu verhauen oder auch kein Abitur zu machen, heißt nicht, dass ich später obdachlos sein werde.

Absolutismen: sollen und müssen

Eine andere Art kategorischer Bezeichnungen sind die Verabsolutierungen von Verhaltensweisen: sollen und müssen. Diese Wörter führen oft zu Maßstäben oder Erwartungen, denen du genügen sollst, und zu viele von ihnen führen vermutlich zu Angst. Vielleicht sagt dir beispielsweise jemand (oder du dir selbst), dass du fünf Portionen Obst und Gemüse am Tag essen solltest; dass dein Essen nachhaltig produziert und einen kurzen Transportweg haben sollte; dass du Zahnseide benutzen solltest; dass du mindestens eine Stunde Sport machen solltest; dass du Klavier üben und deine Hausaufgaben machen musst; dass du ein Geschenk für deine Freundin besorgen musst; dass du nicht fliegen oder Plastiktüten oder Haarspray benutzen sollst.

Die Sollen- und Müssen-Muster in unserem Denken wurden vor über hundert Jahren von Psycholog*innen entdeckt, mir scheint aber, dass unser heutiger Lebensrhythmus, unser Konsumverhalten und der ständige Konkurrenzkampf die Tendenz, so zu denken, verstärkt haben. Ich sehe heutzutage überall eine Sprache des Absoluten, mehr als nur in Form von Sollen und Müssen. Ich sehe eine Sprache des Essenziellen – in Formulierungen wie »Alle anderen sind«, »immer«, »Man muss«, »Ich sterbe, wenn ich nicht« und sogar in »buchstäblich«. Sprachliche Übertreibungen erzeugen endlos viele Vorgaben, denen du nie gerecht werden kannst. Diese zahlreichen Erwartungen ans Leben kann man nicht erfüllen, und das führt zu einem ewigen Gefühl, zu kurz zu kommen, nicht gut genug zu sein, nicht genug zu sein. Absolutismen sind wie eine Rute, mit dem du dich selbst auspeitschen kannst, und das schadet deiner psychischen Gesundheit.

Psychische Gesundheit beruht oft auf Balance. Ersetze ein paar dieser Absolutismen beim Sprechen und, ganz wichtig, beim Denken durch vorsichtigere Formulierungen und lass deinen Verstand nicht ins Absolute abgleiten. Es ist wahrscheinlich das Beste, Obst und Gemüse zu essen und Sport zu treiben. Es wäre gut, wenn du deine Hausaufgaben rechtzeitig erledigst, aber, hey, manchmal kommt eben etwas dazwischen. Die meisten Leute gehen zu der Party, und es ist traurig, dass du nicht hingehst, aber es ist nicht so, dass *alle* dort sein werden. Du willst auf eine bestimmte Uni gehen, aber es gibt viele gute Bewerber*innen, und es gehört eben auch eine Portion Glück dazu. Merkst du, wie viel freundlicher es klingt, wenn du die Absolutismen durch realistischere Erwartungen ersetzt?

Ich glaube, die Zunahme an unrealistischen Erwartungen, die die Welt uns auferlegt, trägt dazu bei, dass auch die psychischen Gesundheitsprobleme bei jungen Menschen zunehmen. Wenn du dir zu viele dieser Maßstäbe zu Herzen nimmst, fühlt sich das Leben am Ende wie eine Checkliste an, die man abhaken muss. Da sind wir wieder bei dieser Idee von Kindheit als Fließband – wenn die Adoleszenz beginnt, geht es darum, auf der Checkliste abzuhaken, ob das Produkt (du) die Erwartungen der Gesellschaft ausreichend erfüllt. Das macht das Leben armselig und ruft Ängste auf den Plan. Es macht das Leben überwältigend und unerträglich, wenn du dich ständig dafür runtermachst, weil du all diesen Stimmen, was du alles sollst und musst, nicht gerecht wirst. Da ist kein Platz für Spaß oder Spontaneität.

Gute Erwartungen an dich selbst zu haben, heißt nicht, mehr oder höhere Erwartungen, sondern wohlwollendere, freundlichere und mitfühlendere Erwartungen zu haben. Es bedeutet zu entscheiden, welches die wichtigen Erwartungen sind, und die anderen ziehen zu lassen. Der einzig gültige Absolutismus ist, dass du die Absolutismen gehen lassen musst.

Emilys Leben wurde von Absolutismen und exakten Maßstäben regiert – sie musste immer rechtzeitig in der Schule sein; sie musste immer ihre Notizen für jede Schulstunde durchgehen; sie wollte, dass alle sie mochten. In der Grundschule und in der ersten Zeit an der weiterführenden Schule war es ihr noch gelungen, diese selbstauferlegten Vorgaben einzuhalten, indem sie sich perfekt organisierte. Sie hatte eine rigide Abendroutine: Sobald sie nach Hause kam, erledigte sie zuerst ihre Hausaufgaben; um 18.30 Uhr aß sie zu Abend (wenn es später wurde, konnte es passieren, dass sie sich erbrechen musste); sie ging unter die Dusche; sie räumte ihr Zimmer auf und packte ihre Schulsachen drei Mal.

Ihre Routine war so gut organisiert, dass sie nicht mal bemerkte, dass sie Angst hatte. Diese rigide Struktur schützte sie davor. Als sie jedoch älter wurde, wurde es unmöglich, die Dinge weiterhin auf diese Weise zu kontrollieren. Die Hausaufgaben waren zum Beispiel auf einen Zeitraum von ein oder zwei Wochen angelegt und nicht an einem Abend zu schaffen. Weil sie jetzt mehr Fächer hatte, kam sie mit ihrem Lernsystem vor Tests oder Klassenarbeiten – ihren zeitaufwändigen Unterrichtsnotizen, dem Anlegen von Karteikarten und dem Wiederholen – nicht mehr hinterher.

Und das war die fundamentale Angst, die wir ansprechen mussten: Das Leben einer Jugendlichen ist komplex; du kannst nicht immer alles kontrollieren, nicht immer alles perfekt machen; manchmal muss man unschöne Kompromisse eingehen. Du kannst Zeit mit deiner Freundin haben (Es fühlt sich sicher und schön an, Zeit mit jemandem zu verbringen, der Teil deiner Clique ist), oder du kannst den früheren Bus nehmen (Es fühlt sich gut an, sich keine Sorgen machen zu müssen, dass man zu spät kommen könnte). Es gibt keine Quadratur dieses Kreises.

Andere Arten von negativen automatischen Gedanken

Ich habe nicht genug Platz dafür, all die verschiedenen negativen automatischen Gedanken durchzugehen, die in deinem Kopf auftauchen könnten. Wenn du dich dafür interessierst: Man kann darüber viel im Internet finden. Manche dieser Gedanken beinhalten[12]:

---

12 Halt dich nicht zu lange mit den verschiedenen Kategorien auf, sie sind nicht perfekt voneinander abzugrenzen. Manchmal passt ein Gedanke in mehrere Kategorien.

- Dinge persönlich zu nehmen – du denkst, dass es immer um dich geht, während das normalerweise gar nicht der Fall ist. Du denkst zum Beispiel, dass alle dich anschauen oder über dich reden würden.
- »Gedankenlesen« – du denkst, du weißt, was andere denken. Zum Beispiel, dass sie deinen Post nicht mögen.
- Dinge kleiner oder größer machen – du betonst manche Aspekte der Situation, zum Beispiel dass du eine Klassenarbeit verhauen hast, und ignorierst andere, zum Beispiel dass du in allen anderen gut warst.

Woher weißt du, ob ein Gedanke ein negativer automatischer Gedanke ist? Ist er negativ? Ist er blitzschnell in deinem Kopf aufgetaucht? Spiegelt er eine extreme Haltung wider? Dann ist es wahrscheinlich ein negativer automatischer Gedanke.

Mach den Test: angemessen und hilfreich

Wir alle haben negative automatische Gedanken, Momente des Zweifels, der Unsicherheit, Momente, in denen wir nicht schlüssig denken. Mithilfe eines ganz einfachen Tests kannst du überprüfen, ob der negative automatische Gedanke wahr ist oder nicht – und ihn anfechten, damit er keine Sorgen mehr bei dir hervorruft. Das hilft dir dabei, negative automatische Gedanken in ein Hintergrundrauschen zu verwandeln oder sie schnell aus deinem Kopf zu verbannen. Dabei musst du dir nur zwei Sachen merken:

- Ist der Gedanke in deinem Kopf der Realität **angemessen**? Was sind deine Anhaltspunkte dafür, dass er wahr ist?
- Wenn er wahr ist, ist es wirklich **hilfreich**, jetzt gerade daran zu denken?

Angstbewältigung durch das Verhalten

Kommen wir zu unserer finalen Kategorie der Angstbewältigung: dem Verhalten. Wie du dich verhältst, bevor, während oder nachdem du Angst hast, beeinflusst sie in dieser Situation und in der Zukunft.

Manche Menschen versuchen, die Angst zu vermeiden;
andere versuchen, sie zu kontrollieren;
manche Menschen füttern sie.
Keine dieser Strategien ist hilfreich …

VVA – Vermeide die Vermeidung der Angst

Kein lebenswertes Leben ist ganz ohne Angst. Es ist unmöglich, Ängste komplett zu eliminieren, aber manchmal versuchen junge Menschen das, indem sie bestimmte Situationen vermeiden. Das geht oft auf spektakuläre Weise nach hinten los. Wenn man versucht, Ängste zu vermeiden, reduziert man sie dadurch meist kurzfristig, aber fast immer werden Ängste langfristig dadurch schlimmer.

Ich erzähle meinen Patient*innen gern die Geschichte, wie ich selbst früher Angst davor hatte, in der Öffentlichkeit zu sprechen, und versuchte, es zu vermeiden. Ich glaube, das ist zum Teil der Grund, warum ich Therapeutin geworden bin, weil ich den Menschen in der Therapie eins zu eins gegenübersitze, statt einer Menschenmenge gegenüberzustehen. Was sich in meine Erinnerung eingebrannt hat, ist, wie ich in der sechsten Klasse versuchte, eine Debatte zu führen. Am Ende las ich meine Argumente vor, verhaspelte mich und schwitzte, während mein Diskussionspartner (ein insgesamt ziemlich bescheuerter Typ) frei sprach – ohne Notizen, dafür mit Humor – und auf das Publikum einging. Ein andermal, zu Beginn meiner beruflichen Laufbahn, musste ich vor Eltern über Schlafprobleme von Kleinkindern sprechen, und wieder rang ich mit den Worten, während sie ihre Fragen auf mich abfeuerten. Insgeheim dachte ich: »Du machst dich zum Affen – sieh dich an, wie du über deine eigenen Worte stolperst! Alle können sehen, wie nervös du bist.« Ich erinnere mich daran, wie ich mich zusammennehmen musste, um bei unseren Team-Visiten im Krankenhaus vor zehn bis fünfzehn Menschen zu sprechen. Was, wenn ich mich verhaspelte? Wenn die anderen über mich lachen würden? Ich hasste es.

Denkst du, dass ich meine Angst während dieser Zeit überwand? Nein, das tat ich natürlich nicht. Denn um deine Ängste zu überwinden, musste du dich ihnen stellen, und weil sich diese einzelnen Situationen so sehr in meine Psyche eingeschrieben hatten, mied ich sie meistens.

Unglücklicherweise, oder glücklicherweise, je nachdem, wie man die Sache betrachtet, wurde es ein zentraler Teil meines Jobs, vor anderen zu sprechen. Unser Team begann, die Eltern unserer frisch diagnostizierten Patient*innen in Gruppen zu unterrichten, und auch ich wurde für einige Sitzungen eingeteilt. Keiner in meinem Team hatte auch nur die leiseste Ahnung, dass ich Angst davor hatte, vor anderen zu sprechen: Ich hatte es erfolgreich vermieden, und meine Angst war ihnen verborgen geblieben.

Ich erinnere mich immer noch an die erste Gruppe, die ich leitete – daran, was ich anhatte, welche Eltern daran teilnahmen, wo es stattfand und wer die Gruppe mit mir betreute. Vor allem kann ich mich daran erinnern, wie mir in meinem Kleid der Schweiß hinabrann.

Doch die Umstände waren in vielerlei Hinsicht günstig. Erstens hatte ich Vertrauen in mein Thema, auch wenn ich kein Vertrauen in meine Fähigkeit, vor anderen zu sprechen, hatte. Zweitens erwartete mein Kollege von mir, dass ich vor der Gruppe sprechen würde, und er vertraute mir und war da, um mich zu unterstützen. Er hatte keine Ahnung, dass ich nervös war. Kein Wort herauszubringen, wäre mir vor ihm peinlich gewesen. Drittens war das Publikum auf meiner Seite. Sie alle hatten ein ernstlich krankes Kind und wussten, dass ich über diese Krankheit Bescheid wusste – sie waren nicht hier, um mir Vorhaltungen zu machen oder mit mir zu streiten. Sie wollten wissen, was ich wusste. Es war die perfekte Situation, um mich meiner Angst zu stellen.

Und, das war vielleicht am entscheidendsten, ich musste weitermachen. Glaubst du, dass ich meine Angst danach überwand? Ja. Inzwischen halte ich ständig Vorträge. Menschen, die mich während der letzten fünfzehn Jahre kennengelernt haben, wären verwundert, wenn sie wüssten, dass ich einst Angst vor Vorträgen gehabt habe.

Obwohl die Idee, die Angst in deinem Leben zu reduzieren, in der Theorie gut klingt, gibt es in der Realität eine feine Grenze zwischen der Verringerung der Angst und ihrer Vermeidung. Du musst dich ganz ehrlich fragen, welches von beiden du tust. Einerseits könntest du sagen: Ich habe meine Angst kurzzeitig reduziert, bei verschiedenen Gelegenheiten, über fünfzehn Jahre hinweg, indem ich nicht vor Publikum gesprochen habe. Andererseits, wenn du zusammenrechnen würdest, wie viel Angst ich gefühlt habe, indem ich öffentliches Sprechen all diese Jahre vermieden habe und weil ich meine Angst verstecken musste – dann komme ich wahrscheinlich auf mehr Angst, als ich empfunden hätte, wenn ich das Problem gleich zu Anfang angegangen wäre. Und ich habe vermutlich alle möglichen beruflichen Chancen verpasst.

Als Katie mich aufsuchte, war sie Anfang zwanzig. Sie war in ihrem zweiten Jahr an einer top Universität, litt aber an lähmender Angst. Sie war permanent ängstlich: Wenn sie morgens aufwachte, hatte sie Angst, was der Tag bringen würde; wenn sie abends schlafen ging, machte sie sich Sorgen darüber, was sie im Lauf des Tages gesagt und getan hatte.

Katie war in der Schule immer gut zurechtgekommen. Die anderen hatten sie gemocht, auch wenn sie eher still war – und weil sie wissbegierig war und ein fotografisches Gedächtnis besaß, musste sie sich nicht allzu sehr anstrengen, um Klassenbeste zu sein. Andere wetteiferten mit ihr, aber das machte ihr nicht viel aus. Sie besuchte eine relativ kleine Mädchenschule, und es war nicht überraschend, dass sie einen Platz an einer top Universität bekam. Ihr Leben war prima gewesen, bis auf eines: das Erröten. Sie hasste es. Natürlich hatten andere Kinder auf sie gezeigt und gerufen »Du wirst rot!«, als sie jünger gewesen war, aber als sie älter wurde, hatte sie sich in ihrer Schule sehr wohl gefühlt. Sie errötete kaum noch und machte sich auch keine Sorgen, ob ihre eng miteinander verbundene Clique es bemerkt hatte, weil sie wusste, dass es ihnen egal wäre und sie nicht über sie urteilen würden.

*An der Uni begann sie, ängstlicher zu werden. Sie fand die Kurse schwerer als gedacht und war sich bewusst, wie klug ihre Kommiliton*innen waren. Sie begann, sich unsicher zu fühlen, wenn sie sich im Unterricht meldete, aus Angst zu erröten, also meldete sie sich nicht mehr. Sie fühlte sich wie eine Betrügerin und dachte, dass sie nicht klug war und dass man herausfinden würde, dass sie nicht gut genug wäre. Sie fühlte sich unbeholfen und verglich sich häufig mit ihrer Kommiliton*innen, und deshalb verbrachte sie die Mittagspausen oft im Hörsaal oder in der Bibliothek. Auch wenn es sie zu manchen Jungen und Mädchen hinzog – wenn sie jemanden mochte, bemerkte sie, wie sie rot wurde, sobald sie mit der Person sprach, und deshalb vermied sie es und hatte noch nie eine Beziehung gehabt.*

In den Achtzigern gab es mal ein Buch mit dem Titel *Selbstvertrauen gewinnen. Die Angst vor der Angst verlieren.* Man kann es tatsächlich kaum besser zusammenfassen. Es ist im Grunde so: Wenn wir Dinge vermeiden, dann wächst unsere Angst vor ihnen. Stattdessen müssen wir die richtigen Rahmenbedingungen finden, unter denen wir unseren Ängsten gegenübertreten, sie überwinden und unserem Selbstvertrauen erlauben können zu wachsen.

Angst und Kontrolle

Für viele Mädchen und junge Frauen, die zu mir kommen, ist ihre Angst etwas Abstrakteres als die konkrete Angst davor, vor anderen zu sprechen. Unsere Gesellschaft bietet ihnen mehr Chancen und Wahlmöglichkeiten, als Mädchen je zuvor in der Geschichte hatten. Und das ist aufregend, aber diese Aufregung schlägt häufig in Angst um, weil das Tempo so hoch ist. Sie fühlen sich unablässig gemustert und beurteilt, vor allem in der Schule und im Internet (dazu mehr in späteren Kapiteln). Die Angst, die ich bei diesen Patientinnen sehe, ist an die Überzeugung gekoppelt, dass sie nicht gut genug/dünn genug/schlau genug/beliebt genug sind. Als Reaktion auf diese Angst streben sie nach Kontrolle.

In einer unsicheren, sich verändernden, risikoreichen Welt versuchen sie, Sicherheit zu erlangen, indem sie versuchen das Lernen, die Prüfungsergebnisse, ihre physische Umgebung, ihr Gewicht, ihr Aussehen und ihre Eltern zu kontrollieren. In dem Versuch, die Angst zu reduzieren, streben sie danach unfehlbar zu sein, die bestmögliche Version ihrer selbst zu sein. In der Psychologie nennt man das Perfektionismus.

Ich verrate dir ein Geheimnis: Perfektion ist ein Mythos – es gibt sie nicht. Jede einzelne Sache ist eine Frage der Einschätzung. Und das unablässige Streben nach Perfektion macht die Angst nicht kleiner. Es feuert sie lediglich an. Das endlose Streben, Abnehmen, Lernen und Wiederholen für Klausuren ist in Wirklichkeit eine Form der Vermeidung. Es bewahrt dich davor, deiner Angst vor Unsicherheit, davor nicht dein Bestes zu geben oder die besten Resultate zu erzielen, ins Auge zu sehen. Die Angst kurzzeitig zu reduzieren, indem du nach Perfektion strebst, bedeutet in Wirklichkeit, dass du deine Versagensängste vermeidest. Und wie wir schon gesehen haben, hilft Angstvermeidung langfristig nicht. Indem du hart arbeitest, abnimmst, deinen Tanz immer und immer wieder übst, indem du jeden Tag trainierst, indem du unerbittlich jedes Sollen und Müssen befolgst, erlangst du vielleicht die Illusion, dass du die Situation kontrollieren kannst, und das verringert deine Angst für eine gewisse Zeit. In Wirklichkeit vermeidest du jedoch etwas: die Angst davor, keine Kontrolle zu haben und verletzlich zu sein. Das ist die größte Angst von allen. Und je mehr Zeit vergeht, in der du dich der Angst vor deiner eigenen Verletzlichkeit nicht stellst, in der du keine Erfahrungen darin sammelst, dass man Fehler machen kann und es okay ist, desto mehr steigern sich deine Angst, dein Perfektionismus und dein Kontrollverhalten. Perfektionismus ist tatsächlich toxisch für die psychische Gesundheit und für die Verbindung zu anderen Menschen. Wir werden in den Kapiteln über das Internet und Beziehungen darauf zurückkommen.

Versteh mich nicht falsch, es gibt sicherlich Situationen, in denen es das Beste ist, deine Angst zu reduzieren, aber das geschieht kaum dadurch, dass du den Druck auf dich selbst erhöhst oder dir höhere Maßstäbe setzt. Vielleicht überfordern dich beispielsweise die Schulabschlussprüfungen und du willst deine Angst verringern. Ein Fach aufzugeben, das du nicht magst, in dem du nicht gut bist oder das du für deine Zukunft nicht brauchst, könnte eine vernünftige Sache sein. Nicht vernünftig ist es, ein halbes Jahr lang um Viertel vor sechs aufzustehen, um ein selbst auferlegtes Lernpensum zu schaffen. Ersteres bedeutet eine Verringerung der Angst, das Zweite ist Angstvermeidung, die kurzfristig funktioniert, dich langfristig aber umso mehr stresst, ruhelos und zu einer Getriebenen macht.

Angstreduktion	Angstvermeidung
Dir sagen, dass du gut aussiehst und dein Aussehen sowieso das Unwichtigste an dir ist	Kohlenhydrate weglassen und um halb sieben aufstehen, um Kardiotraining zu machen
Zuverlässig und kontinuierlich arbeiten, aber dir auch Zeit dafür nehmen, Spaß zu haben, Sport zu machen, Zeit mit deiner Familie und dem Hund zu verbringen	In jeder Sekunde des Tages arbeiten. Lernplakate im Bad aufhängen. Sechs Monate lang sind die Prüfungen 24/7 deine Nahrung, dein Sauerstoff, dein Schlaf
Du selbst sein	Die Beste sein
Deinen Werten gemäß leben	Dein Leben an Ergebnissen und Leistungen ausrichten

Es ist also kompliziert: Manchmal bedeutet das Aufgeben von Aktivitäten in Wirklichkeit, etwas zu vermeiden (wie ich, wenn ich mich weigern würde, vor anderen zu sprechen, um meine Angst zu vermeiden). Und manchmal kann es auch Vermeidung sein, eine Aktivität nicht aufzugeben (wenn man zum Beispiel versucht, perfekt zu sein und alles zu schaffen). Normalerweise reduziert sich die Angst, wenn sich auch Druck, Tempo und Ansporn reduzieren, aber nicht dadurch, dass du etwas Konkretes (zum Beispiel öffentliches Sprechen, Kohlenhydrate) oder etwas Generelles (verletzlich sein oder keine Kontrolle haben) vermeidest. Aber nur du selbst weißt tief in deinem Herzen, ob deine Handlungen vernünftige Handlungen sind, um den überwältigenden Druck in deinem Leben zu verringern, oder ob du versuchst, etwas zu vermeiden, weil du Angst vor deiner eigenen Verletzlichkeit oder dem Versagen hast.

Deine Angst füttern oder sie verhungern lassen

Nach Kontrolle oder Perfektion zu streben, kann deine Angst befeuern, aber das ist nicht der einzige Weg. Ein anderer Weg ist die Suche nach mehr Informationen. Stell dir ein Tier vor, das im Wald von einem Raubtier aufgescheucht wird. Es zeigt, noch bevor es kämpft oder flieht, eine Schreck-Reaktion: die Ohren stellen sich auf, die Augen weiten sich, beobachten und sammeln Informationen. Wenn wir uns erschrecken oder besorgt sind, dann wollen wir mehr Informationen. Wir leben jedoch in einer Welt, die voll von Informationen ist, und wir müssen lernen, wann wir damit aufhören sollten – wann der Informationsfluss die Angst füttert.

Während ich dieses Buch schreibe, verbreitet sich der Coronavirus über die Welt. Es kann verführerisch sein, mehr und mehr Informationen darüber zu sammeln. Während des Zweiten Weltkriegs, als meine Mutter ein Baby war, kamen alle paar Stunden Nachrichten im Radio, und die Zeitung wurde einmal am Tag ausgeliefert. Heute haben wir verschiedenste Nachrichtenquellen, und das erzeugt die Illusion, dass es auch mehr Informationen zu sammeln gäbe. Alles wird analysiert und schraubt sich zu einem Crescendo der Angst hoch, und das noch bevor du dich in deine eigenen Snapchat-Nachrichten oder WhatsApp-Gruppen begibst. Sowohl die traditionellen als auch die sozialen Medien benutzen eine »absolute«, entschlossene Sprache, die den Angst-Kreislauf befeuert: »Die Regierung MUSS jetzt handeln«, »Etwas MUSS getan werden«. Graustufen werden ignoriert, Nuancen werden überdeckt, weil die Geschichten sonst langweilig werden.[13]

---

13 Gäbe es eine Schlagzeile dazu, wäre es diese: »Psychologin behauptet, die Medien VERURSACHEN Ängste«, und wahrscheinlich nicht »Psychologin glaubt, die Verwendung aufpeitschender Sprache in den Medien trage zu einer Kultur der Angst bei«. Du siehst, Nuancen bringen einfach keine guten Schlagzeilen. Aber wir leben in einer überdrehten Welt, die riskiert, dass sich Ängste verschärfen.

Weder deine Angst zu überfüttern (durch die unablässige Suche nach Informationen) noch sie auszuhungern (durch Vermeidung oder Perfektion) ist ein guter Ansatz. Ein ausgewogener Ansatz würde bedeuten, dass du dich deinen Ängsten in einer gelenkten, kontrollierten Situation stellst und dann deine Flügel ausbreitest und losfliegst.

Katies Studiengang bestand aus mehr Vorlesungen als andere Fächer, und sie musste sich sehr anstrengen, um hinterherzukommen. Ihre Mitbewohnerinnen hatten weniger Vorlesungen und waren viel lauter als sie, sodass sie ständig das Gefühle hatte, sie wäre die Langweilige, die immer früh schlafen ging. Eines Morgens, nachdem die Party der anderen sie abends lange wachgehalten hatte, verschlief sie und kam zu spät zur Vorlesung. Während sie in der letzten Reihe des Vorlesungssaals saß, hatte sie ihre erste Panikattacke. Sie legte sich auf der Bank hin und glücklicherweise bemerkte wohl niemand etwas, doch sie schämte sich sehr. Sie hatte schreckliche Angst, dass es wieder passieren könnte, deshalb setzte sie sich ab diesem Zeitpunkt immer in die letzte Reihe oder erledigte die Aufgaben online und ging gar nicht erst zur Uni. Sie hatte außerdem Angst, wieder zu verschlafen, lag aber nachts oft wach, weil sie sich darüber Sorgen machte oder darüber, am nächsten Tag müde zu sein. Und ironischerweise hielt genau das sie wach. Sie erfand Gründe, an den Wochenenden zu ihren Eltern zu fahren, weil sie dort besser lernen konnte, besser schlief und ihre Angst weniger getriggert wurde.

Nach der Hälfte des ersten Studienjahrs fand sie heraus, dass ihre Mitbewohnerinnen schon angefangen hatten, sich nach einer Unterkunft für das zweite Jahr umzusehen, ohne sie mit einzubeziehen: Drei von ihnen waren Teil einer Clique mit anderen Mädchen außerhalb der Wohnung, die anderen zwei hatten ebenfalls andere Cliquen. Es schien, dass sie sie eher aus Versehen nicht miteinbezogen hatten und nicht absichtlich – einfach deshalb, weil sie an einem der Wochenenden, an denen Katie nicht da war, auf das Thema gekom-

men waren. Es gab eine große Unsicherheit, ob sie ein Haus in der richtigen Größe finden würden, und am Ende schloss sie sich einer der Gruppen an, der noch eine Mitbewohnerin fehlte.

Als das zweite Studienjahr startete, war ihr sehr wohl bewusst, dass sie die »extra« Person in der Wohnung war, und sie war sehr darauf bedacht, niemanden zu verärgern. Sie begann, das, was sie gesagt hatte, infrage zu stellen, entschuldigte sich häufig oder fragte wiederholt, ob jemand etwas dagegen hatte. Sie tat das so häufig, dass sie von sich selbst genervt war. Sie hatte sich immer zu einer ihrer neuen Mitbewohnerinnen hingezogen gefühlt, aber sie hatte so große Angst, rot zu werden, dass sie sich nicht traute, sich mit ihr zu unterhalten. Sie mied die Küche, wenn die Mitbewohnerin sich dort aufhielt, und verbrachte mehr Zeit in ihrem Zimmer. Wenn sie die Gemeinschaftsräume betrat, hatte sie oft das Gefühl, dass sie den anderen die Stimmung verderben würde oder dass sie sie für eine Langweilerin hielten. Also blieb sie noch häufiger auf ihrem Zimmer. Ihre Welt wurde kleiner. Sie überlegte, ein Jahr auszusetzen, weil sie sich nicht dazu überwinden konnte, nach den Semesterferien zurückzukehren. Doch das gab ihr das Gefühl, eine Versagerin zu sein.

Gemeinsam versuchten wir nachzuzeichnen, wie Katies Vermeidungsverhalten zu einer Spirale der Angst geführt hatte. Sie hatte so große Angst, dass andere bemerken könnten, wie sie rot wurde, dass man sie bei einer Panikattacke beobachten oder sie anderen auf die Nerven fallen könnte, dass sie allen Situationen, in denen diese Dinge passierten oder passieren konnten, aus dem Weg ging. Es hatte damit begonnen, dass sie sich in den Vorlesungen nicht mehr melden konnte, und als Nächstes wollte sie gar nicht mehr zu den Vorlesungen gehen. Dann wollte sie auch nicht mehr in ihrer Wohnung sein. Sie malte sich Katastrophen aus – wie abstoßend es wäre, wenn andere sähen, wie sie rot wurde; wie demütigend es wäre, wenn andere eine ihrer Panikattacken bemerkten. Die Tatsache, dass ihr das Studium schwerfiel, bedeutete für sie, dass sie eine Hochstaplerin war. Waren diese Gedanken der Realität angemessen? Waren sie hilfreich? Oder ermöglichte das Vermei-

den all dieser Situationen es ihrer Angst, ihr Leben zu bestimmen, so weit, dass sie darüber nachdachte, das Studium aufzugeben?

Sie musste sich ihren Ängsten stellen. Als sie das im Lauf der Therapie verstanden hatte, begann sie mit meiner Unterstützung, sich einigen dieser Ängste zu stellen, statt sich in ihrem Leben einzuschränken. Sie musste sich in Situationen begeben, die sie zuvor vermieden hatte, und die Gedanken, die ihr Selbstbewusstsein untergruben, ignorieren. Sie musste den Wunsch, immer die Kontrolle zu haben, aufgeben und sich erlauben, verletzlich zu sein.

Gibt nicht dein Bestes, sei nicht die Beste – leb dein bestes Leben

Angst ist komplex und sie sieht nicht immer gleich aus. Deshalb kann es manchmal schwer sein, deine Gefühle zu erkennen oder sie zu verstehen, vor allem wenn du sie sehr gut mithilfe von Vermeidung und Kontrolle versteckst. Angst steigt in einer Spirale auf, mit Symptomen auf einer Ebene, die noch mehr Symptome auf einer anderen Ebene hervorrufen. Und am Ende wird daraus ein in sich verschlungenes Wollknäuel.

Das Positive ist jedoch, dass das heißt, dass es verschiedene Ebenen in dir gibt, auf denen zu versuchen kannst, deine Angst zu reduzieren oder zu bewältigen (physiologisch, kognitiv, in deinem Verhalten). Du hast auch die Option zu versuchen, die dich umgebenden Systeme zu verändern, zum Beispiel deine Freundschaften, deine Schule, deine Aktivitäten. Du könntest darüber nachdenken, ob all der Druck gut für dich ist oder ob du ein Leben führen willst, das weniger Ängste erzeugt. Atme, entspann dich, denk angemessen und hilfreich über Dinge nach. Vermeide Dinge nicht und versuche auch nicht, sie zu kontrollieren. Such nach Balance.

KAPITEL 6

Bildung und Abschlüsse

»Viele hoch talentierte, brillante, kreative Menschen denken, sie wären all das nicht, weil die eine Sache, die sie gut konnten, in der Schule nicht wertgeschätzt wurde.«

KEN ROBINSON

In westlichen Ländern lassen junge Frauen junge Männer bei den Prüfungsergebnissen hinter sich. Dieses Kapitel wird der reinste Spaziergang, oder? Es scheint, dass ihr Mädchen die Sache mit der Bildung total im Griff habt. Aber ist das wirklich so? Ihr macht bessere Abschlüsse als Jungen, das ist eine Tatsache. Ich möchte dir jedoch ein paar Fragen dazu stellen: Wie fühlen sich schulische und universitäre Bildung für dich an? Und was kosten sie dich?

In diesem Buch geht es nämlich nicht um Noten – es geht um deine psychische Gesundheit und darum, emotional zu überleben. Und was mir in den Sitzungen mit meinen Patientinnen auffällt, ist der enorme Einfluss, den das Bildungssystem auf sie hat, oft auf Kosten von allem anderen, inklusive einem gewissen Maß an seelischer Gesundheit. Viele meiner Patientinnen werden von der Überzeugung aufgefressen, dass es in der Schule, auf dem College oder an der Universität um nichts als gute Abschlüsse geht und es sich nur lohnt, wenn man super Prüfungsergebnisse erzielt. Jeder andere Bereich ihres Lebens und ihrer Erfahrungswelt wird dem »Gute-Leistungen-Bringen« geopfert oder, und das ist noch toxischer, dem »Sein-Bestes-Geben«.

Ich glaube nicht, dass das, was meine Patientinnen in Bezug auf Bildung denken und fühlen, von ganz allein entstanden ist. Ich glaube, ihre Gedanken und Empfindungen reflektieren, wie in der Familie, im Freundeskreis, in den Bildungseinrichtungen, innerhalb der Gesellschaft und weltweit über Bildung gesprochen wird. Der Druck wird stufenweise nach unten weitergegeben – auf internationaler Ebene werden Länder auf Basis von Prüfungsnoten und Leistungen verglichen, auf nationaler Ebene stufen Regierungen Schulen nach ihren Resultaten ein. Die Schulen, die ja um diese Bewertungssysteme wissen, werten aus, inwiefern Lehrer*innen die Fähigkeit haben, gute Prüfungsergebnisse bei ihren Schüler*innen zu erzielen. Die Eltern, die das Beste für ihr Kind wollen, konkurrieren miteinander um Plätze an den am besten bewerteten Schulen und befragen die Lehrer*innen, ob ihr Kind im Vergleich zu anderen gut abschneiden wird.

Kennst du das Märchen *Des Kaisers neue Kleider*, in dem die komplette Gesellschaft sich dem Wahn des Kaisers anschließt, dass er tatsächlich etwas anhabe – obwohl er in Wirklichkeit nackt ist? Tja, ich finde, genau das passiert in unserer Gesellschaft im Hinblick auf Abschlüsse. Sie sind ins Zentrum unserer Aufmerksamkeit gerückt, wir sprechen ständig über sie. Sie haben enorme Wichtigkeit erlangt: In der Grundschule geht es darum, wer es aufs Gymnasium schafft, später dann darum, wer den besten Abschluss oder das beste Abitur hat. Eine Massenhysterie hat das Land erfasst.

Und trotzdem sagen Eltern, wenn ich mit ihnen darüber spreche, dass ihnen die Prüfungsergebnisse ihrer Kinder egal seien – sie würden einfach nur wollen, dass ihr Kind glücklich ist. Von Lehrer*innen und Schulleiter*innen höre ich, sie würden einfach nur wollen, dass die Kinder ihr Potenzial entfalten können. Und dass die Prüfungsergebnisse nicht so wichtig seien wie die seelischen Bedürfnisse eines Kindes und sein Wohlergehen. Regierungen wissen, dass eine funktionierende Gesellschaft Kinder mit ganz unterschiedlichen Interessen und Leistungsniveaus braucht, und dennoch sprechen sie davon, dass gute Abschlüsse der einzige Weg zu guten Zukunftschancen seien. Sie sprechen von fehlender Bildung, Nachhilfeunterricht, der richtigen Vorbereitung eines Essays und von Lernclubs in den Ferien. Und verbreiten dadurch implizit und explizit die Botschaft, dass Abschlüsse sehr, sehr wichtig seien.

Und unterdessen befindest du dich im Zentrum dieses Massen-Irrglaubens, lässt dir diesen Wahnsinn einreden, der einen enormen Druck auf dich und alle Kinder um dich herum erzeugt, euch zermürbt und dazu anstachelt zu glauben, die guten Abschlüsse wären der Weg zum Glück und zu dem Gefühl, gut genug zu sein. Viele Mädchen glauben tatsächlich, dass ihre akademischen Leistungen das Wichtigste an ihnen sind.

Und dieser Glaube ist unglaublich schädlich.

Es gibt jedoch noch einen anderen Weg.

Vielleicht müsst ihr die Erwachsenen mit ihrem Wahn konfrontieren, mit all der Unbedarftheit eurer Jugend. Vielleicht solltet ihr euch all die Wir-streben-die-ganze-Zeit-nach-etwas-Besserem-Erwachsenen mal anschauen und sie, wie das Kind, das damit herausplatzt, dass der Kaiser gar nichts anhabe, fragen: »Im Ernst? Das soll es jetzt sein?«

Frankie kam im Sommer nach den Prüfungen für den mittleren Schulabschluss zu mir und litt unter Niedergeschlagenheit, Panik und Angst. Sie hatte immer hart gearbeitet, war fast Klassenbeste und hatte Aussicht auf gute Noten. Doch während der Prüfungsphase wäre sie beinahe zusammengebrochen. Sie hatte oft kaum geschlafen und konnte sich dann nicht konzentrieren oder lernen. Sie hatte sich ruhelos gefühlt. Die Folge war, dass sie nun glaubte, ihre Prüfungen wären sehr schlecht gelaufen, und dass sie sich in den Sommerferien überhaupt nicht entspannen konnte. Sie fürchtete sich jeden Tag vor den Ergebnissen. Noch mehr fürchtete sie sich davor, das Abitur in Angriff zu nehmen. Die Vorstellung, noch einmal so unter Druck und in Sorge zu sein, war unerträglich für sie.

Bildung und psychische Gesundheit

Es scheint, dass schulische und universitäre Bildung heute vor allem im Hinblick darauf diskutiert werden, welche Leistungen du bringst – also daraufhin, wie du in den Prüfungen abschneidest. Dein Erfolg und der deiner Schule werden zunehmend anhand von Abschlüssen gemessen. Das war vor einer Generation noch nicht so. Ich muss daran denken, wie ich einmal mit einer Sekretärin an einer Grundschule sprach. Sie dachte an die alten Zeiten zurück, damals, vor vierzig Jahren, als es noch keinen landesweiten Lehrplan gab und keine standardisierten Vergleichstests und die Lehrer*innen weitgehend das unterrichten konnten, was sie wollten. Sie erinnerte sich immer noch gern an einen Lehrer, der den halben Tag lang Gitarre spielte und das Ganze Musikunterricht nannte.

Auch wenn es nicht ideal ist, ein Jahr lang nur Gitarre spielen zu lernen: Das ergebnisorientierte Bildungsmodell, das wir heute haben, hat ebenso wie das ergebnisorientierte Erziehungsmodell große Nachteile, vor allem für deine psychische Gesundheit. Und die psychische Gesundheit zu ignorieren ist verrückt, weil sie ganz wesentlich mit deinen schulischen Leistungen verbunden ist. Wir wissen, dass Kinder, die grundsätzlich zufrieden sind und ihre Schule mögen, im Schnitt bessere Ergebnisse erzielen.

Lass uns also versuchen zu verstehen, wie schulische Leistungen und psychische Gesundheit zusammenhängen.

Für diejenigen von euch, denen die Schule nicht ganz so leichtfällt

Wahrscheinlich ist das ganze Akademische – etwas zu lernen, um Prüfungen zu bestehen – für manche von euch einfach nicht euer Ding. Langfristig gesehen ist das völlig okay. Die Welt ist groß, und akademisches Lernen ist nur ein Teil davon. Es wird etwas anderes für dich geben. Du befindest dich jedoch jahrelang in einer Situation (der Schule), in welcher der Hauptfokus genau *darauf* liegt – in der du auf Basis deiner akademischen Fähigkeiten benotet und bewertet wirst.

Denk an die Grundschule zurück, daran, wie ihr mit sechs oder sieben dort angefangen habt. Dann gab es Kinder, die groß, und Kinder, die klein waren. Kinder, die schnell liefen, und Kinder, die bummelten. Kinder, die sich in die Hose machten, und Kinder, denen das nicht passierte. Kinder, die mehrere Sprachen konnten, und Kinder, die kaum sprachen. Kinder, die laut oder kontaktfreudig waren, und Kinder, die still oder schüchtern waren. Kinder, die lustig waren, Kinder, die ernst waren. Kinder, die sich um andere kümmerten, und Kinder, die andere herumschubsten. Kinder, die kreativ waren, und Kinder, die das taten, was man ihnen auftrug. Kinder, die sich konzentrieren konnten, und Kinder, die tagträumten. Kinder, die die Rechenperlen auf den Boden schütteten, das Buch falsch herum hielten oder es sich auf den Kopf setzten, und Kinder, die verstanden, wie Rechnen ging und intuitiv gut lesen konnten.

Jedes dieser Merkmale (vielleicht abgesehen vom Einnässen) könnte für deine Lebenspläne wichtig sein, doch nur das Rechnen und Lesen steht im Mittelpunkt der Schullaufbahn. Bald nach der Einschulung hören Kinder die Botschaft, dass das, was in der Schule vermittelt wird, das Allerwichtigste ist, das, was für die Leute an der Schule zählt, und das, wonach ihr beurteilt und eingeteilt werdet. Wie auch immer die Erwachsenen es verschleiern (zum Beispiel indem sie den guten Gruppentisch Eichhörnchen und den schlechten Gruppentisch Hasen nennen), sie können niemanden täuschen, und du weißt instinktiv, dass du aufgrund deiner vorhandenen oder fehlenden Fähigkeiten benotet wirst.

Ich erfuhr, dass Frankie ihr Leben lang gut in der Schule gewesen war und dass sie dachte, dass alle sie auch auf diese Weise sehen würden. Über die Jahre hatte sie sich bezüglich der Noten oft im Wettstreit mit ihren Freundinnen gefühlt und sich angestrengt, um zu den Besten der Klasse zu gehören, doch irgendwann hasste sie sich dafür. Sie waren ihre Freundinnen! Es war nicht okay, dass sie sie übertrumpfen wollte. Was sagte das über sie aus? Sie war eindeutig kein sehr netter Mensch. Während sie sich beim Lernen noch mehr reinhängte, fiel ihr auf, dass andere Bereiche ihres Lebens verkümmerten. Sie glaubte, dass ihre Freundinnen sie ein bisschen langweilig fänden. Doch das führte nur dazu, dass sie sich umso mehr anstrengte: Es fühlte sich so an, als ob das viele Lernen sie als Person ausmachte und alles war, was sie hatte. Sie konnte nicht weniger tun, denn wer wäre sie, wenn sie keine guten Noten bekäme?

Auf lange Sicht kann es natürlich sein, dass sich deine übrigen Charaktereigenschaften als wichtiger dafür erweisen, welchen Job du ergreifen oder wer du sein willst. Vielleicht wirst du Basketballerin, Comedienne, PR-Frau oder Bibliothekarin. Vielleicht möchtest du in hierarchischen Strukturen wie der Polizei oder der Armee arbeiten oder dein eigenes Unternehmen haben und dein eigener Boss sein. Vielleicht willst du einen Job, in dem du kreativ sein und unkonventionell denken kannst (statt mit Holzperlen zu rechnen). Vielleicht willst du etwas Praktisches mit den Händen machen oder Dinge herstellen, wie eine Klempnerin oder Schneiderin. Vielleicht willst du dich gegen Bezahlung um Menschen kümmern oder eine Familie gründen und in Teilzeit arbeiten. Viele verschiedene Fertigkeiten und Talente spielen eine Rolle dafür, wer du bist und was aus dir wird, doch die Schule konzentriert sich immer mehr auf eine geringe Bandbreite akademischer Fächer.

Das erzeugt bei dir wiederum die Vorstellung, dass in diesen Fächern die Schlüsselfertigkeiten liegen, die du im Leben erlernen musst. Eine Vorstellung, die ich und viele Menschen, die mehr über Bildung wissen als ich, grundsätzlich falsch finden (siehe auch Ken Robinson im *Wenn du mehr wissen willst*-Abschnitt). Für viele Leute spielt das, was sie bis zum Schulabschluss lernen, über rudimentäre Mathe- und Englischkenntnisse hinaus kaum eine Rolle für ihre spätere Arbeit und ihren späteren Alltag. Die Annahme, dass alles, was wir in der Schule lernen, wichtig sei und wir es nicht vergessen dürften, ist in der Gesellschaft weit verbreitet und grundsätzlich falsch. Sie spiegelt sich in der Diskussion über Lerndefizite während der Pandemie wider, so als ob euch dieses Wissen für immer fehlen würde. Ich hatte Mathe, Physik und Chemie im Abitur, und ich weiß nichts mehr über Differenzialgleichungen, Bewegungslehre oder das Periodensystem – außer der Tatsache, dass ich mal etwas darüber wusste. Und selbst für meinen Doktortitel habe ich nicht eine einzige Vorlesung über die Therapie von Kindern und Jugendlichen mit Essstörungen angehört, obwohl das heute meine tägliche Arbeit ist. Ich musste das während des Arbeitens lernen. Auf manche der Dinge, die ich gelernt habe, um bestimmte Abschlüsse zu erlangen, habe ich mich in der nächsten Phase meiner Ausbildung gestützt. Meine bruchstückhaften Mathekenntnisse halfen mir beispielsweise bei den Statistiken, mit denen man es in der Psychologie zu tun hat. Doch der größte Teil dieser Abschlüsse waren nur brennende Reifen, durch die ich springen musste.

Wenn du allerdings nicht so gut darin bist, durch diese akademischen Reifen zu springen, dann kann Schule eine unglückliche Zeit sein. Sagen wir, du liegst in Mathe und Englisch unterm Durchschnitt, vielleicht hast du eine Dyslexie oder Dyskalkulie, vielleicht findest du es auch alles zu langweilig. Dann wird Schule für dich womöglich ein bisschen demotivierend sein. Das wiederum macht dich vielleicht traurig oder besorgt. Es führt vielleicht auch dazu, dass du dich schlecht fühlst.

Und wenn du bereits ein bisschen traurig bist – vielleicht weil deine Eltern gemein sind und du zu Hause unglücklich bist; vielleicht sind sie wunderbar, aber es geht ihnen nicht gut oder sie haben ihren Job verloren; vielleicht leidest du unter sozialer Benachteiligung wie Armut – dann wird dir die Schule noch mal schwerer fallen. Und in deinem Kopf formt sich womöglich die Überzeugung: »Ich bin eine Versagerin, alle sind klüger als ich, ich werde es nie zu etwas bringen.«

Oft ist es schwer, mit Erwachsenen darüber zu sprechen. Ich vermute, wenn du sagen würdest »Ich gehe nicht gern zur Schule. Ich mag viele der Fächer nicht und ich bin nicht gut darin«, dann würden die meisten Erwachsenen antworten »Tja, jeder muss zur Schule gehen, du musst einfach damit zurechtkommen, warum erledigst du jetzt nicht endlich die Hausaufgaben?« (Du kannst dir das bildlich vorstellen, oder? Leicht sarkastischer Ton, spitze Lippen, missbilligender Blick.)

Wenn du nicht gern zur Schule gehst oder denkst, du wärst darin nicht gut, dann birgt das Gefahren, und die Hauptgefahr ist, dass Schule irrelevant für dein Leben wird – du entfremdest dich von ihr. Viele junge Leute, die »aus ihrer schulischen und akademischen Arbeit kein Selbstbewusstsein schöpfen«, wie wir Psycholog*innen sagen, wenden sich anderen Dingen zu, um sich gut mit sich selbst zu fühlen. Idealerweise sind das soziale und konstruktive Tätigkeiten wie Malen, Bewegung, Theater, Tanz, Sport, soziales Engagement, soziale Gerechtigkeit, für etwas eintreten, Politik, anderen helfen.

Teenager*innen sind jedoch oft nicht so selbstlos, wenn sie mit ihrer Entfremdung von der Schule umgehen müssen, und nehmen stattdessen Drogen, wenn sie älter werden, trinken Alkohol oder rauchen, um den Schmerz zu betäuben, oder sie werden kriminell und schließen sich einer Gang an, um ihren Status aufzuwerten. Mädchen können dazu gedrängt werden, sich zu sehr über ihr Äußeres zu definieren (modisch angezogen, dünn oder hübsch sein) oder ihre Sexualität einzusetzen, um Aufmerksamkeit oder einen höheren Status zu erlangen. Wir nennen das

Objektivierung. Sie machen sich selbst zum Objekt: Wenn eine Person nur danach bewertet wird, wie sie aussieht und nicht danach, was in ihr steckt. Das kann dazu führen, dass junge Frauen denken, dass ihr Aussehen alles wäre, was sie zu bieten hätten, und dass ihre Persönlichkeit, ihr Verstand, ihre Warmherzigkeit, ihr Humor oder wie super sie grundsätzlich sind, nicht zählten. Auch wenn die oben genannten Strategien bis zu einem gewissen Grad okay sind – mit Ausnahme von Kriminalität und Gangs –, wird es Probleme geben, wenn du anfängst, das nicht aus Spaß zu tun, sondern für dein Selbstbewusstsein, weil du die Schule hasst oder weil du auf diese Weise schwierige Gefühle in den Griff bekommen willst, wie zum Beispiel Wut, Angst oder Trauer.

Wenn du in schulischen Dingen also nicht so gut bist, dann sage ich dir Folgendes: In der Schule sollte es nicht nur um Abschlüsse gehen, und es tut mir leid, wenn die Erwachsenen um dich herum das vergessen haben. Bildung sollte Interesse und Leidenschaft in dir wecken, deinem Leben Reichtum und Tiefe schenken. Sie sollte dir dabei helfen, die Gesellschaft, in der du lebst, zu verstehen, und dir ein Gefühl dafür vermitteln, was sinnhaft und wertvoll ist. Schule sollte dir die Tür dazu öffnen, ein gut funktionierendes, vernünftiges, glückliches erwachsenes Mitglied der Gesellschaft zu sein. Wenn sie das nicht ist und wenn du nicht gut in der Schule bist, dann halte durch; das Leben ist lang und du kannst es zu einem erfolgreichen machen.

Für diejenigen von euch, die gut in der Schule sind

Was ist jedoch mit denjenigen unter euch, die Schule mögen und mit den akademischen Fächern gut oder sogar sehr gut klarkommen? Dann ist es doch sicher logisch, dass die Schule ein Ort ist, an dem ihr viele Erfolge genießen und eine gute psychische Gesundheit ausbilden könnt, oder? Tja, es scheint nicht so. Die Fakten sagen, dass auch ihr es schwer habt.

Die Zunahme von Ängsten und selbstverletzendem Verhalten bei jungen Frauen ist ein großes Problem, und die Schule ist häufig der Ort, an dem junge Menschen sich als am unglücklichsten einstufen. Prüfungsangst tritt bei Mädchen viel häufiger auf als bei Jungen. Wenn du gut in der Schule oder im Studium bist, dann fühlt sich das vielleicht so an, als ob du auf einem aufsteigenden Weg bist, der dich zu einer Schüssel voller Gold am Ende des Regenbogens führt … zu einem guten Abschluss. Du arbeitest jahrelang auf etwas Abstraktes hin, etwas, das sich nie gut genug anfühlt und das oft völlig irrelevant ist, nachdem du es erworben hast.

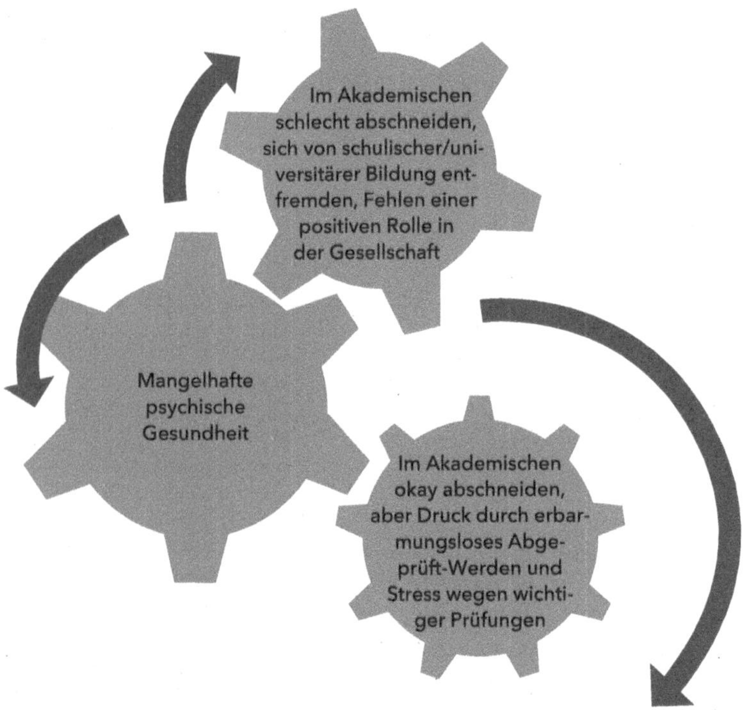

Bildung – die Freuden der Gegenwart verpassen?

Lass uns eine konkrete und klare Analogie finden, mit deren Hilfe wir besser über Abschlüsse nachdenken können. Stell dir vor, du baust ein Auto (deinen Realschulabschluss). Du musst lernen, wie man einen Motor baut, Metall verschweißt und die Karosserie ansprüht. Menschen kommen vorbei und geben dir Ratschläge. Sie bringen dir bei, wie du bestimmte Arbeiten erledigst, sagen dir, wie du es besser machen kannst. Sie sagen dir aber nicht ein Mal: »Dieses Auto ist gut genug. Du kannst mit der Arbeit aufhören. Ruh dich aus, hab Spaß!« Stattdessen sagen sie: »Großartige Arbeit, aber du solltest die Reifen für alle Fälle ein bisschen aufpumpen und die Polster innen noch putzen.«

Das Auto ist erst dann fertig, wenn die Zeit um ist und es zur Abnahme eingereicht wird. Sie sagen: »Warte zwei Monate, dann können wir dir sagen, ob es gut genug geworden ist.« Du hast jetzt Zeit, dich zu entspannen und Spaß zu haben – vielleicht auf ein Festival gehen, dich betrinken, jemanden küssen, den du lieber nicht küssen solltest. Und dann, hurra, weißt du was? Das Auto besteht die Abnahmeprüfung (auch wenn es nie perfekt sein wird), und ein oder zwei Tage lang bist du wirklich glücklich und fährst mit dem Auto herum. Aber dann sagen sie: »Das Auto war damals gut genug, jetzt nimmst du aber an einem Formel-1-Rennen teil und brauchst einen Rennwagen – das Abitur. Lass es zurück und arbeite an dem neuen Wagen.« Und während du das tust, wird dir klar, wie langsam und simpel dein altes Auto war und dass es im Prinzip keine Rolle mehr spielt, auch wenn du die Fertigkeiten, die du dir bei der Arbeit daran angeeignet hast, ab und zu noch benutzt. Alle haben das Auto vergessen.

Und wenn das neue Rennauto fertiggestellt ist, wirst du wieder in einen neuen Kontext geschubst, in dem beide Autos keine Rolle mehr spielen – vielleicht, weil deine Aufgabe jetzt darin besteht, übers Wasser zu fahren oder zu fliegen, und du ein schnelles Boot oder ein Flugzeug bauen musst – das ist dein Universitätsabschluss.

Vielleicht ist dir vollkommen klar, wie demotivierend und deprimierend und Angst auslösend das wäre, aber lass es mich trotzdem ausbuchstabieren.

Wir können zu jedem beliebigen Zeitpunkt über die Gegenwart, die Vergangenheit oder die Zukunft nachdenken. Wenn wir mit Bedauern oder Scham auf die Vergangenheit blicken, macht uns das wahrscheinlich traurig. Wie schon gesagt, wenn du gut in der Schule bist und eher der Typ, der viel zurückschaut, dann denkst du vielleicht: »Hier habe ich nicht so gut abgeschnitten, hierin bin ich nicht so gut.« Deine Stimmung wird vielleicht ein bisschen gedrückt sein, und niedergeschlagene Menschen werden dazu neigen, weniger motiviert zu sein. Das kann zu einer Abwärtsspirale führen, in der junge Menschen eine erlernte Hilflosigkeit spüren: dass es keinen Unterschied macht, egal was sie tun. Dass sie nicht gut genug sind. Dass sie niemals gut genug sein werden und keine sinnerfüllte Zukunft haben. Und diese Art von seelischem Zustand kann Depressionen verursachen.

Wenn du jedoch ganz gut in der Schule oder im Studium bist oder sogar sehr gut, dann kann es sein, dass du dich ständig so fühlst, als ob du immer rechtzeitig nach vorne schauen musst, zum nächsten Test, zur nächsten Kursarbeit oder den scheinbar hochwichtigen formellen Prüfungen. Du hast das Gefühl, dass du die ganze Zeit am Ball bleiben musst oder dich in einem Wettbewerb befindest. Manche jungen Menschen haben auch das Gefühl, sie müssten ständig noch mehr tun, noch besser werden, sich auf die nächste Sache vorbereiten, und können nie entspannen. Und wenn du denkst (oder man dir sagt), dass die Plätze auf dem nächsten Level rar seien oder dass es sehr wichtig sei, ganz oben zu sein, oder dass »deine ganze Zukunft davon abhängt«, dann steht in der Tat viel auf dem Spiel, und das ist das beste Rezept für Angst.

Rezept für Angst: Nimm einen Teil unablässig hohen Druck und Wettbewerb, füge einen Teil Es-steht-viel-auf-dem-Spiel dazu, lass das Ganze ein paar Jahre gären und erschaffe so eine Angststörung.

Wenn du die Gegenwart ständig für die Zukunft opferst, dann verpasst du das Glück des Moments. Durch Achtsamkeit und Meditation wissen wir, dass mental in der Gegenwart zu sein, zentral dafür ist, sich wohlzufühlen. Schule kann bedeuten, dass du die ganze Zeit nach vorne schaust, zur nächsten Aufgabe, zum nächsten Essay oder zur nächsten Klassenarbeit. Das kann sich nicht nur deprimierend anfühlen und Angst auslösen, es bedeutet auch, dass du nicht in den Genuss des mentalen Wohlbefindens kommst, das daraus entsteht, dass du du bist, du in genau diesem Moment.

*Frankie und ich dachten gemeinsam darüber nach, dass sie seit Jahren spürte, dass Druck auf ihr lastete: Ihre Eltern waren so stolz auf sie; die Lehrer*innen lobten sie; ihre Freund*innen sagten ihr ständig, dass sie sich keine Sorgen machen müsse, sie bekäme doch immer gute Noten. Statt beruhigt zu sein, ließ das, was die anderen sagten, Frankie die Last der Erwartungen spüren, die alle an sie hatten, und sie hatte Angst, sie zu enttäuschen. Sie stellte sich permanent infrage: »Was ist, wenn ich eine schlechte Note bekomme? Dann denken sie vielleicht, ich hätte nicht genug gelernt. Sie denken vielleicht, ich bin faul.« Wenn sie dann eine gute Note bekam, war das nie genug, weil am Horizont ja schon der nächste Essay, Test oder die nächste Prüfung aufblitzte, und alle enttäuscht sein würden, wenn sie nicht so gut abschneiden würde wie zuvor.*

Ich bat sie, eine Prognose abzugeben, welche Noten sie in ihren Prüfungen bekommen würde. Das waren allesamt gute bis durchschnittliche Noten.

Abschlüsse sind keine Identität

Wenn ich einer Gruppe junger Menschen zuhöre, habe ich den Eindruck, sie denken vor allem im Hinblick darauf über sich nach, ob sie gut in der Schule sind. Sie denken, das wäre das Wichtigste an ihnen oder, noch schlimmer, das Einzige, was sie ausmachen würde. Sie haben das Gespür für sich selbst verloren. Was ihnen Freude und Spaß macht, ihre Vorlieben und Wünsche, all das wurde geopfert, damit sie weiterhin gute Leistungen erbringen. Als ob Dinge, die man nicht benoten, einstufen oder korrigieren kann, einfach nicht zählen würden.

Und insofern trägt das Bildungssystem seinen Teil dazu bei, dass du mit einem starken Fokus auf Ergebnisse und Leistungen aufwächst. Mir scheint, dass sich über weite Teile deiner Kindheit andere Menschen für deine akademische Bildung am Fließband anstrengen: um das Produkt – also dich – zu erschaffen und um einer willkürlichen Vorgabe, was das Beste sei, zu genügen. Es fängt mit Lernspielzeug an, dann kommen Lehrer*innen und Tutor*innen, Sport- und Schwimmtrainer*innen, Musik- und Theaterlehrer*innen, die sich darauf fokussieren, dass du dein Bestes gibst und dein Potenzial ausschöpfst. Und wenn dann die letzten Schuljahre beginnen, hast du dieses Mindset vollkommen verinnerlicht und die Aufgabe, dich selbst als Produkt zu erschaffen, übernommen. Und zwar nicht von innen heraus – was hieße, dass es darum ginge, dass dein wahres Selbst erblühen kann. Stattdessen ist der Prozess vollkommen darauf ausgerichtet, die unendlichen Standards zu erfüllen, die in der Gesellschaft vorherrschen – der Idee von Perfektion hinterherzujagen. Das kann dazu führen, dass du Jahre damit verbringst zu lernen, dich selbst in der dritten Person zu betrachten, dich von deiner Persönlichkeit zu entkoppeln, nicht du zu *sein*, und stattdessen Dinge zu *tun*, um mehr und Besseres zu erreichen.

Es gibt einen anderen Weg: realistische Erwartungen

Schulische und universitäre Bildung sollten keine unablässige Plackerei für dich sein. Du solltest dich weder metaphorisch noch wörtlich runtergezogen fühlen von einem schweren Rucksack voller Arbeit und Anforderungen. Deine Ausbildung sollte sich nicht wie ein Wettrennen zu einem mystischen Gipfel anfühlen.

Wenn sich Bildung so für dich anfühlt, dann müssen wir das ändern.

Und wie? Gute Frage.

Über vieles, was die Schule, die Universität betrifft, hast du keine Kontrolle. Bildungspolitik wird von der Regierung vorgegeben, Schulpolitik von deiner Schule, und deine Eltern habe auch ihre Ansichten.

Bildung, wie sie sich für viele von euch anfühlt ... Das heißt, es fühlt sich so an, als ob ihr ausgesiebt werdet und mit euren Mitschüler*innen um sehr eng definierte Erfolge konkurrieren müsstet

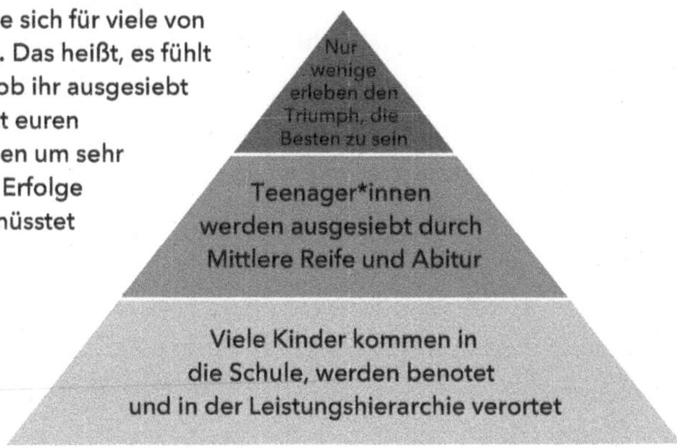

Doch es gibt etwas, das du tun kannst. Du musst dich allerdings an einiges von den Dingen, über die wir gesprochen haben, erinnern, bevor du damit beginnen kannst. Du kannst am besten für deine psychische Gesundheit sorgen, wenn du die Dinge tust, die ich im Kapitel über Emotionen skizziert habe: schlafen, essen, in der Gegenwart sein. Du kannst versuchen, in deinem klugen Verstand zu bleiben, das ganze Bild in den Blick zu nehmen, wenn es um Schule geht, und dich nicht von deinem emotionalen Verstand absorbieren zu lassen. Du kannst sagen: »Warte mal kurz ... hat der Kaiser wirklich Kleider an? Ist ein guter Abschluss es wert, dass ich ihm meine seelische Gesundheit opfere?«

Das wird nicht leicht werden. Indem du diese Fragen aufwirfst, wirst du einen Tsunami an Gegenwind erleben, der aus all diesen anderen Richtungen auf dich einstürmt. Du wirst jeden Funken rebellische Teenagerin in dir brauchen, um für dein Recht, ein bisschen ungezogen zu sein, zu kämpfen. Das Recht, mehr zu sein als die Summe deiner Leistungen. Du bist eine Person, kein Fließband.

Es wäre gut, wenn du berücksichtigst, was ich im Angst-Kapitel über die Angstspirale, die sich in die Höhe schrauben kann, gesagt habe. Vergiss nicht, dass jede Hausaufgabe, jeder Text, jede Prüfung, einfach nur eine Hausaufgabe, ein Text, eine Prüfung sind. Im großen Lauf der Dinge bedeuten sie nicht viel. Sie müssen erledigt werden, klar, aber sie müssen nicht perfekt erledigt werden. Nicht immer muss alles nach besten Kräften passieren; die Dinge müssen nach besten Kräften *innerhalb einer begrenzten Zeitspanne passieren, damit du Zeit für die anderen Bereiche deines Lebens hast und psychisch gesund bleibst.*

Erinnerst du dich an den Abschnitt über soziale Angst im Freundschaftskapitel? In denen es darum ging, darüber nachzudenken, was deine Freund*innen über dich denken? Denn das kann einem nicht nur bei Freund*innen passieren – mir fällt auf, dass viele von euch viel Zeit darauf verwenden zu überlegen, was eure Lehrer*innen über euch denken. Was deine Lehrer*innen von dir halten, findet einen großes Echo in deinem Kopf. Es könnte folgendermaßen klingen: »Ich will nicht, dass sie enttäuscht von mir sind.« Darin liegt eine gewisse Selbstbezogenheit, die annimmt, dass du ebenfalls ein großes Echo im Kopf deiner Lehrer*innen findest. Um es kurz zu sagen: Das tust du nicht. Natürlich spielst du in ihren Gedanken eine Rolle. Wenn sie dich unterrichten, wenn sie deine Hausaufgaben korrigieren, wenn sie beim Elternabend sind. Du tauchst von Zeit zu Zeit in ihrem Kopf auf, wenn etwas geschieht, das mit dir zu tun hat.

Einer Freundin zufolge, die Lehrerin ist, haben Lehrer*innen an weiterführenden Schulen in Großbritannien jeweils rund 175 Schüler*innen. Und sie haben ihr eigenes Leben, mit einer Mischung aus Müttern, Vätern, Ehemännern, Ehefrauen, Partner*innen, Freund*innen, Mitbewohner*innen, Kindern, Enkelkindern. Wie alle anderen auch haben sie mit ihrem eigenen Kram zu tun. Nehmen wir also an, dass sie sich rund vierzig Stunden pro Woche mit ihrer Arbeit beschäftigen. Nehmen wir außerdem an, dass ihre Gedanken sich in solche über ihre Schülerinnen, solche über das Unterrichtsfach und solche über die praktischen Details ihrer Arbeit aufteilen (Sitzungen des Kollegiums, Stundenpläne erstellen, sich beruflich weiterentwickeln). Dann bleiben pro Schüler*in etwa vier Minuten pro Woche. Also, nein, sie denken tatsächlich nicht so viel über dich nach. Nicht so viel jedenfalls, dass es gerechtfertigt wäre, dass du dir stundenlang darüber Sorgen machst. Wenn du schlechtere Noten haben solltest als normalerweise, wenn ihnen das auffallen sollte und sie enttäuscht sein sollten, dann wird das ein flüchtiger Gedanke sein, der sich in den Tausenden von anderen Gedanken, die ihnen jeden Tag durch den Kopf gehen, verliert. Außerdem ist es wahrscheinlicher, dass sie *mit* dir und nicht *von* dir enttäuscht sind.

Vergiss bitte auch nicht, dass alle Lehrer*innen denken, ihr Fach wäre das wichtigste, und manche von ihnen hängen dem falschen Glauben an, dass Abschlüsse von enormer Wichtigkeit wären, also werden sie, ohne es zu beabsichtigen, Dinge sagen, die dich unter Druck setzen, wie zum Beispiel: »Ich will, dass ihr euch alle wirklich reinhängt, weil das wichtig für die Abschlussprüfung ist.« Du musst dich selbst fragen: Ist das an mich gerichtet? Oder ist das ein ungeschickter Versuch, ein paar der Faulpelze[14] in der letzten Reihe zu motivieren?

In unserer Sitzung, nachdem Frankie ihre Prüfungsergebnisse bekommen hatte, stellte sich heraus, dass ihre Noten ziemlich gut waren und dass sie in keinem Fach durchgefallen war – sie hatte sogar besser abgeschnitten als gedacht.

»Was hast du gefühlt?«, frage ich sie.

»Erleichterung«, antwortete sie.

»Keine Freude? Keine Zufriedenheit?«, fragte ich.

*»Nein, keine Freude. Nur Erleichterung und ein bisschen Taubheit.« Sie war an diesem Abend mit ihren Freund*innen ausgegangen und hatte Spaß gehabt, hatte sich aber wieder etwas fremd gefühlt, als sie ihr zu ihren Noten gratulierten. Es war, als ob jemand anders sie erzielt hätte. Am nächsten Morgen war sie aufgewacht und hatte sich nicht mal mehr erleichtert gefühlt. Die Prüfungsergebnisse von gestern fühlten sich irrelevant an. Sie spürte nur Furcht und Angst. In zwei Wochen würde alles wieder von vorne losgehen.*

Frankie konnte nun jedoch sehen, dass es nie genug sein würde. Sie wollte etwas ändern.

»Aber«, willst du vielleicht einwenden, »auch wenn ich mich nicht wegen der Prüfungen fertigmache oder mir Sorgen mache, was meine Lehrer*innen oder Nachhilfelehrer*innen über mich denken, die Prüfungen sind doch trotzdem wichtig. Auch wenn ich nicht glaube, dass ich auf der Straße lande, sind sie ziemlich wichtig.« Tja, das sind sie, aber das Schlüsselwort lautet *ziemlich*. Verhältst du dich so, als ob sie *ziemlich* wichtig wären, oder so, als ob sie *das Allerwichtigste im Leben* wären? In unserer heutigen

14 Nichts gegen die Faulpelze in der letzten Reihe. Viele meiner Lieblingsmenschen sind Faulpelze, und ich bin überzeugt, dass es weniger psychische Gesundheitsprobleme gäbe, wenn wir alle etwas fauler wären.

Welt kann die Sorge um Prüfungen und Abschlüsse schnell außer Kontrolle geraten, wenn du kein Auge auf sie hast.

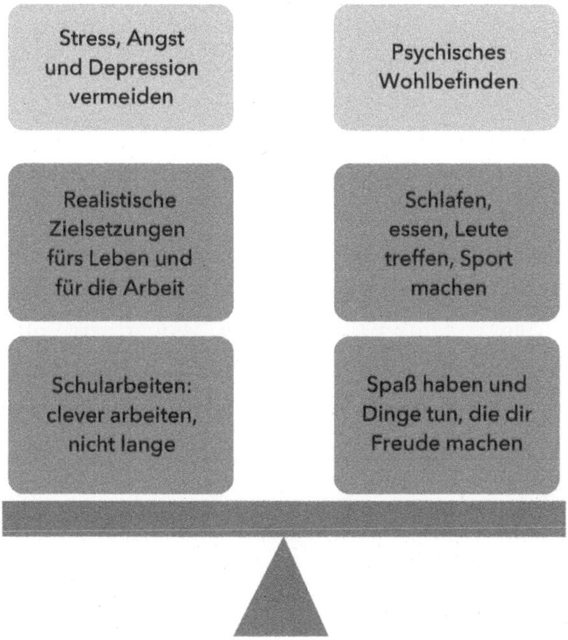

Schule und Universität können schlimmstenfalls ein Wettrennen sein, und die Prüfungsergebnisse markieren die Ziellinie. Aber Folgendes solltest du nicht vergessen, damit du den ganzen Druck etwas nüchterner betrachten kannst:

- Das Leben ist lang, und wenige Menschen üben am Ende einen Beruf aus, der direkt etwas damit zu tun hat, was sie in der Schule gelernt haben.
- Um beim Bild des Wettrennens zu bleiben: Es gibt mehr als eine Art von Rennen – Marathons und Sprints, Hürden- und Querfeldeinlauf, Schildkröten und Hasen. Und alle sind okay.

- Die Prüfungen sind nur dafür da, dir die Tür zu einer bestimmten Art von akademischen Berufen zu öffnen, und es ist okay, wenn das nicht das ist, was du machen willst.
- Andere Arten von Berufen sind nicht zweitklassig und bedeuten nicht, dass du im Leben gescheitert bist.
- Wenn dir Geld wirklich wichtig ist: Akademische Berufe sind *im Schnitt* besser bezahlt, aber viele davon sind es auch nicht, und es gibt viele Leute, die sehr erfolgreich sind und nie Mittlere Reife oder Abitur gemacht haben. Und ich meine damit nicht nur Fußballer*innen und Popstars, sondern auch Unternehmer*innen, Bauarbeiter*innen und Friseur*innen. Sie leisten harte Arbeit, tun etwas, in dem sie gut sind, und bauen ihr eigenes Unternehmen, oder sogar mehrere, auf und überholen finanziell gesehen viele von uns Uni-Absolvent*innen.
- Die Universität ist nicht der einzige Lebenssinn oder die Garantie für ein gutes Leben. Eine Generation vor euch war es im Vereinigten Königreich das politische Ziel, dass 50 Prozent der jungen Menschen studieren sollen – ohne zu analysieren, ob es überhaupt entsprechend viele Jobs für so viele Absolvent*innen geben würde. Viele der Absolvent*innen gehen einer Arbeit nach, die keinen Hochschulabschluss erfordert, und viele Menschen ohne universitären Abschluss führen ein glückliches, beruflich erfolgreiches und erfüllendes Leben.

Setz dir also akademische Ziele, die herausfordernd sind, die dich aber weder psychisch noch physisch auslaugen. Das gilt auch, wenn du noch darüber nachdenkst, ob du studieren willst. Versuche, deinen Bildungsweg als Aufblühen deiner Möglichkeiten zu sehen, und nicht als etwas, das deine Möglichkeiten auf das mythische, unerreichbare Endziel beschränkt, die Beste sein zu müssen.

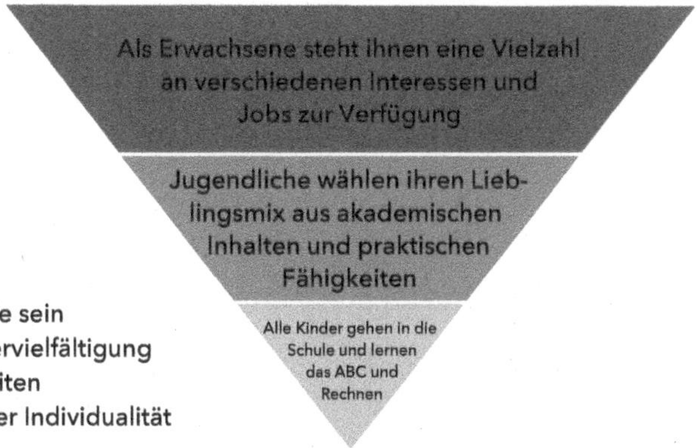

Bildung, wie sie sein sollte - eine Vervielfältigung der Möglichkeiten und ein Fest der Individualität

*Ich arbeitete mit Frankie daran, ihre negativen automatischen Gedanken zu identifizieren: Ihr Fehler im Denken war, dass sie ständig versuchte, die Gedanken ihrer Lehrer*innen zu lesen. Sie lernte, dieses Verhalten zu hinterfragen: Ihre Lehrer*innen verwandten viel weniger Zeit darauf, sich gedanklich mit ihr zu beschäftigen, als sie dachte; sie mussten sich um hundert Schüler*innen Gedanken machen und würden sich wahrscheinlich nicht mal daran erinnern, welche Noten sie bekam. Und überhaupt, selbst wenn eine*r der Lehrer*innen fand, dass sie nicht so diszipliniert gelernt hatte wie sonst? Wenn einem*r der Lehrer*innen dieser Gedanke durch den Kopf gehen würde, hätte das überhaupt keinen Einfluss auf den Rest ihres Lebens. Sie begann zu verstehen, dass sie nicht kontrollieren konnte, was andere über sie dachten.*

*Sie begann außerdem, darüber nachzudenken, was ihre Grundüberzeugungen waren und dass es sich kompetitiv anfühlte, so leistungsstark zu sein, statt gemeinschaftlich, mit ihren Freund*innen verbunden. Es führte dazu, dass sie nicht so richtig Teil der Gruppe, sondern ein bisschen außen vor war. Das gefiel ihr nicht. Sie setzte sich zum Ziel, mehr Teil der Gruppe und dafür weniger Spitzen-*

schülerin zu sein. Sie entdeckte, dass sie sich beim Lernen besser konzentrieren konnte, wenn sie auch mal etwas mit ihren Freundinnen unternahm, weil sie nicht mehr die ganze Zeit lernte und die Dinge bis zur Deadline erledigen musste. Sie war entspannter und selbstbewusster im Unterricht, weil sie sich ihrer Freundschaften sicherer war. Sie arbeitete daran, dass es ihr nichts ausmachte, wenn andere besser waren als sie, statt sich dafür fertigzumachen.

Die Wahrheit über Universitäten

Wenn Studieren für dich infrage kommt, dann möchte ich dir dabei helfen, trotz all der überzogenen Vorstellungen, die davon existieren, realistische Erwartungen zu haben.

Im Lauf der Jahre, in denen ich jungen Menschen zugehört habe, ist mir aufgefallen, dass sich die Art, wie ihr übers Studium sprecht, verändert hat. Wenn junge Menschen mir früher während der Therapie erzählt haben, wo sie studieren wollten, dann ging es darum, an einer Campus-Universität zu studieren, an einer Großstadt-Uni, einer Uni mit einem tollen Nachtleben, einer, die nahe an ihrem Zuhause war, oder einer, an der sie ein bestimmtes Fach studieren konnten. Heute jedoch sagen die meisten jungen Menschen, mit denen ich spreche, sie wollten an einer »guten« Uni studieren. Wenn ich sie frage, was sie damit meinen, heißt es meistens, sie wollten an eine Uni gehen, die *den höchsten Notendurchschnitt fordert.*

Warum? Wenn ich euch zuhöre, scheint es mir, dass Unis, die einen höheren Notendurchschnitt verlangen, als *besser* gelten als Unis, die einen geringeren Schnitt verlangen. Aus irgendeinem Grund hat sich eine unsichtbare Universitäts-Hierarchie in euren Köpfen etabliert sowie die Überzeugung, dass es eine Uni gebe, die zweifelsfrei die beste ist. Und das bemesst ihr daran, wie schwer es ist, einen Platz zu bekommen. Ihr nehmt außerdem an, dass ihr das Beste (wobei zu beweisen wäre, ob es das wirklich ist) wollen solltet, auch wenn es euch an euer absolutes Limit treibt, einen Platz zu bekommen – oder wenn dieses scheinbar Beste euch gar nicht gefällt.

Wenn du vorhast zu studieren, dann hat es kaum Konsequenzen für den Gesamtverlauf deines Lebens, ob du nur Einsen oder auch eine Zwei im Abitur hast. Es gibt wenige Fächer, die du überhaupt nicht studieren kannst, wenn dein Durchschnitt ein oder zwei Punkte weniger beträgt, als du es gern hättest. Dich selbst erbarmungslos unter Druck zu setzen, um an einer bestimmten Uni oder Uni-Gruppe angenommen zu werden, hat was von Groucho Marx: »Ich will kein Mitglied eines Clubs sein, der mich haben will.« Vor allem dann, wenn dieser Club sich quasi selbst auserwählt hat und auf traditionellen Privilegien beruht.

Die wichtigste Entscheidung ist, was DU von einer Universität erwartest – und wenn du nicht an die Uni gehst, was du von deinem Job willst und wo du leben willst. Wenn du eine engere Auswahl getroffen hast, spricht dann nicht etwas dafür, eine Uni anzusteuern, die realistische Zulassungsvoraussetzungen hat, statt die mit dem höchsten Notendurchschnitt?

Dieses Geschiebe und Gedränge um das sogenannte Beste, ohne dabei zu berücksichtigen, was das Beste für einen selbst ist, scheint sich mir generell in unsere Gesellschaft eingeschlichen zu haben. Und gerade in einer Lebensphase, in der du genetisch darauf programmiert bist, dich an den Einschätzungen anderer zu orientieren, ist es schwer, dem zu widerstehen. Es ist, als ob du ein neues Paar Turnschuhe willst: Du hast welche gefunden, die dir gefallen und die weder die billigsten noch die teuersten sind, aber dann verzieht jemand angeekelt das Gesicht und sagt: »Nimm die lieber nicht, die sind Mist. Diese teureren hier sind besser – das ist eine Designermarke, sie sind cooler und das sind die, die gerade alle haben wollen.« Würdest du die teureren nehmen, selbst wenn sie dir nicht passen? Oder würdest du denken, was für ein Quatsch, und einfach die Turnschuhe kaufen, die du ausgesucht hattest, die du mochtest und die du dir leisten kannst?

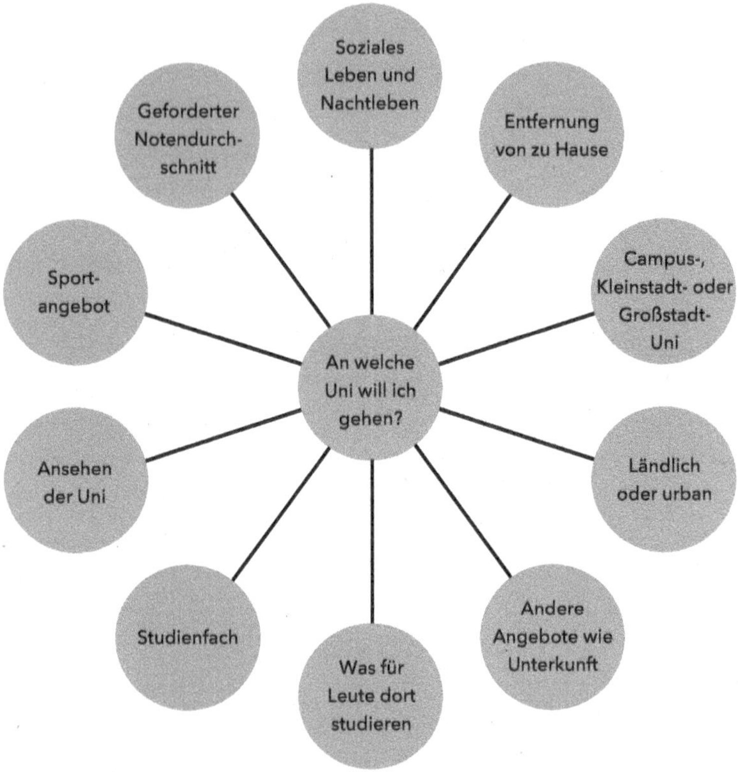

Geh nicht davon aus, dass eine Universität, die einen höheren Notendurchschnitt fordert als andere, per se die bessere Uni ist oder die bessere *für dich*. Denk dran: Der hohen Zugangsvoraussetzungen einer bestimmten Uni spiegeln vor allem wider, dass dort mehr Leute studieren wollen als Plätze vorhanden sind. Es ist so, als ob ihr alle bei eBay auf dieselbe Sache bietet und dadurch der Preis bzw. die Zulassungsvoraussetzungen steigen. Andere Menschen wollen vielleicht aus bestimmten

Gründen dorthin, die dir gar nicht wichtig sind, wie Snobismus oder Tradition. Andere Menschen sind komplett anders als du und sie wollen andere Dinge im Leben. Klar, wenn du Premierministerin der Konservativen im Vereinigten Königreich werden willst oder Traditionen und alte Gebäude liebst und gern Stechkahn fährst, dann solltest du vielleicht versuchen, einen Studienplatz an der Universität von Oxford zu bekommen. Aber wenn du klinische Psychologin werden willst, das Großstadtleben und Nachtclubs liebst, dann macht es keinen Unterschied, an welche Uni du gehst – vermutlich hättest du in Oxford weniger Spaß.[15]

Wenn du dich für eine Uni am Limit deiner Fähigkeiten entscheidest und dich über das, was vernünftig wäre, hinaus anstrengen musst, um den notwendigen Durchschnitt zu erreichen, dann verpflichtest du dich jetzt schon dazu, dich auch während des Studiums über die Maßen stark anzustrengen. Oder dich in Bezug auf die akademischen Fähigkeiten am unteren Ende deines Jahrgangs zu befinden.

Ich würde deshalb vorschlagen, dass du darüber nachdenkst, was du von deinen Jahren an der Uni erwartest und nicht, was andere Leute erwarten. Frag dich, was für dich realistisch ist und wie du eine vernünftige Work-Life-Balance haben kannst und dich nicht die ganze Zeit stressen musst.

*Als es darum ging, sich für eine Uni zu entscheiden, hatte Frankie mit dem Druck zu kämpfen, den ihre Familie, Freund*innen und Lehrer*innen ausübten. Damit, nicht zu denken, sie müsste an die beste Uni gehen, an der sie einen Platz bekommen konnte, sondern sich fragen zu dürfen, was sie von einer Uni erwartete. Ihre Familie lebte in London, aber sie dachte, sie wäre in einer ländlicheren Um-*

15 Ein vollkommen willkürliches Beispiel, sagte mir eine klinische Psychologin, die nicht in Oxford war und das Großstadtleben liebt.

gebung glücklicher: Sie wollte Tierärztin werden und einen Hund haben. Sie dachte gründlich darüber nach, was das Beste für sie wäre, und nicht so sehr darüber, welche »die beste« Uni war.

Clever statt lange studieren

Bis hierhin habe ich mich hauptsächlich darauf konzentriert, die Seifenblase, in der sich die Überzeugung befindet, dass Prüfungen und Abschlüsse das Allerwichtigste wären, platzen zu lassen. Ich habe dich davor gewarnt, auf Kosten deiner psychischen Gesundheit dein Bestes zu geben. Du wirst überrascht sein, wenn ich jetzt, nach all dem, trotzdem Ratschläge gebe, wie man am besten lernen und Prüfungen bestehen kann. Wundere dich nicht allzu sehr. Ich habe nichts dagegen, dass man sich anstrengt, wogegen ich etwas habe, ist, sich so sehr anzustrengen, dass man seine psychische Gesundheit aufs Spiel setzt. Ich bin dafür, dass du realistische Erwartungen an dich selbst hast und innerhalb dieser Erwartungen clever arbeitest.

Lass uns außerdem nicht vergessen, dass im Schnitt jemand, der mit elf Jahren psychische Probleme hatte, fünf Jahre später schlechtere Noten haben wird als andere. Ich vermute, einer der Gründe dafür ist, dass diese Probleme das Lernen beeinträchtigen. Die psychische Verfassung kann effizientem Lernen im Weg stehen. Sie kann Probleme erzeugen, wie zum Beispiel Prokrastinieren (nicht mit dem Arbeiten anfangen), nicht mit dem Arbeiten aufhören können und zu lange arbeiten.

*Nia kam im November zu mir, während ihres ersten Semesters an der Uni. Sie fühlte sich überfordert, machtlos und panisch. Sie hatte immer viel für die Schule getan, ihr Bestes gegeben und war dabei von ihren Lehrer*innen und Eltern unterstützt worden. Außerhalb der engen Strukturen von Schule und Familie hatte sie sich zum ers-*

*ten Mal in ihrem Leben frei gefühlt und während des ersten Monats, die soziale Seite des Studiums genossen: Sie trank viel Alkohol, war häufig aus und hatte ein paar Affären. Zum ersten Mal in ihrem Leben verpasste sie ein paar Vorlesungen, verschlief manchmal und hinkte in ihrem Lernpensum nun hinterher. Als sie anfing, Stoff nachzuholen, bekam sie Angst, weil es so viel war – das war zuvor noch nie passiert –, und sie hasste es, allein mit diesen Gefühlen zu sein. Also ging sie raus und traf sich wieder mit ihren Freund*innen. Je mehr Zeit verging, desto überforderter war sie davon, wie viel Arbeit sich angehäuft hatte.*

Prokrastinieren

Prokrastinieren, also Schwierigkeiten haben, überhaupt erst mit einer Aufgabe anzufangen, ist für viele Leute ein großes Problem. Jetzt denkst du vielleicht, ich bin eine Heuchlerin, weil ich die ganze Zeit davon rede, was für ein großes Problem es ist, wenn man zu viel Zeit mit Lernen verbringt, und dir dann Tipps gebe, wie du das Prokrastinieren überwindest.

Aber das stimmt nicht. Auch wenn es einem unlogisch vorkommt: Manche Mädchen schieben das Lernen auf, weil sie perfektionistisch sind. Sie vermeiden es anzufangen, weil sie Angst haben, dass sie es am Ende nicht gut genug gemacht haben werden, oder weil sie tief in sich drin wissen, wenn sie jetzt anfangen, dann werden sie von dieser Aufgabe bis zur Deadline besessen sein. Der einzige Weg, wie sie sich erlauben können, etwas Spaß zu haben, ist durchs Prokrastinieren … Wenn man nur dann Spaß hat, wenn man das Arbeiten aufschiebt, hat man insgesamt nicht so wirklich viel Spaß, oder? Außerdem ist dieser Spaß von Schuld und Furcht geprägt. Du tust nicht wirklich etwas, das dir Spaß macht oder dich entspannt, etwas, das du gerne tun würdest, wie zum Beispiel eine Freundin sehen oder einen Film schauen, weil du dann ja offiziell nicht lernen würdest. Und so redest du dir selbst ein, du würdest ja bald anfangen zu arbeiten … Und schaust am Ende eine Folge nach der anderen.

Genug ist genug

Wissen, wann man anfangen sollte, ist das eine, und es hängt ganz wesentlich mit einem zweiten Problem zusammen: wissen, wann man aufhören sollte. Hast du schon mal vom Paretoprinzip gehört? Es besagt, dass 20 Prozent deiner Anstrengungen 80 Prozent deiner Noten ausmachen. Insofern ist es wahrscheinlich nicht clever, bis spät in die Nacht hinein zu arbeiten, um einen vertrackten Text neu zu schreiben, einen Essay wieder und wieder zu überarbeiten oder an dem letzten Problem zu feilen, bei dem du festhängst. An deinen Noten wird das wahrscheinlich wenig ändern. Es kann sogar dazu führen, dass du irgendwann dein Fach hasst und das Studium aufgeben willst oder dass sich deine psychische Verfassung derart verschlechtert, dass du dein Studium aufgeben musst.

Akademisches Arbeiten folgt dem Gesetz vom abnehmenden Ertragszuwachs: Den größten Ertrag bekommst du, wenn du den Großteil der wichtigen Dinge ziemlich gut abdeckst. Und nicht, indem du versuchst, alles von innen nach außen, von vorne bis hinten im Kopf zu haben. Das erzeugt nur Stress und das Risiko eines Burn-outs. Oder es führt dazu, dass du gar nicht erst mit dem Lernen anfangen willst.

Der Schlüssel dazu, geistig gesund zu bleiben und das mangelhafte Bildungssystem zu überstehen, in dem du dich befindest, besteht, wie wir gesehen haben, darin, realistische, psychisch gesunde Erwartungen an dich selbst zu richten. Wenn du das einmal getan hast, lerne, mit dem Arbeiten anzufangen sowie rechtzeitig und an einem sinnvollen Punkt damit *aufzuhören*. Das Mantra »besser fertig als perfekt« sollte immer Anwendung finden, und du solltest nie die 100 Prozent anpeilen. (»Besser fertig als perfekt« ist das Motto von Sheryl Sandberg, ehemalige

Chefin von Facebook und wohl eine der erfolgreichsten Frauen weltweit, und da das Motto für sie sehr gut funktioniert hat, sollte es auch dem Rest von uns genügen.) Und, fürs Protokoll, an diejenigen, deren Perfektionismus es ihnen nicht erlaubt zu denken, dass sie Perfektionistinnen sind, weil sie ja nicht immer die vollen 100 Prozent bekommen: Es ist das Streben nach den 100 Prozent, was den Perfektionismus ausmacht, nicht das Erreichen der 100 Prozent. Und es lohnt sich zu bedenken, dass Perfektionismus sehr stark an psychische Krankheiten gekoppelt ist (siehe Seite 191 in Kapitel 5: *Angst und Sorge*).

Auch wenn du nicht rechtzeitig mit deinen Aufgaben beginnst, ist das Aufhören ebenso wichtig. Lass dich nicht von dem ungeheuren Ausmaß dessen, was du zu tun hast, überwältigen, denn dann wirst du prokrastinieren und nicht anfangen. Setz dir ein Zeitlimit, sagen wir eine Stunde, innerhalb dessen du dich hinsetzt und lernst. Eine Stunde hat weder etwas Magisches noch etwas Wissenschaftliches an sich, es ist nur eine nützliche Zeiteinheit. Wenn 45 oder 70 Minuten oder eine andere Zeitspanne dir leichter fallen, dann ist das wunderbar. Nach dieser Zeit ist das Beste, was du für dein seelisches Wohlbefinden und auch fürs Lernen tun kannst, aufzuhören und eine Pause zu machen. Alles, was du dann noch tun musst, ist zu wiederholen. Wie wir sehen werden, ermöglicht dieses Vorgehen, dass sich das Gelernte in deinem Kopf setzen kann und du einschätzen kannst, ob dein Lernen weiterhin effektiv ist.

Zu lange lernen

Es ist wirklich wichtig für deine psychische Gesundheit, dass du dir Auszeiten nimmst: und zwar keine Auszeiten, in denen du prokrastinierst, während dir die Arbeit im Nacken sitzt, sondern echte Auszeiten, wenn du etwas geschafft hast und weißt, dass du jetzt eine Pause brauchst. Niemand besteht die Prüfungen, weil er oder sie die ordentlichsten Lernkarten mit einem ausgeklügelten Farbsystem hat. Du bekommst keine Topnoten, indem du mehr Lernstunden anhäufst. Arbeite effizient, nicht lange. Und effizientes Arbeiten bedeutet, Pausen zu machen, nicht wegen deines psychischen Wohlbefindens, sondern wegen der Art, wie unser Gedächtnis funktioniert. Das Gedächtnis kann am besten arbeiten, wenn du Pausen machst.

Eine Woche, nachdem sie die Nacht vom Sonntag durchgelernt hatte, um den Stoff für eine Prüfung zu wiederholen, kam Nia zu mir in die Sitzung. Ihre Panik und Furcht hatten in der Woche zuvor zugenommen, weil sie an die Prüfung dachte, aber es nicht ertragen konnte, mit dem Lernen anzufangen oder sich die Themen auch nur anzuschauen. Früher hatte sie für ihre Prüfungen immer Notizen, Lernzeitpläne und ordentliche Karteikarten angelegt. Sie wusste nicht, wie sie sich den Stoff ohne all das draufschaffen sollte. Schließlich fing sie am Samstagmittag an zu lernen, bis zwei Uhr morgens, ohne echte Pausen, und wachte am Sonntagmorgen um sieben Uhr auf, arbeitete den ganzen Tag und den Großteil der Nacht durch. Als ich ihr sagte, dass es einen Wendepunkt gegeben haben müsse, ab dem sie wusste, dass das, was sie tat, kaum noch Auswirkungen auf ihre potenziellen Ergebnisse haben würde, lachte sie reumütig. Ihr war spät am Abend klar geworden, dass sie kaum noch Informationen aufnahm, und dennoch hatte sie nicht die Kraft gehabt aufzuhören. Wir dachten gemeinsam darüber nach, dass es eine Form der Selbstbestrafung gewesen war, dass sie immer weiter gelernt hatte, weil sie sich in der Zeit zuvor als faul wahrgenommen hatte.

Um zu verstehen, warum Pausen fürs Lernen wichtig sind, können wir uns das Gedächtnis als großen begehbaren Schrank vorstellen – einen Schrank, in den du alles selbst einsortieren musst. Und tatsächlich hast du gar keine anderen Schränke, Schubladen, Taschen oder sonst irgendetwas.

Was würdest du also in den vorderen Bereich des Schranks legen? Wahrscheinlich die Dinge, die du jeden Tag benutzt, oder? Deine Schlüssel, das Busticket, eine Haarbürste und Mascara, die Schulbücher von diesem Jahr. Und jeden Tag, wenn du unterwegs bist, bringst du neue Dinge mit, die alle in dem Schrank Platz finden müssen. Manche davon sind wichtig und du brauchst sie morgen, manche sind unwichtig und du brauchst sie im nächsten Jahr erst einmal nicht. Und bei manchen Dingen weißt du nicht, ob du sie brauchst oder ob sie unnütz sind. Das entspricht dem Kurzzeitgedächtnis in deinem Gehirn, das aus den neuen Dingen besteht, den Dingen, die wir jetzt gerade brauchen, und denen, die wir regelmäßig brauchen.

Aber plötzlich gibt es einen Kälteeinbruch mit Schnee, und du brauchst warme Stiefel und eine dicke Jacke. Sie liegen irgendwo hinten im Schrank, und du musst sie finden. Das entspricht dem Langzeitgedächtnis in deinem Gehirn.

Wie leicht findest du sie? Das hängt von ein paar Faktoren ab.

- Dich daran zu erinnern, dass du sie hast.
- Wo und wie gut du sie damals verstaut hast.
- Ob der Weg vom Eingangsbereich des Schranks zu diesem Platz frei ist.

Okay, wenn du also Dinge finden willst, die du nicht oft benutzt: Was, glaubst du, hättest du tun müssen, als du sie neu bekommen hast? Glaubst du, du kannst die alten Sachen finden bzw. greifen, wenn du neue Sachen einfach vorne in den Schrank wirfst, sodass sie sich zu einem Stapel auftürmen, ein Kuddelmuddel bilden, zerbrechen, verloren gehen oder nach hinten geschoben werden? Oder glaubst du, du hättest beim Reintragen immer mal einen Stopp einlegen müssen, um die Dinge auf sinnvolle Weise zu sortieren und zu organisieren – die Schneestiefel und den Wintermantel zum Beispiel ins selbe Fach zu legen – und zu überprüfen, ob man den hinteren Bereich des Schranks noch gut erreichen kann?

So funktioniert auch dein Gedächtnis. Wenn du deine Hausaufgaben machst oder im Unterricht mitarbeitest, ist das, als ob du die Dinge im vorderen Bereich des Schranks benutzt – sie befinden sich genau dort und sind leicht rauszunehmen und zurückzulegen. Du kannst deinen Kopf in den vorderen Bereich des Schranks stecken – dein Kurzzeitgedächtnis – und problemlos Dinge finden, die du vor einer Stunde oder einem Tag benutzt hast. Das fühlt sich effizient an und so, als ob du hart arbeiten würdest: Dinge im vorderen Bereich ablegen, andere Dinge von dort holen, dich nie in den hinteren Bereich wagen.

Etwas zu lernen, das länger vorhalten soll, auf etwas zuzugreifen, das du zu Beginn des Jahres für eine Prüfung am Ende des Jahres gelernt hast, tja, das ist was anderes. Damit das klappt, musst du drei Dinge tun:

- Du musst die Dinge im hinteren Bereich des Schranks regelmäßig benutzen – damit stellst du sicher, dass du dich daran erinnerst, dass du sie hast und wo sie sich befinden.
- Du musst beim Reinstellen neuer Sachen regelmäßig Pausen machen, damit du genug Zeit hast, um die Dinge auf sinnvolle Weise zu verstauen.
- Du musst sicherstellen, dass der Hin- und Rückweg zu den Dingen frei ist – damit man sie leicht hervorholen und zurücklegen kann.

Das Beste, was du tun kannst, um die neuen Sachen effektiv zu verstauen und zu vermeiden, dass du sie einfach nur in den Eingangsbereich auf einen chaotischen Haufen wirfst, ist, Pausen einzulegen. Dadurch bekommt dein Gehirn Zeit, neue Informationen in deinen vorhandenen Wissensschatz zu integrieren. Wenn du dann darauf zurückkommst, sie hervorholst und wieder benutzt, dann weißt du immer, wo sie zu finden sind. Auf diese Weise wird es eine super Erinnerung.

Wenn du also nur ein paar Hausaufgaben erledigen willst, dann mag es *möglich* sein, einige Stunden durchzuarbeiten, aber es ist unwahrscheinlich, dass das deinem Langzeitgedächtnis zuträglich ist. Während der Pausen, die du deinem Gehirn gönnst, denkt es über die neuen Informationen nach, integriert sie in deine Alltagserinnerungen und in andere Dinge, die du bereits abgespeichert hast. Wenn du nach einer Pause weitermachst und dir die Sachen erneut anschaust, dich an sie erinnerst, bevor du weitermachst, dann ist das, als ob du noch mal auffrischen würdest, wo du sie hingelegt hast und wie man dorthin gelangt.

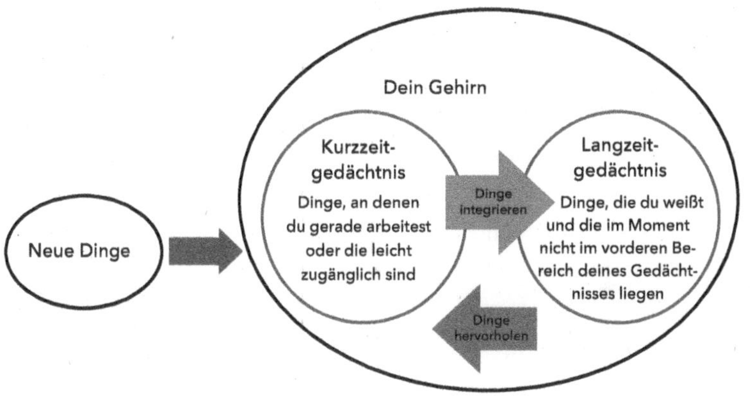

Es gibt noch einen anderen Grund, warum Pausen gut fürs Lernen sind, und das sind der Primäreffekt und der Rezenzeffekt. Deinem Gehirn fällt es leichter, sich an die Informationen zu erinnern, die du zuerst bekommen hast, sowie an die, die du am Ende einer Lerneinheit oder Unterrichtsstunde aufgenommen hast. Wenn du das Lernen in Einheiten unterteilst, machst du dir dieses Phänomen zunutze und maximierst so den Lerneffekt. Die ersten und die letzten Dinge einer Lerneinheit haben eine bessere Chance, in den hinteren Bereich deines Gedächtnisschranks zu gelangen und dort an einem wieder auffindbaren Platz verstaut zu werden. Dinge in der Mitte verstauen? Lieber nicht. Die Wahrscheinlichkeit ist groß, dass sie verloren gehen oder zertrampelt werden.

Zu guter Letzt: Denk immer an den Unterschied zwischen Wiedererkennen und Abrufen. Wiedererkennen ist das Gefühl des Vertrauten, wenn du etwas durchliest und denkst: »Ja, das erkenne ich wieder. Das haben wir schon mal durchgenommen.« Aber niemand hat jemals eine Prüfung bestanden, indem er *nur* das dachte. Etwas Abrufen heißt, dass du etwas, an das du dich erinnerst, schnell in deinem Kopf finden und verwenden kannst – und das klappt nur, wenn du es wieder und wieder aus deinem Gedächtnisschrank hervorholst und benutzt, damit du dich daran erinnern kannst, dass du es hast und wofür es gut ist. Dann bist du in einer Prüfungssituation in der Lage, die Informationen schnell zu finden. Damit das klappt, brauchst du wie gesagt Pausen, damit die Informationen integriert werden können. Und damit du dir Pausen erlauben kannst, musst du in der Lage sein, unverzüglich mit dem Arbeiten anzufangen und aufzuhören, bevor es perfekt ist.

Nia kam mit Ach und Krach durch die Prüfungen und fuhr über die Winterferien zu ihrer Familie. Das war wahrscheinlich die schlechteste Note, die sie je bekommen hatte. In den Sitzungen sprachen wir über ihre Selbstständigkeit und das Getrenntsein von ihrer Familie. Ohne die Strukturen ihres Zuhauses und der Schule fiel es ihr schwer, sich zu motivieren. Es schien so, als ob das nach all den Jahren, in denen sie sich auf einem Bildungs-Fließband befunden hatte, nun eine Art Teenager-Rebellion nachkam. Ihr wurde klar, dass die perfektionistischen Maßstäbe, die sie sich in diesem ersten Semester selbst gesetzt hatte, ihr Arbeiten in Wirklichkeit behindert hatten, statt es zu unterstützen. Wenn sie zum Beispiel dachte, sie wäre zu spät dran für die Vorlesung, war sie einfach nicht hingegangen.

Nia war überrascht, dass ihre Eltern von ihrem Ergebnis nicht enttäuscht waren. Sie hatten gelacht und gesagt, sie seien froh, dass sie Spaß hatte. Sie fing an sich zu fragen, ob ihr Studienfach überhaupt das Richtige für sie war. Sie wusste, dass sie es schaffen konnte, wenn sie fleißig war – aber wollte sie das denn? Nur weil du etwas kannst, heißt das nicht, dass du es tun musst. Sie fing an darüber nachzudenken, was sie stattdessen tun wollte.

Das Recht, auch mal über die Stränge zu schlagen

Deine Schule, dein College und deine Uni sind wahrscheinlich voller freundlicher, brillanter, wohlgesonnener Lehrer*innen, Dozent*innen und Rektor*innen, deren Job es ist, dir ein paar Abschlüsse zu verschaffen – innerhalb eines Systems, von dem sie wissen, dass es mangelhaft ist. Die besten Lehrer*innen geben ihr Bestes innerhalb des Systems und versuchen auch, sich deiner Ausbildung mit einem gewissen Maß an Interesse und Leidenschaft zu widmen und keinen unzumutbaren Druck auf dich auszuüben. Während der ersten Schuljahre versuchen sie, neben dem Lehrplan noch ein bisschen Tanzen, Backen und Kerzengießen reinzuquetschen. Auf der weiterführenden Schule versuchen sie, sich die Zeit zu nehmen, dir ihre Lieblingsbücher nahezubringen, bevor sie dir die standardisierten, vorgefertigten Antworten für den Text, der in der Abschlussprüfung drankommt, beibringen.

Ich glaube, die meisten von uns hätten gern ein anderes Bildungssystem. Eines, das euch beibringt, selbstständig zu denken und große Träume zu haben. Eines, das potenzielle Klempner*innen und Politiker*innen gleichermaßen wertschätzt. Eines, das abfragt, was ihr wisst, und nicht das, was ihr nicht wisst, und das die Unterschiede zwischen uns Menschen feiert und uns nicht dazu zwingt, uns einzufügen.

Aber das ist nun mal das Bildungssystem, das wir haben, und in naher Zukunft wirst du dich außerhalb davon befinden. Spiel das akademische Spiel in der Zwischenzeit mit, wenn du willst: Setz dir ein paar realistische Ziele; arbeite effizient, nicht lange; hab weiterhin Spaß und lerne, rechtzeitig mit dem Lernen anzufangen und aufzuhören. Aber was immer du auch tust, investiere nicht zu viele Emotionen. Und wenn es dich so unglücklich macht, dass du dich umbringen oder verletzen willst, wenn du regelmäßig Panikattacken hast oder wenn du dich den ganzen Tag lang mit einem harten Arbeitspensum bestrafst, dann HÖR AUF.

Denn wenn diese Dinge passieren, dann ist das Ziel, zu dem dich dieser Arbeitsaufwand führen soll, *wahrscheinlich nicht das Richtige für dich*. Wenn du so hart zu dir selbst sein musst, um es zu erreichen, oder wenn du dem Lernen so viel Tribut zollen musst, dann ist es das ganz ehrlich nicht wert – und das ist kein Problem. Dann wartet etwas anderes auf dich.

Denk dran, es gibt viele Wege im Leben, nicht alle führen an die Uni und nicht alle sind »die besten«, aber viele von ihnen sind gut. Das Leben ist lang, und es gibt verschiedene Wege, erfolgreich und, noch wichtiger, glücklich zu sein.

KAPITEL 7

Essen, Ernährung, Gewicht und Figur

»Gib mir die Gelassenheit, Dinge hinzunehmen,
die ich nicht ändern kann,
den Mut, Dinge zu ändern, die ich ändern kann,
und die Weisheit, das eine vom andern zu unterscheiden.«

REINHOLD NIEBUHR, *DAS GELASSENHEITSGEBET*

Ich bin mir nicht sicher, ob es ein Thema gibt, bei dem man es mit mehr widersprüchlichen Botschaften zu tun hat als bei Essen, Ernährung, Gewicht und Figur und dem Verhältnis, in dem diese zueinander stehen. Für frühere Generationen zeigte sich das in den Zeitschriften, die sich alle an eine paradoxe Abfolge von Seiten hielten, auf denen glamouröse, aber außergewöhnlich dünne Models zu sehen waren, gefolgt von Rezepten, die nur so vor Sahne und Zucker strotzten, gefolgt von einer neuen Trenddiät. In eurer Generation hat das Internet diesen Wahnsinn verstärkt. Analysen von Social-Media-Inhalten legen nahe, dass im Internet die äußere Erscheinung das Wichtigste ist: Selfies, »Fitspiration«, Mode, Essen und Rezepte. Euch wird der Traum des perfekten Körpers verkauft (und ihr verkauft ihn euch auch selbst), durch stilisierte, bearbeitete Fotos und einen endlosen Feed an neuen Trenddiäten und gesunden Essensplänen. Die Botschaft lautet: Sei dünn, sei duldsam und tu dir etwas Gutes – schränke dich beim Essen ein. Das ist keine Win-win-Situation.

Ich weiß nicht, ob das eine frauenfeindliche Verschwörung ist oder etwas, was Frauen sich gegenseitig antun, in einer Art perfektionistischem Wettbewerb. Was du isst, wie du aussiehst und welche Kleidergröße du hast, scheinen die Dinge zu sein, in denen du dich am meisten bewertet fühlst und die du deshalb vielleicht auch an dir selbst am meisten bewertest.

Lass uns versuchen, das etwas besser zu verstehen und zu sehen, ob wir einen anderen Weg für dich finden können.

Nimm dich vor den Gesunde-Ernährung-ist-wichtig-Botschaften in Acht

Was bedeutet gesunde Ernährung? Dieses Konzept wird dir von jungen Jahren an eingetrichtert, von deinen Eltern, deiner Schule und der Gesellschaft im Allgemeinen. Und wie viele andere Themen in diesem Buch ist Essen für eure Generation aufgrund der zahllosen Wahlmöglichkeiten, der größeren Verfügbarkeit und des Internets unendlich komplizierter geworden.

Vielleicht haben dir deine Eltern gesagt, dass du bestimmte »ungesunde« Nahrungsmittel als kleine »Nascherei« haben darfst, »aber iss nicht zu viel davon«. Vielleicht hast du sie sagen hören, dass sie es »richtig« machen wollen und dass sie »einfach keine Kekse im Haus haben können«. Klar, für deine Generation ist gesundes Essen Teil des Stundenplans, und Grundschulen haben oft Regeln, welche Nahrungsmittel in der Brotbox oder als Snacks mitgebracht werden dürfen. Denn du brauchst einen »gesunden« Snack.

Ich lernte Orla im Herbst kennen, als sie gerade in die achte Klasse gekommen war. Sie stellte sich mit Anorexie bei mir vor. Ich bat sie, mir zu sagen, wann das Ganze begonnen hatte, und sie sagte, es habe in der Grundschule angefangen. Sie war immer die Größte gewesen, und in der sechsten Klasse hatte die Pubertät eingesetzt, was bedeutete, dass sie einen BH tragen und mit ihrer Periode zurechtkommen musste. Zu dieser Zeit nahmen sie in der Schule gerade gesunde Ernährung durch, und die Botschaft, die sie erhielt, lautete: keine Süßigkeiten, Kuchen, Schokolade oder Kekse essen und jeden Tag eine Stunde Sport machen. Sie begann, die genannten Nahrungsmittel zu reduzieren, und stellte sicher, dass sie eine Stunde pro Tag auf dem Trampolin sprang.

Wenn du ins Teenageralter kommst, melden sich möglicherweise weitere Stimmen, die dir sagen, du sollst dich gesund ernähren: deine Freund*innen und die Gesundheits-Influencer*innen im Internet. Vielleicht fangen deine Freund*innen eine Diät an oder erzählen von einer Wunderkur oder geben dir Tipps für eine ausgewogene Ernährung. Neue Ernährungstrends scheinen jede Woche aus dem Boden zu sprießen. Sie heben oft die Vorzüge eines bestimmten Nahrungsmittels hervor wie Grünkohl, Chiasamen oder Nussbutter. Oder sie verbieten bestimmte Nährstoffe wie Kohlenhydrate, Zucker oder Fett. Die verschiedenen Programme für gesunde Ernährung können zum Teil unvereinbar sein oder sich widersprechen. Oft entspringen sie einer merkwürdigen Logik, nach der für alle das richtig sein muss, was bei einer Person funktioniert hat. Manche setzen auf Rohkost, vegane, getreidelose oder glutenfreie Ernährung. Andere auf fettfreie, unverarbeitete, zuckerfreie, nachhaltig oder ökologisch produzierte Nahrungsmittel.

Oft wird der Begriff »gesund« mit »wenig Kalorien« verwechselt und dafür verwendet, Nahrungsmittel zu beschreiben, die entweder wenig Zucker oder wenig Fett enthalten. Selten wird dabei erwähnt, dass Kalorien enorm wichtig für Jugendliche sind. Kalorien sind nicht der Feind. Du brauchst sie, um zu wachsen und dich zu entwickeln, um Energie zu haben, damit dir warm genug ist, damit du gut schläfst und dich konzentrieren kannst. Zuckerarme Nahrungsmittel können übrigens schlecht für die Gesundheit sein, wenn sie mit Transfetten oder künstlichen Süßungsmitteln vollgepackt sind, sodass der gesundheitliche Nutzen (im Gegensatz zum Nutzen für die Gewichtsreduktion) dieser Nahrungsmittel fragwürdig ist.

Fette werden zu oft in einem negativen Licht dargestellt und fast schon als toxisch betrachtet. Ich denke, das liegt zum Teil an den mannigfaltigen Bedeutungen des Wortes »Fett«. Wir haben mehr Begriffe, um die verschiedenen Unterkategorien von »Stuhl« zu bezeichnen als die verschiedenen Arten von Fetten.

»Fett« kann sich auf die Nährstoffe in Nahrungsmitteln beziehen (Lipide), auf den Teil des Körpers, der gepolsterte Wärme- und Energiereserven bereithält (Fettgewebe), und auf einen umfangreichen Körper (Übergewicht). Lipide beinhalten sowohl einige der wichtigsten Nährstoffe für unsere Gesundheit als auch einige der toxischsten, und Fettgewebe spielt eine genauso wichtige Rolle im Körper wie die Haut und die Knochen: Ohne Fett können wir nicht leben. Viele fettreiche Nahrungsmittel sind sehr gesund für dich, zum Beispiel Nüsse, Fisch und Avocados.

Inhaltsstoffe sind also nicht einfach »gesund« oder »ungesund«, und außerdem reagieren eure Körper auf Nahrungsmittel nicht genau gleich. Euer Gewicht, eure Figur, die Körpergröße, der Körperumfang und eure Biologie unterscheiden sich. Ihr habt unterschiedliche genetische Krankheitsrisiken, unterschiedliche Blutgruppen, einen unterschiedlichen Blutdruck. Ihr bewegt euch unterschiedlich viel: von organisiertem Sport bis Herumzappeln. Euer Hunger, Durst, Sättigungsgefühl, eure Essensvorlieben und Allergien sind alle unterschiedlich.

Abgesehen von den körperlichen Unterschieden sind auch die Psychologie eures Essverhaltens und euer soziokultureller Hintergrund verschieden. Was ich damit meine? Wie dir welches Essen schmeckt, deine Vorlieben für bestimmte Nahrungsmittel oder Essgewohnheiten, deine individuellen Vorlieben, was die Bandbreite und Regelmäßigkeit des Essens sowie die Ausgewogenheit betrifft, über den Tag, die Woche, den Monat, das Jahr hinweg. Nahrungsmittel und Ernährung sind in einen sozialen Kontext eingebettet, und Essen hat innerhalb dieses Kontextes eine Bedeutung. Jede Familie, Religion und Kultur verwendet Essen zu mehr Zwecken als nur, um den Hunger zu stillen: Es wird benutzt, um etwas zu feiern, um das Vergehen von Zeit zu markieren und um dich mit diesem zwischenmenschlichen Gefüge zu verbinden. Wenn du ins Teenageralter kommst, wird Essen vielleicht zum Symbol deiner Autonomie. Es gibt bestimmte

Dinge, die du mit deinen Freund*innen isst und die zeigen, dass du Teil der Gang bist, dazugehörst. Und es gibt wahrscheinlich Dinge, die du isst, wenn du nicht zu viel über Essen nachdenken und einfach dein Leben leben willst.

*Orlas Essstörung hatte erst, nachdem sie auf die weiterführende Schule gekommen war, so richtig die Kontrolle über sie gewonnen. Ihre weiterführende Schule war riesig, und sie war in eine andere Klasse gekommen als ihre alten Freund*innen. Sie fühlte sich groß, unsicher und unbeholfen, wenn sie die Schulkantine betrat. Sie war sich nicht sicher, ob die Leute sie dort wollten. Also ging sie dazu über, das Mittagessen auszulassen und stattdessen Sportclubs beizutreten. Abzunehmen, fühlte sich gut an.*

In der Art, wie wir über Essen reden, geht die oben beschriebene Vielfalt häufig verloren. Zu oft scheinen Nahrungsmittel in einer von nur zwei Kategorien zu existieren: gut und gesund oder schlecht und ungesund.

Gesunde Ernährung wird auch als moralisch überlegen hochgehalten – wer so isst, wird als besserer Mensch gesehen. Und bekommt zu hören: »Du bist so ein guter Mensch«, »Du bist so willensstark«. Aber diese Art zu essen, kann einen viel kosten. Sie kann auch dazu führen, dass du deinen Körper wie etwas Schönes und Kostbares behandelst, statt die Rolle zu akzeptieren, die er in deinem normalen, lebendigen Alltag spielt. Süßigkeiten können genau das sein, was du brauchst, wenn du gerade keine Energie hast und einen schnellen Kick brauchst. Chips und Kuchen sind ein perfekter Snack für Jugendliche, vor allem wenn du dich viel bewegst und Obst oder Reiswaffeln nicht genug Energie (Kalorien) hätten, um die Bewegung aufzuwiegen. Auch wenn Adipositas ein Problem in unserer Gesellschaft darstellt, ist es immer noch so, dass die meisten Kinder aus medizinischer Sicht kein Gewicht verlieren müssen.

Es mag stimmen, dass manche Nahrungsmittel bei manchen Menschen im Zusammenhang mit Krankheiten stehen und dass andere Nahrungsmittel für manche Menschen gesundheitlich vorteilhaft sind. Doch du solltest nicht vergessen, dass manche Nahrungsmittel dir eben besser schmecken und für dich begehrenswerter sind, dass manche billiger oder leichter zu bekommen sind. Manche Nahrungsmittel sättigen oder befriedigen dich auch stärker. Manche Nahrungsmittel sind in deinem Kopf mit Trost oder Familie verknüpft. Manchmal bedeuten Nahrungsmittel und Essen auch, dass du zu einer Gruppe gehörst oder an einem sozialen Ereignis teilnimmst. Manche Nahrungsmittel lassen dich leichter zunehmen, weil man sie schneller exzessiv isst und sie viele Kalorien haben; andere Nahrungsmittel haben eine geringere Kaloriendichte und werden seltener in großen Mengen gegessen oder führen weniger dazu, dass man zunimmt. Kein Nahrungsmittel sollte nur als gesund oder ungesund gesehen werden, als gut oder schlecht. Nahrungsmittel sind nicht so simpel.

Wie du im Laufe des Buches bemerkt haben wirst, sind es Schwarz-weiß-Kategorien wie diese, die oft einen negativen Einfluss auf dein emotionales Wohlergehen haben. Lebensmittel und Ernährung in gesund und gut oder ungesund und schlecht einzuteilen, ist eine Schwarz-Weiß-Kategorisierung. Sie ist unzutreffend und wenig hilfreich. In diesem Kapitel werde ich dir zeigen, wie solch eine schematische Art zu denken dazu beitragen kann, dass du ein gestörtes Verhältnis zu Lebensmitteln und Ernährung bekommst, und wie das wiederum das Risiko steigert, eine Essstörung oder Adipositas zu entwickeln. Diese Simplifizierung kann dazu führen, dass du aufhörst, das Leben zu führen, das du eigentlich führen willst: mit Freund*innen zusammen sein, reisen, Spaß haben. Stattdessen steigt das Risiko, dass du dich in psychologischen Knoten verhedderst.

Das Erste, was ich über Essen, Ernährung, Gewicht und Figur

gelernt habe und mit dir teilen will, ist, dass das Ganze nicht einfach nur gesund oder ungesund ist. Es ist komplizierter, es gibt eine große Vielfalt, und es gibt Graustufen. Das Ganze vermischt sich mit Freund*innen, Familie, Kultur, Gesellschaft. Und wahrscheinlich, auch wenn das nicht hilft, ist es mit deiner Beziehung zu deinem Körper verknüpft – und das ist vielleicht das Schwierigste an der ganzen Sache.

Deine Körperform

Als Jugendliche wirst du immer autonomer, und deine Eltern überprüfen wahrscheinlich nicht mehr so stark wie früher, was du isst. Du hast mehr Freiheiten und Wahlmöglichkeiten in Bezug auf das, was du isst. Während dieser Zeit tendieren Mädchen dazu, sich stärker an Gleichaltrigen zu orientieren, wenn es ums Essen geht, und fangen an, über das Verhältnis von Ernährung und ihrer Körperform nachzudenken.

Wenn die Pubertät einsetzt, entwickelt dein Körper Kurven, und der Anteil deines Körpers, der aus Fettgewebe besteht, nimmt zu. Du fühlst dich wegen dieser Veränderungen deines Körpers vielleicht unsicher. Das ist neu – du hast dich noch nicht daran gewöhnt. Du vergleichst dich wahrscheinlich mit anderen – was auch dazu führen kann, dass du dich unsicher fühlst, besonders wenn du eine der Ersten oder der Letzten bist, die in die Pubertät kommt, eine der Größten, der Kleinsten, der Dicksten, der Dünnsten.

Aber was noch dazukommt: Fast all die Millionen von Bildern »schöner« Menschen, die du im Lauf deines Lebens gesehen hast, sind Körper mit einem geringen Anteil an Fettgewebe, und die Pubertät nimmt euch allen plötzlich diesen gesellschaftlich-»idealen« Körper weg. Das Ideal des Dünnseins wird euch früh eingeredet. Die Disney-Prinzessinnen mit ihrer unnatürlichen

Schlankheit werden immer als schön definiert, und diese Schönheit wird damit verknüpft, dass man ein guter, freundlicher Mensch ist und geliebt wird. Wenn du älter wirst, siehst du immer mehr ideale Körper in den Medien, und die meisten dieser Bilder von Frauen zeigen Körper, die eher einem vorpubertären, flachbrüstigen Mädchen mit kleinem Po ähneln als einer durchschnittlich entwickelten Frau.

Es gibt Hunderte wissenschaftlicher Studien, die zeigen, dass diese Bilder von dünnen Körpern und das ständige Gespräch über die Figur unsere Unzufriedenheit mit unserem Körper befördern. Es gibt Belege dafür, dass diese dünnen Körper selbst dann, wenn du sie nicht bewusst wahrnimmst – wenn du sie zu flüchtig für dein bewusstes Denken wahrnimmst –, dennoch deine Unzufriedenheit mit deinem Körper steigern. Egal ob die Bilder auf Instagram oder in einer Zeitschrift zu sehen sind, sie machen dich unzufrieden. Wenn diese Bilder unter #fitspiration gepostet werden, und nicht wie meist üblich unter einem Mode-Hashtag, dann führen sie dazu, dass du dich ungenügend fühlst. Auch wenn sie als bearbeitet gekennzeichnet werden, wird das trotzdem deine Unzufriedenheit mit deinem Körper steigern. Es gibt tatsächlich Belege, dass Bilder, die als »bearbeitet« gekennzeichnet werden, sogar mit *größerer* Wahrscheinlichkeit dazu führen, dass deine Unzufriedenheit mit deinem Körper wächst. Es ist, als ob dir dein Unterbewusstsein sagt: »Tja, wenn die sich die Mühe machen, das Foto zu bearbeiten, dann ist ja wohl klar, dass man so aussehen soll, und meine Oberschenkel sehen nicht so aus, also sind sie ganz *klar* fett.«

*An der weiterführenden Schule wurde Orla noch unsicherer mit ihren Brüsten. Sie fand sie riesig. Während der ersten Wochen der siebten Klasse hatten einige ältere Jungs ein paar Sprüche über sie gemacht, als sie mit ein paar Freund*innen die Schule betrat. Sie wäre am liebsten im Erdboden versunken, wurde rot und rannte aufs Klo,* *um sich zu beruhigen. Sie verschränkte die Arme vor den Brüsten. Sie wolle nicht den Körper einer erwachsenen Frau haben, sie wollte nicht, dass die älteren Jungs ihr Dinge hinterherriefen oder Schlimmeres. Sie wollte nur genauso wie alle anderen sein und nicht auffallen. Dadurch, dass sie hungerte und ständig laufen ging, waren ihre Brüste kleiner geworden, aber sie fand, sie waren immer noch größer als die der anderen. Sie wollte kleiner sein, unsichtbarer.*

Während der Teenagerjahre gehört es, wie wir gesehen haben, zu deinem psychologischen Profil, dich mit anderen zu vergleichen, und gleichzeitig entwickelt sich dein Körper und entfremdet sich vom gesellschaftlich propagierten Ideal. Dadurch wächst das Missverhältnis zwischen dem Bild, das du von dir selbst, und dem, das du von andern hast. Und das kann sich ziemlich mies anfühlen.

Unter diesen Voraussetzungen ist es schwer zu akzeptieren, dass deine Größe und dein Körperumfang größtenteils genetisch festgelegt sind, ebenso wie deine Augen- oder Haarfarbe, dafür aber nicht so leicht zu verändern und zu verstecken sind.

Ich weiß, das ist vielleicht schwer zu hören und zu akzeptieren. Ich weiß auch, dass es viele Menschen gibt, die versuchen, dir etwas anderes zu sagen (oder vielmehr: weiszumachen). Uns wird ständig eingeredet, dass wir unseren Körper verändern könnten. Die komplette Diät- und Fitnessindustrie hängt davon ab. Die Sozialen Medien erzeugen mit ihren Tausenden von bearbeiteten, unerreichbaren Bildern Unsicherheit, und da gibt es eine ganze Industrie, die nur darauf wartet, dir eine falsche Lösung dafür zu verkaufen.

Wenn du dich unsicher oder unwohl mit deinem Körper fühlst, dann willst du der Internet-Sportblog-Gurufrau glauben, die versucht, dir weiszumachen, du könntest aussehen wie sie. Dabei wissen wir natürlich, dass auch sie nicht so aussieht. Sie präsentiert sich auf den Bildern von ihrer besten Seite, und du vergleichst deine schlechteste Seite damit und denkst, wenn du ihre Ratschläge befolgen würdest, dann könntest du ein bisschen mehr so aussehen wie ihr Bild – also wie etwas, das nicht mal wirklich existiert.

Was dieses Bild ausmacht, sind zum einen Beleuchtung, Make-up, Hintergrund und Kleidung, und zum anderen ihre Gene, mit denen sie geboren wurde. Das, was du siehst, beruht nur zu einem sehr kleinen Teil auf Ernährung und Sport. Du hast dich vielleicht dazu entschieden, ihr zu folgen, weil sie etwas Bestimmtes an sich hat, das du nicht hast – einen flachen Bauch zum Beispiel. Aber die Wahrscheinlichkeit ist groß, dass diese bestimmte Sache größtenteils genetisch ist und Sport und Fitness sie nur verstärkt haben. Und außerdem, wenn diese Frau dir im echten Leben begegnen würde, wäre sie wahrscheinlich auf irgendetwas an dir neidisch: auf deine Körpergröße oder deine dicken Haare oder auf etwas anderes, das du gedanklich immer schnell abtust, weil du dich darauf konzentrierst, was du an deinem Äußeren *nicht* magst.

Viele der jungen Menschen, die ich als Therapeutin begleitet habe, sind von irgendeinem Körperteil besessen. Ich hoffe, du nicht. In deinem Kopf könnte das zum Beispiel so klingen: »Ich hasse meine dicken Oberschenkel/großen Brüste/meinen hervorquellenden Bauch/fetten Hintern.« Vielleicht denkst du, dass deine Proportionen nicht stimmen. Doch vermutlich sind sie in Wirklichkeit gar nicht so ungewöhnlich, wie du denkst. Denn wenn man sich so sehr auf ein bestimmtes Körperteil fokussiert, dann heißt das wahrscheinlich, dass dieses Teil in deinem Kopf zu einer größeren Sache geworden ist, als es das in der Realität ist (mehr dazu weiter hinten in diesem Kapitel).

Es stimmt aber auch, dass sich Proportionen normalerweise nicht ändern. Ich habe so viele Mädchen mit Anorexie kennengelernt, manche befanden sich auf einer Krankenstation, manche wurden mit einer Magensonde versorgt. Manche aßen so wenig, dass ihnen ständig kalt war, sie kaum Kraft hatten und ihnen die Haare ausgingen, und trotzdem waren sie *immer noch* wütend über die »Tatsache«, dass ihre Oberschenkel zu dick waren. Oder sich ihr Bauch wölbte. Wenn man so über sich denkt, obwohl man medizinisch gesehen untergewichtig ist, dann ist das offensichtlich eine psychische Krankheit, aber es spiegelt etwas ganz Grundsätzliches wider: Womit diese Mädchen unglücklich sind, sind die Proportionen bestimmter Körperpartien im Verhältnis zu anderen Körperteilen. Die Mädchen sind dünn wie ein Skelett, aber wenn sie ihren Körper kritisch im Spiegel betrachten oder an sich hinab auf diese Körperpartie blicken, dann kommt diese bestimmte Partie ihnen im Verhältnis zu anderen Bereichen ihres Körpers dick vor.

Die zweite Schlüsselbotschaft, die ich für dich in Bezug auf Essen, Ernährung und deren Verhältnis zu deinem Körper habe, ist folgende: Deine körperlichen Proportionen sind vorbestimmt und kaum veränderbar. Ich wünsche dir die Weisheit, das zu wissen, und die Gelassenheit, es zu akzeptieren. Dein Körper hat eine Grundform: Du kannst sie dir nicht aussuchen, und du kannst daran nicht viel ändern. Alle Diäten und aller Sport der Welt werden daran nicht viel ändern. Wenn du findest, dass deine Oberschenkel zu dick sind, dann ist es sehr wahrscheinlich, dass sie nicht per se dick sind, sondern dass du sie im Verhältnis zu deinem restlichen Körper zu dick findest. Wenn es dir gelungen ist, ein bisschen abzunehmen (was, wie wir im nächsten Kapitel sehen werden, eine fragliche Sache ist), dann werden sie vielleicht dünner, aber genauso wird dein Körper insgesamt dünner. Was die Proportionen betrifft, werden sie dir also wahrscheinlich immer noch dick vorkommen.

Ich kann mir vorstellen, dass dir das, was ich hier sage, nicht gefällt, aber ich hoffe, dass du gleichzeitig erkennst, dass es stimmt.

Dein falsches Körperbild

Es gibt aber auch gute Nachrichten. Die gute Nachricht lautet, dass du kein zutreffendes Bild von dir selbst im Kopf hast. Ganz richtig: Das gedankliche Bild, das du von dir selbst hast, entspricht wahrscheinlich nicht dem, wie andere Menschen dich sehen, oder deinem wirklichen Körperumfang. Das Bild, das du von deinem Körper hast, ist wahrscheinlich größer als das Bild, das andere Menschen von dir haben.

Woher ich das weiß? Weil wissenschaftliche Studien es herausgefunden haben.

Und warum passiert das? Dein Bild von dir selbst wird durch deine Sinne vermittelt. Alles, was du siehst, hörst, schmeckst, fühlst und riechst, muss durch deinen zentralen Prozessor, dein Gehirn, in dem sich bereits vorhandene Kategorien, frühere Erfahrungen und Erwartungen befinden. Manche neuronalen Verknüpfungen feuern bereitwillig, andere müssen wachsen, um neue Eindrücke aufnehmen zu können.

Um das zu tun, nimmt dein Gehirn viele Abkürzungen, und es trifft viele Annahmen, um ein Bild zusammenzusetzen. Was wir »sehen«, ist nicht »wahr«: Es ist eine 2-D-Repräsentation einer 3-D-Realität, die auf bisherigen Erfahrungen und Annahmen basiert, die das Gehirn aus verschiedenen Perspektiven und Kontexten gewonnen hat. Visuelle Abkürzungen sind (nicht überraschend) schwer in Worten wiederzugeben und am besten sinnlich erfahrbar, deshalb schau dir bitte die Beispiele im Abschnitt *Wenn du mehr wissen willst* an. Zusammengefasst kann man aber sagen, dass all diese Untersuchungen auf eines deuten: Unser visuelles System ist zu begrenzt, um all die Informationen, die unsere Augen aufnehmen, zu bewältigen. Wie eine berühmte Neurowissenschaftlerin sagte: »Dafür müsste unser Gehirn größer als ein Gebäude sein, und selbst das wäre nicht groß genug.« In der Psychologie nennt man das einen Top-down-Prozess.

Dein Körperbild wurde also in deinem Kopf erzeugt und von deinen Sinnen vermittelt. Wahrscheinlich nimmst du deinen Körper auf eine von drei verschiedenen Arten wahr: entweder indem du an ihm hinabschaust, indem du einen Spiegel verwendest oder indem du ein Foto betrachtest. Jede dieser drei Arten ist bestimmten Verzerrungen unterworfen, die dazu führen können, dass du deinen Körper nicht so wahrnimmst, wie er ist.

Orla fand sich dick. Sie suchte die ganze Zeit nach Beweisen dafür, überprüfte sich ständig im Spiegel. Sie betrachtete sich von hinten, von vorn und von beiden Seiten, im Stehen und im Sitzen. Ich erklärte ihr, dass man Spiegel »normalerweise« so nicht benutzte, dass man üblicherweise in den Spiegel schaute, um etwas an der Kleidung oder Erscheinung zu überprüfen, aber nicht um stundenlang nackt davorzusitzen und zu schauen, ob man dick war. Sie hatte sich angewöhnt, sich vorzubeugen und ihren »fetten« Bauch (also die Haut am Bauch, die Muskeln, Bänder und das Fettgewebe) mit den Fingern zusammenzudrücken. Ich erklärte ihr, dass sich jeder Bauch wie eine Ziehharmonika zusammenschieben lasse, weil wir sonst gar nicht in der Lage wären, aufrecht zu stehen. Sie fand, dass alle »dünnere« (oft hatten die anderen kleinere Brüste) oder »kleinere« Körper hatten als sie (oft waren sie nur von der Körperlänge her kleiner). Was sie sich indessen nicht anschaute, waren die Beine anderer Leute, denn mit ihren Beinen war sie relativ zufrieden. Ich forderte sie auf, die negative, lieblose Brille abzulegen, mit der sie sich selbst betrachtete, und wir machten eine Übung, bei der sie sich mit jeder dritten Person vergleichen musste – also nicht nur mit denen, die kleiner waren und kleinere Brüste hatten. Ich forderte sie auf, empathisch mit ihnen zu sein, in Hinblick darauf, mit welchem Bereich ihres Körpers sie vielleicht unzufrieden waren.

Fangen wir mit der ersten Art, sich wahrzunehmen, an: auf deinen Körper hinabschauen. Wenn du das tust, dann siehst du ihn aus einer Entfernung und einem Winkel, aus denen du höchstwahrscheinlich keine anderen Körper siehst. Weil dein Körper näher ist, sieht er größer aus als die Körper anderer Menschen, denn perspektivisch ist es so, dass weit entfernte Gegenstände kleiner aussehen. Außerdem siehst du deinen eigenen Körper viel häufiger als die Körper anderer Menschen und in den unvorteilhaftesten Posen, wenn du zum Beispiel zur Toilette gehst oder dir die Beine rasierst. Vielleicht konzentrierst du dich auf die Bereiche deines Körpers, die du nicht magst, und überprüfst sie aus nächster Nähe. Das tust du sicherlich bei niemand anderem. Du siehst deinen Körper immer aus einem anderen Blickwinkel und in einem anderen Kontext als die Körper aller anderen.

Dennoch brauchen wir einen Kontext, um die Größe korrekt einschätzen zu können. Wie die Ebbinghaus-Täuschung in der Grafik mit den Kreisen zeigt, bedienen wir uns ständig der relativen Größe von Objekten in unserer Umgebung, um Größenverhältnisse einzuschätzen, aber wenn du immer nur auf deine Oberschenkel hinabstarrst, wird das schwierig.

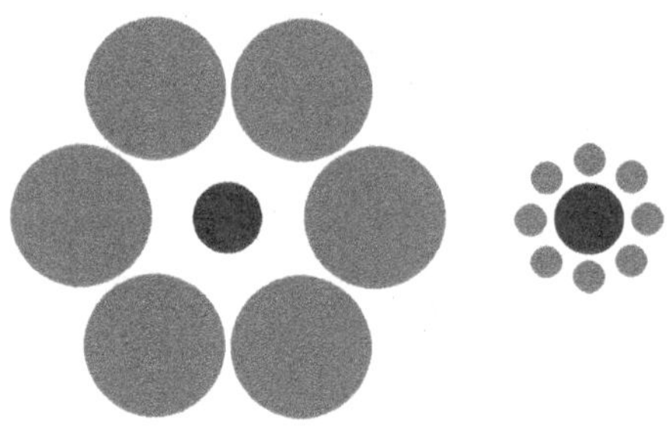

Die mittleren Kreise haben dieselbe Größe, sehen aber wegen der sie umgebenden Objekte verschieden aus.

Was mich auf das Thema Spiegel bringt. Ich möchte dir eine Frage stellen: Wie groß ist dein Körper im Spiegel?

Ich habe diese Frage bereits vielen Menschen gestellt, und sie sagen immer: »Er ist so groß wie ich.« Aber das ist er nicht. Dein

Spiegelbild entsteht von einem Fokalisierungspunkt aus, der hinter dem Spiegel liegt. Dein Spiegelbild ist, was die Höhe betrifft, kleiner als du. Wenn du mir nicht glaubst, probiere es mithilfe eines Lippenstifts und eines Ganzkörper-Spiegels aus. Stell dich eine Armlänge entfernt vor den Spiegel und zeichne da, wo dein Kopf endet, unterhalb deines Kinns, unterhalb deiner Füße und seitlich deiner Hüften jeweils eine Linie.

Jetzt tritt zur Seite und miss die Markierungen oder schau sie dir an. Dein Spiegelbild ist viel kleiner und etwas schmaler als du. Auch dein Kopf ist kleiner.

Und jetzt experimentiere damit, auf den Spiegel zu- und von ihm wegzugehen. Wenn du dich entfernst, wird dein Spiegelbild kleiner, wenn du näher kommst, wird es größer. Deine Breite? Ändert sich kaum. Auch dein Kopf verändert sich kaum.

Seltsam, oder? Warum diese Unterschiede? Weil es davon abhängt, wo das Bild (das quasi hinter dem Spiegel liegt) auf deine Augen trifft.

Vielleicht sagst du dir: »Dann bin ich also größer als mein Spiegelbild, umso schlimmer.« Aber so ist es nicht, denn was du gelernt hast, ist, dass Spiegel Dinge verzerren: Sie sind eine Illusion. Du hast auch gelernt, dass du das all dein Leben lang, bis zu diesem Moment, nicht bemerkt hast. Und das bedeutet, dass dein Gehirn dein Spiegelbild bisher jedes Mal heimlich größer gemacht hat und du es nicht bemerkt hast. Wenn wir all die bearbeiteten Fotos von Körpern dazunehmen, die du schon gesehen hast, und die Vogelperspektive, die du auf deinen eigenen Körper hast, berücksichtigen: Was glaubst du tut dein Gehirn, wenn es dein Spiegelbild sieht? Es macht dein Bild größer, als es ist. Und das zeigen auch wissenschaftliche Untersuchungen.

Du kennst das vielleicht: An manchen Tagen findest du, dass du dick aussiehst, und an anderen findest du, dass du dünn aussiehst. Das sollte dich jetzt nicht mehr überraschen – es passiert nicht, weil sich deine Körpergröße und dein Körperumfang dramatisch verändern, sondern weil das **Gleichbleiben eines Bildes** nichts mit angemessener Repräsentation und alles mit **Topdown-Prozessen** und **Erwartungen** zu tun hat. Dein Gehirn erzeugt das Bild in Verbindung mit deinen Erwartungen – du siehst nicht im Spiegel, was tatsächlich geschieht (d. h., dein Körper scheint sich nicht auszudehnen oder zu schrumpfen, wenn du weiter weg oder näher rangehst). Und wenn du dir selbst die meiste Zeit des Tages sagst, dass du zu viel gegessen hast und zu dick bist, dann ist das das Bild, das dein Gehirn produzieren wird.

Hinzu kommt: Wenn du besessen von einem bestimmten Teil deines Körpers bist, dann fällt dir dieser auch stärker auf und wird dir größer vorkommen, als er ist. Wenn du in den Spiegel guckst und direkt auf die Körperpartie schaust, die du für dich selbst zur schlimmsten erklärt hast, dann wird sie größer aussehen, weil du auf sie fokussiert bist, ohne jeglichen Kontext. Sie wird hervorstechen. Praktisch heißt das: Die Millionen von Bildern, die du im Lauf deiner Kindheit gesehen hast – von Barbie über Elsa und Katy Perry bis zu Kim Kardashian –, und all die Diskussionen, die du in der Schule, mit deinen Freund*innen und in deiner Familie über gesunde Ernährung und Körpermaße geführt hast, beeinflussen die Art, wie du deinen Körper siehst. Und wahrscheinlich haben sie dazu beigetragen, dass du ihn für dicker hältst, als er ist, weil die Gesellschaft dir ein unrealistisches Bild davon vermittelt hat, wie Frauenkörper sein sollen. Und weil viele von euch ihren Körper, wenn sie ihn betrachten, kritisch und negativ bewerten und ihn daraufhin überprüfen, inwiefern er den gesellschaftlichen Standards nicht genügt. Wenn ich mit jungen Leuten spreche, denke ich oft, dass sie eine verwunschene Negativ-und-lieblos-Brille aufsetzen, bevor sie ihren Körper betrachten. Sie suchen nach dem Schlimmsten und nicht nach dem Besten an sich und glauben, sie wären eitel, wenn sie mit ihrem Äußeren zufrieden wären. Wenn sie ihre Freundinnen anschauen, nehmen sie die Brille ab und setzen die Positiv-und-liebevoll-Brille auf und halten nach dem Besten an ihnen Ausschau.

Das trifft ganz besonders auf Fotos zu. Durch Handykameras gibt es heute mehr Gelegenheiten, negativ und lieblos mit sich selbst umzugehen, nicht zuletzt, weil es schlicht und ergreifend mehr Fotos gibt, aber auch ganz besonders wegen der Verwendung von Filtern und der Möglichkeit, Bilder zu bearbeiten, bevor man sie teilt. Die jungen Frauen, mit denen ich zu tun habe, haben immer Fotos benutzt, um sich auf die Bereiche ihres Körpers zu konzentrieren, die sie am wenigsten mögen, aber früher ging es um ein oder zwei Fotos. Heute habt ihr unmittelbaren Zugang zu einem potenziell endlosen Album von Bildern von euch und anderen, und das kann diesen Prozess des Sich-Bewertens verstärken und den Perfektionismus steigern. Ihr nehmt die schlimmsten 2-D-Bilder eures 3-D-Körpers, die aus einer unvorteilhaften Perspektive und in ungünstigem Licht aufgenommen wurden, und haltet sie für real. Doch die guten Fotos von euch disqualifiziert ihr aus eben diesen Gründen – »Das ist doch nur die Perspektive/das Licht/das Make-up; ich musste Hunderte von Bildern machen, damit ein gutes dabei rauskommt.« So viele junge Menschen, die mir begegnen, sind besessen davon, wie schön ihre Freund*innen auf den Instagram-Bildern aussehen, und vergleichen diese Bilder in ihrem Kopf mit den Bildern von sich selbst, die sie gelöscht und nicht gepostet haben (sie vergleichen zum Beispiel Fotos, auf denen Freundinnen von ihrer besten Seite zu sehen sind, mit Fotos, auf denen sie selbst von ihrer schlechtesten Seite getroffen sind – mehr dazu in Kapitel 8: *Bildschirme und das Internet*).

Egal ob online oder im echten Leben, du siehst deine Freundinnen nicht von so Nahem und nicht in denselben unschmeichelhaften Situationen wie dich selbst. Du drückst vermutlich niemand anderem Mitesser aus, du hast nichts mit den Fußnägeln anderer Menschen zu tun und weißt auch nicht, wie ihre

Oberschenkel aussehen, wenn sie auf dem Klo sitzen. Weil du wohlwollend bist, siehst du ihre besten Seiten durch eine positiv gefärbte Brille, während du deine eigenen ungeliebten Körperteile mit einer kritischen Haltung unter die Lupe nimmst.

Diäten

Bei vielen Frauen und Mädchen führt die Kluft zwischen ihrem eigenen Körperbild und dem idealen Bild dazu, dass sie sich zu breit, zu dick oder gar adipös finden. Sie haben das Gefühl, dass sie zu viel Raum einnehmen. Sie sind zu groß. Zu schlaksig. Zu plump. Dass es heute so viele Bilder schöner Frauen zu sehen gibt, verunsichert viele in Bezug auf den eigenen Körper und lässt sie glauben, dass er zu … viel sein könnte. Und dann wird ihnen weisgemacht, dass Abnehmen die Lösung sei.

Oder, um Marika Tiggemann zu zitieren, eine profilierte Wissenschaftlerin in diesem Bereich: Die Medien konfrontieren Frauen mit »einem unablässigen Sperrfeuer idealisierter Bilder von extrem dünnen Frauen, die für die meisten Frauen beinahe unmöglich zu erreichen sind«. Und das sei verbunden mit »exzessiven Abnehmpraktiken und dem Aufkommen von Essstörungen.« Frauen streben nach einem Körper ohne Fett, ein abartiges Konzept – das ist ebenso unsinnig wie ein Körper ohne Haut oder ohne Knochen.

Es gibt im Englischen ein berühmtes Zitat: »Probier alles einmal aus, bis auf Volkstänze und Inzest.« Um das Zitat für die weibliche Teenagergeneration des 21. Jahrhunderts upzudaten: »Probier alles einmal aus, bis auf Diäten und harte Drogen.«

Ich nenne Diäten und harte Drogen in einem Zug, weil manche von euch mit dem Abnehmen wie mit harten Drogen flirten und unverletzt entkommen werden. Für andere von euch werden Essen, Ernährung, Gewicht und Figur ihr Leben lang davon beeinflusst sein, dass sie während ihrer Jugend mit dem Thema Diäten zusammengestoßen sind. Und davon erholt man sich nur schwer.

Warum es mir so wichtig ist, dass ihr Diäten meidet? Weil Studien zeigen, dass sie sowohl Essstörungen (vermutlich nicht überraschend) als auch Übergewicht (etwas überraschender) vorausgehen. Diäten werden generell als Mittel gesehen, um Übergewicht zu vermeiden, aber tatsächlich ist das Gegenteil der Fall: Sie ziehen Übergewichtigkeit nach sich. Eine Diät vermittelt dir eine gestörte Beziehung zum Essen, und das kann, aus einer Vielzahl physiologischer, psychologischer und gesellschaftlicher Gründe, auf lange Sicht dazu führen, dass du zu wenig oder zu viel Gewicht verlierst.

Lass uns versuchen zu verstehen, was da passiert.

*Auf Diät zu sein hatte Orla anfangs dabei geholfen, sich in ihrem Körper wohler zu fühlen, aber auch dabei, besser mit ihrem Leben zurechtzukommen. Weil sie ständig über Kalorien nachdachte und darüber, nichts zu essen, machte sie sich keine Gedanken über ihre Hausaufgaben, ihre Freund*innen oder sonst etwas. Sie dachte nur noch in Zahlen – die Anzahl der Kalorien und die Zahl auf der Waage. Doch dann hatte sie das Gefühl, dass sie die Kontrolle verlor – sie konnte nicht aufhören. Sie fühlte sich von allem und jedem abgeschnitten. Sie hatte keine Kraft, ihr war immer kalt, sie interessierte sich für nichts mehr als fürs Abnehmen und für ihren Körper. Und sie fand sich immer noch zu dick.*

Fangen wir damit an, was in deinem Körper passiert, wenn du die Nahrungsaufnahme reduzierst. Die Physiologie von Diäten lässt sich am besten nachvollziehen, wenn man sich vorstellt, wie die Beschränkung von Nahrung sich auf ein Tier auswirken würde. Wenn du ein Haustier hast, stell dir vor, du reduzierst sein Futter um die Hälfte, jeden Tag, etwa einen Monat lang. Stellen wir uns also vor, dieses Tier wird einer Blitzdiät unterzogen. Wie würde dein Haustier reagieren?

Du erinnerst dich an meinen Hund Suki, oder? Ich habe im Familienkapitel von ihr erzählt. Nehmen wir an, ich würde aufhören, sie morgens und vor dem Schlafengehen zu füttern, und ihr nur noch am frühen Abend etwas zu fressen geben. Und ich würde sie auch nicht rauslassen und Fuchskacke essen lassen (Warum machst du das, Suki, warum?). Was würde sie tun?

Ich glaube, am ersten Morgen hätte sie noch eine ganz normale Verbindung zu mir und würde mich mit bettelnden Augen ansehen, während ich mein Müsli esse (oder sie würde winseln und hochspringen, wenn es ein Schinken-Sandwich ist). Sie kennt die Abläufe und weiß, dass ihr Futter als Nächstes dran ist. Wenn ich jetzt allerdings aufbrechen würde, würde sie bellen und zwischen mir und ihrem Futternapf hin- und herrennen. Und ich glaube, wenn ich abends nach Hause käme, würde sie bellen und verrücktspielen und ihr Futter hinunterschlingen.

Am nächsten Morgen würde sie hartnäckiger winseln und hochspringen, vermute ich; vielleicht würde sie sogar freundlich nach mir schnappen. In ihrer Hundesprache würde sie sagen: »Nur um dich dran zu erinnern, Mum, fütter mich, bevor du losgehst, du hast es gestern vergessen, und ich war hungrig.« Am dritten Tag würde sie mich misstrauisch beobachten. Aber mit der Zeit würde sie resignieren, glaube ich. Tatsächlich legen psychologische Experimente zu erlernter Hilflosigkeit das nahe. Sie würde sich traurig und kraftlos in ihr Körbchen legen und weder aufspringen, um mich zu begrüßen, noch mit dem Schwanz wedeln. Sie wäre dünner und trauriger und würde weniger Zeit damit verbringen, Tennisbälle zu zerkauen, Eichhörnchen zu jagen und nie zu fangen, und sie würde aufhören, auf meinen Schoß zu springen, wenn ich mich hinsetze.

Erinnerst du dich an die drei Schichten des Gehirns, über die wir in einem der vorigen Kapitel gesprochen haben? Essen ist mit allen drei Schichten verknüpft. Die Steuerung der Nahrungsaufnahme sitzt im zentralen Bereich deines Gehirns, dem Teil, der dem Gehirn eines Tieres am meisten ähnelt. Sie sitzt dort, weil sie überlebensnotwendig ist, ebenso wie die Steuerung von Atmung und Herzschlag. Aber Nahrungsaufnahme ist eine dieser Funktionen des zentralen Gehirns, die von der äußeren Schicht kontrolliert werden kann, von deinem denkenden Gehirn, der äußeren Hirnschicht. Die Zivilisation hat die Nahrungsaufnahme tatsächlich fest in diesem planenden, organisierenden Teil des Gehirns verankert.

Es funktioniert folgendermaßen: Der zentrale Bereich deines Gehirns greift die Hungersignale auf, zum Beispiel einen niedrigen Blutzuckerspiegel oder einen leeren Magen, und die Großhirnrinde, deine äußere Hirnschicht, schmiedet einen Plan, was jetzt gegessen werden soll. Aber wenn du am Verhungern bist, setzt dein zentrales Gehirn alles andere außer Kraft und bringt dich dazu, zu essen. Gras, wenn du dich in einer Hungersnot befindest, oder was auch immer du in einem Notfall finden kannst. 1975 aßen die Überlebenden eines Flugzeugabsturzes ihre toten Mitpassagiere, um zu überleben. So stark sind der Essenstrieb und der Überlebensinstinkt.

Dein zentrales Gehirn wird natürlich auch versuchen, dich dazu zu kriegen, mehr zu essen, wenn du auf Diät bist. Es versteht das Wort »Diät« nicht. Es versteht, was ein niedriger Blutzuckerspiegel, ein leerer Magen und niedrige Glykogen-Reserven in der Leber bedeuten. Es hat die Aufgabe, dich vor Hunger zu schützen, und denkt, dass dies eine Hungersnot ist – und es weiß, was zu tun ist. Es sendet Botschaften an dein bewusstes Gehirn: ISS! Es aktiviert einen animalischen Trieb, so stark, dass er wahrscheinlich all deine guten Vorsätze zunichte machen wird, all deine Willenskraft, all die Versprechen, die du dir gegeben hast. Dein zentrales Gehirn funktioniert nicht verbal, es debattiert und argumentiert also nicht. Du wirst mehr essen wollen, während ein anderer Teil von dir gegen diesen Impuls argumentiert. Das ist deine Großhirnrinde, die deinem zentralen Gehirn mit ihren vernünftigen Plänen und Argumenten etwas entgegensetzt. Doch den Kampf gegen den biologischen Überlebensinstinkt des zentralen Gehirns kannst du nur verlieren.

Und das ist der Grund, warum 80 Prozent oder mehr der Diäten daran scheitern, über zwei Jahre hinweg eine signifikante Gewichtsreduktion zustande zu bringen, sondern meistens über einen Zeitraum von vier Jahren zu einer Gewichtszunahme führen. Denn wenn dein zentrales Gehirn einmal einspringen musste, dann will es für die nächste Hungersnot gewappnet sein und schraubt deinen Appetit in die Höhe. Indem es deine Sättigungshormone runterfährt und deine Hungerhormone hoch, verlangsamt es den Stoffwechsel ein Stückchen, unterbindet spontane körperliche Aktivität (du zappelst und bewegst dich weniger) und füllt den Nahrungsvorrat (das Fettgewebe) mit extra Energie für die nächste Hungersnot auf.

Zentrales Gehirn gegen äußere Hirnschicht: eins zu null.

Egal welche Diät du also machst, sei es die Kohlsuppen-Diät, die Keto-Diät oder die Ich-esse-nur-Lebensmittel-die-mit-B-anfangen-Diät[16]: Auch wenn du ein paar Kilos verlierst, wird dein zentrales Gehirn zurückschlagen. Es wird den kompletten »Hungersnot-Alarm« auslösen und einen starken Impuls gegen das Abnehmen lostreten, der es sehr schwer macht, die Diät einzuhalten.

Und all das passiert, bevor wir überhaupt die Psychologie des Essens und Abnehmens miteinbezogen haben.

Um das zu tun, stellen wir uns vor, du wärst auf der Lebensmittel-mit-B-Diät, und es ist sehr wichtig, dass du in diesem nächsten Abschnitt nicht an Karotten denkst. Versuche generell nicht an irgendetwas Orangefarbenes, spitz Zulaufendes oder

16 Die habe ich erfunden, aber es ist nicht unwahrscheinlich, dass sie genauso »erfolgreich« wäre wie all die anderen Diäten. Also hau rein: Brot, Bananen, Brownies, Bolognese, Butter – ich finde, das klingt großartig!

Gemüseartiges zu denken. Absolut keine Karotten, lass die Karotten außer Acht, du willst auf keinen Fall an sie denken.

Und, klappt es?

Wenn uns gesagt wird, dass wir an eine bestimmte Sache nicht denken sollen, dann bringt uns das dazu, an sie zu denken. Und wenn uns gesagt wird, dass wir etwas nicht haben dürfen, dann wollen wir genau das haben.

Denk mal drüber nach, wie das Gehirn funktioniert. Du bist auf der Lebensmittel-mit-B-Diät und machst dich ans Mittagessen, mit Brot und Butter, denkst, das ist doch eine super Diät und dass du ganz sicher keine Karotten, keinen Kuchen, kein Curry essen wirst. Aber dir bestimmte Arten von Lebensmitteln zu verbieten, bedeutet, dass du ihnen einen Platz in deinem Denken einräumst und dass all die Karotten-Neuronen losfeuern. Die Anstrengung, die es kostet, etwas nicht zu tun, macht dieses Etwas in deinem Gehirn lebendig.

In einigen legendären Experimenten in den 1950ern untersuchte Ancel Keys den Effekt des Hungerns auf gesunde junge Männer, indem er ihre Kalorienzufuhr sechs Monate lang halbierte. Weißt du, was passierte? Sie wurden besessen vom Thema Essen und Nahrungsaufnahme. Und auf viele verschiedene Weisen. Sie sprachen ständig übers Essen. Manche von ihnen fingen an, Kochbücher zu lesen. Manche beschäftigten sich zwanghaft mit den Details ihrer Mahlzeiten. Manche wurden sehr speziell, was die Gewürze betraf. Manche zerteilten ihr Essen in sehr kleine Happen und aßen es ganz langsam. Sie wurden außerdem traurig, einsam und ängstlich. Sie wollten nicht mehr unter Menschen sein, Sex haben, rausgehen etc.

Psychologisch gesehen bringt also der schiere Akt zu sagen »Ich bin auf Diät – das darf ich essen, das darf ich nicht essen« das Essen in deine Gedanken. Es weckt die Neuronen, die damit verknüpft sind, die schönen Erinnerungen daran, diese Dinge zu essen, und bringt dein Gehirn dazu, mit sich selbst zu streiten. Wenn das zu lange andauert, kannst du von genau denjenigen Dingen, denen du widerstehen willst, besessen werden. Und natürlich macht es wenig Unterschied für dein Gewicht, ob diese Obsession Karotten gilt, aber du kannst dir verdammt sicher sein, dass es Nahrungsmittel sein werden, die wegen unseres Drangs nach Zucker und Fett für uns Menschen verlockend sind.

*Orla stellte fest, dass sie ständig an Lebensmittel und ans Essen dachte, an ihren Körper und ihre Figur. Sie durchforstete das Internet ständig nach Tipps, wie man dünn werden kann, sie folgte einer Menge Gesundheits- und Fitness-Influencer*innen auf Instagram und verschiedenen Lifestyle-Blogs, auf denen Leute häufig mit ihrer eingeschränkten Ernährungsweise und ihrem Dünnsein zu prahlen schienen. Sie sah sich Essen und Rezepte an. Sie hatte verschiedene Fitness- und Kalorienzähl-Apps. Es war wie mit der Henne und dem Ei: Ihre Gedanken wanderten zum Thema Essen, also kanalisierte sie sie, indem sie dazu Sachen auf dem Handy las. Und dann boten ihr die Algorithmen immer mehr von Demselben an, sodass sie jedes Mal, wenn sie das Handy in die Hand nahm, Dinge, die mit Essen, Ernährung, Gewicht und Figur zu tun hatten, angezeigt bekam. Und schon war das Thema wieder in ihrem Kopf.*

Wir sprachen darüber, ob sie das wollte. Wollte sie den ganzen Tag lang übers Essen nachdenken? Für welche Dinge interessierte sie sich noch, die durch die Fokussierung auf Essen, Ernährung, Gewicht und Figur aus ihrem Denken verschwunden waren? Wie konnte sie sich selbst vor dem gesellschaftlichen Druck schützen, der ihren psychischen Gesundheitszustand beeinträchtigte?

Neben den körperlichen und seelischen gibt es auch gesellschaftliche Faktoren, die den Erfolg einer Diät torpedieren. Wie schon gesagt herrschen in Büchern, Fernsehshows, TikTok- und YouTube-Videos, Zeitschriften und Filmen zwei primäre, sich widersprechende Narrative übers Essen vor. Das eine Narrativ erzählt von »gesundem«, »cleanem«, »nachhaltigem«, »Ein-guter-Mensch-sein«-Essen, das andere vom »Backen«, »Zügellos-Sein«, »sich Belohnen« und vom »über die Stränge schlagen«. Denk mal kurz darüber nach. Das ist ziemlich absurd, oder? Ich glaube, wenn Außerirdische auf der Erde landen und sich die verschiedenen Medien anschauen würden, um zu lernen, wie man sich auf diesem Planeten ernährt, dann würden sie annehmen, dass sich bei uns zwei Phasen abwechseln: die Phase, in der man sich hemmungslos überfrisst (dazu gehören auch die vielen Kochshows und die Lebensmittel-Werbung), und die Phase, in der man zu wenig isst und sich einschränkt (zu dieser Phase gehören die vielen Ernährungsratgeber und Gesundheitsblogs). Die Gesellschaft verstärkt permanent beide Konzepte, sowohl das der eingeschränkten Ernährung als auch das des hemmungslosen Überfressens.

Warum ist das so? Auch die Industrialisierung und Kommerzialisierung der Lebensmittelindustrie hat dazu beigetragen, eine Polarität zwischen eingeschränkter Ernährung und schlemmendem Überessen zu schaffen – das perfekte Geschäftsmodell. Einerseits in großen Mengen Lebensmittel mit hohem Fett- und hohem Zuckeranteil verkaufen, sodass die Menschen zunehmen. Andererseits Diätprodukte verkaufen, um dieses Problem scheinbar zu lösen.

Diese Vorstellung von Essen hat sich in jedem Winkel unserer Gesellschaft breitgemacht und sich der Bedeutung von Essen eingeschrieben, sodass wir, wenn wir ein Mädchen sehen, das weint und einen Eisbecher löffelt, wahrscheinlich annehmen, dass sie eine Trennung hinter sich hat und sich mit dem Eis tröstet. Hochkalorisches Essen wird als Mittel gegen emotionalen Schmerz präsentiert.

Aber fast niemand verkauft uns die Idee, dass man auch einfach genau das richtige Maß zu sich nehmen könnte – eine regelmäßige Balance zwischen unseren intuitiven Bedürfnissen und unseren Ernährungsbedürfnissen. Vielleicht, weil sich damit kein Geld verdienen lässt?

Wie Diäten zu Überessen führen: Der Was-soll's-Effekt

Yasmin kam zu mir, weil sie besorgt war, dass sie Bulimie haben könnte. Ihre Familie liebte Essen, doch ihre Mutter war ständig auf irgendeiner neumodischen Diät oder folgte irgendeinem neuen Fitnessprogramm. Sie hatte es ihrer Mutter nie gesagt, aber Yasmin entging nicht, dass nichts davon zu einem signifikanten Gewichtsverlust oder einer dauerhaften Veränderung geführt hatte. Ihre Mutter hatte immer dieselbe Figur gehabt, solange sie denken konnte. Ihre Diäten beeinflussten Yasmins Haltung zum Thema Essen. Aber Yasmin war sich im Klaren darüber, dass sie nicht dieselbe Beziehung zum Essen haben wollte wie ihre Mutter.

Diäten scheitern aus den besagten physiologischen, psychologischen und soziologischen Gründen. Wie das geschieht, illustrieren am besten die Experimente von Polivy und Herman. Sie sind etwas kompliziert zu erklären, aber es lohnt sich, sie sich anzuschauen, weil man durch sie die Psychologie des Essens verstehen kann. Die Leiter*innen des Experiments teilten die Proband*innen in zwei Gruppen ein – diejenigen, die auf die Diät waren, und diejenigen, die keine Diät machten – und sagten allen, dass sie einem Geschmackstest mit ihnen machen würden. Dann gaben sie ihnen einen Snack, bevor der Test begann, aber die Proband*innen bekamen nicht alle denselben Snack. In jeder der zwei Gruppen bekam jeweils die Hälfte der Proband*innen einen scheinbar »ungesunden« Sättigungssnack, während die andere Hälfte einen Cracker bekam, sodass es insgesamt vier Gruppen gab. Tatsächlich ging es gar nicht um die Geschmackswahrnehmung der Proband*innen: Die Wissenschaftler*innen erfassten heimlich, wie viel die Proband*innen während des Geschmackstests aßen.

Sie fanden Folgendes heraus: Innerhalb der Gruppe, die nicht auf Diät war, aßen diejenigen, die einen kleinen Snack gehabt hatten, später beim Test mehr. Und diejenigen, die einen großen Snack gehabt hatten, aßen später weniger. Das macht Sinn, oder? Wenn sie noch nicht satt waren, aßen sie etwas mehr; wenn sie schon recht gesättigt waren, aßen sie etwas weniger.

Spannend wird es jedoch bei der Gruppe, die auf Diät war. Diese Gruppe aß kontraintuitiv. Diejenigen, die einen kleinen Snack bekommen hatten, aßen später nur ein wenig, doch diejenigen, die einen großen, »ungesunden« Snack bekommen hatten, aßen später am meisten. Sie aßen extrem viel.

	Vor dem Geschmackstest	Beim Geschmackstest
Proband*innen, nicht auf Diät	Kleiner Snack	Aßen mehr
	Großer Snack	Aßen weniger
Proband*innen auf Diät	Kleiner Snack	Aßen am wenigsten
	Großer Snack	Aßen am meisten

Es ist, als ob das Gehirn bei einer Diät sagen würde: »Nein, nein, hör nicht auf deinen Hunger, iss weniger«, bis ein bestimmter Punkt erreicht ist, an dem es sagt: »Oh nein, jetzt hast du alles ruiniert, was soll's, iss einfach, was du willst. Iss vielleicht sogar mehr, als du willst und brauchst, denn bald geht die Diät wieder los, und dann wirst du hungrig und ohne Essen sein, also füll lieber jetzt die Vorräte auf.«

Yasmin war fest entschlossen, ein anderes Verhältnis zum Essen zu entwickeln als ihre Mutter, denn sie hatte die Diäten samt Jo-Jo-Effekt mit eigenen Augen gesehen. Und trotzdem hatte sie damit zu kämpfen, sich von der Mentalität, die Essen in gesund und ungesund oder gut und schlecht einteilt, zu befreien. Zurzeit aß ihre Mutter keine Kohlenhydrate. Doch auch wenn Yasmin und ihr Bruder zum Abendessen welche bekamen, fiel es Yasmin schwer, Kohlenhydrate nicht als etwas zu sehen, das dick machte, und Diäten nicht als Lösung dafür, dass sie sich in ihrem Körper unwohl fühlte. Darum aß sie an normalen Schultagen selten etwas zum Frühstück, wenn sie »gut« sein wollte, aber wenn es eine Entschuldigung gab, einen Geburtstag oder so etwas, dann aß sie nur zu gerne mehrere Croissants oder Muffins. Es war nicht so, dass sie das Frühstück nicht mochte oder sie kein Frühstücksmensch war. Sie versuchte, sich wie jemand anders zu ernähren, statt auf den eigenen Körper zu hören. Tagsüber passte sie ihr Essverhalten an das ihrer Freundinnen an, bestellte häufig, was sie bestellten, oder aß Salat, damit sie sie nicht für dick oder gefräßig hielten. Wenn sie von der Schule nach Hause kam, war sie oft halb am Verhungern und konnte nicht mehr widerstehen – also aß sie alle Kekse und Chips, die da waren. Dann fühlte sie sich erbärmlich – hässlich, dick, dumm – und erbrach sich.

Die meisten Menschen auf Diät kennen den Was-soll's-Effekt, doch die Logik hinter dieser Einstellung ist eine falsche. Die Haltung basiert auf der Logik, dass Lebensmittel und Ernährung entweder »gut oder schlecht«, »gesund oder ungesund« sind, dass du entweder »auf Diät« oder »maßlos« bist. Aber Lebensmittel und Ernährung fallen nicht in sauber voneinander zu trennende Kategorien – sie sollten immer auf einer Skala eingeordnet werden. Kein Lebensmittel ist nur gut oder nur schlecht. Sie lassen sich nur ganzheitlich betrachten, unter Berücksichtigung des Fettgehalts, des Ballaststoffgehalts, des Anteils an chemischen Zusatzstoffen, des Zuckeranteils, des Sättigungsgrades, der Geschmacksvorlieben etc. Da das jedoch selten geschieht, wird in deinem Kopf eine Alles-oder-nichts-Haltung hervorgerufen: Dein Essverhalten ist entweder gut oder schlecht. Wenn du nicht gut und gesund sein und deine Diät einhalten kannst, dann kannst du genauso gut sehr, sehr, sehr schlecht sein.

Aber so funktionieren Essen und Ernährung nicht – es geht dabei um das Maß, um die Abstufung. So tief verwurzelt sind die Vorstellungen von gesund und ungesund, gut und schlecht, dass es schwierig ist, das zu sehen. Und deshalb schauen wir uns das Konzept jetzt mit der Hilfe einer Geld-Analogie an.

Stell dir vor, du sparst für eine Reise nach dem Schulabschluss oder etwas Ähnliches und brauchst tausend Euro. Also unternimmst du wochenlang nichts. Du kaufst keine Klamotten, keine Frappucinos. Du babysittest öfter als sonst und bügelst alle Blusen deiner Mutter für zehn Euro, und dann hast du irgendwann dreihundert Euro zusammen. Du bist ziemlich stolz auf dich, aber auch ziemlich gelangweilt, weil du so vernünftig bist und so wenig Spaß hast. Und dann siehst du, dass die Schuhe, um die du seit Wochen herumschleichst, auf fünfzig Euro runtergesetzt sind. Für einen Moment wirst du schwach und kaufst sie. Und dann fühlst du dich sehr schlecht, weil sie drücken, weil du schon so viele Schuhe hast und sie nicht wirklich brauchst.

Was machst du also? Sagst du dir »Ach, was soll's, ich habe das mit dem Sparen verkackt, dann kann ich für heute auch aufgeben und die kompletten dreihundert Euro für Sachen ausgeben, die ich weder wirklich will noch brauche, und fange morgen wieder mit dem Sparen an«?

NEIN, natürlich tust du das nicht. Das wäre bescheuert. Du denkst dir »Ach, egal, ich bügle auch noch Papas Hemden und babysitte noch mal extra, und damit ist es okay. Ich brauche schließlich auch ein bisschen Spaß und Luxus, die hatte ich nun, und jetzt hänge ich mich wieder rein. Ich mach's wieder wett, und auf lange Sicht macht es kaum einen Unterschied.«

Und dennoch beeinflusst diese Alles-oder-nichts-Haltung das Essverhalten von Menschen ständig. Wenn du dir sagst, dass du auf Diät bist und dies oder das nicht essen solltest, dann erschaffst du Kategorien von Lebensmitteln und Ernährung in deinem Kopf, statt sie auf einer Skala zu betrachten. Und deshalb passiert vielleicht Folgendes: Wenn du daran »scheiterst«, dich »gut« zu ernähren (und das wird vermutlich passieren, wegen all dieser körperlichen, psychologischen und gesellschaftlichen Faktoren, die wir besprochen haben), dann hast du vielleicht das Gefühl, dass du dir »deine gesunde Ernährung versaut hast«, und lässt alle möglichen Lebensmittel links liegen und futterst nur noch »schlechte«, »verbotene« Sachen. Vielleicht fühlst dich sogar genötigt, all die sogenannten »schlechten« Lebensmittel im Übermaß zu essen, bevor sie ab morgen wieder verboten sind.

Es gelingt uns nicht zu sehen, dass es bei Essen, Ernährung, Gewicht und Figur – wie bei dem Geld, das wir sparen – um die kleinen Abstufungen, um Vielfalt geht, und nicht um alles oder nichts, gut oder schlecht.

Ein ziemliches Dilemma: Willensstärke und Diäten

Baumeister und Tierney bezeichnen Diäten in ihrem einflussreichen Buch *Die Macht der Disziplin. Wie wir unseren Willen trainieren können* als »Ernährungs-Dilemma«. Das heißt:

1. Um nicht zu essen, brauchen Diäthaltende Willenskraft
2. Um Willenskraft zu haben, müssen Diäthaltende essen

Man kann sich Willenskraft am besten als Ressource vorstellen, die uns nur begrenzt zur Verfügung steht: Jeden Morgen wachen wir mit einer Kanne Willenskraft für den Tag auf. Jedes Mal, wenn unsere Selbstbeherrschung gefordert ist und wir das Richtige tun sollen, brauchen wir etwas davon auf. Wenn du dich also morgens aus dem Bett quälst, damit du nicht zu spät zur Schule kommst, oder du deine Hausaufgaben machst, statt auf dem Sofa zu faulenzen, wenn du dir auf die Zunge beißt, um deiner Lehrkraft keine Widerworte zu geben, oder wenn du deine Gefühle vor deiner Clique versteckst – all das braucht deine Selbstbeherrschung auf, deine Willenskraft.

Sobald du auf Diät bist, brauchst du einen Teil deines begrenzten täglichen Vorrats an Willenskraft auf, um all diesen Schokoladentafeln und Kuchen zu widerstehen, die in deinem Gehirn aufploppen. Aber Willenskraft wird nicht nur dadurch aufgebraucht, dass man im Lauf des Tages Dingen widersteht, sie wird auch noch durch zwei andere Faktoren zerstört: Müdigkeit und Hunger. Während der Tag voranschreitet, schrumpft dein Vorrat an Willenskraft, weil du ihn dafür verwendet hast, »gut zu sein«, aber auch, weil du müder geworden bist und *weil du auf Diät bist* und dein Blutzuckerspiegel niedrig ist. Genau dann, wenn du deine Willenskraft am meisten brauchst, ist sie also nicht da, weil du kraftlos und müde bist.

Es ist nicht so, dass du »keine Willenskraft« hättest, es ist bloß so, dass du sie aufgebraucht hast und der Rest durch den Hunger zerstört wurde. Und weil du all dieses Zeug gegessen hast, das du dir eigentlich verboten hast, kommst du womöglich in diese Was-soll's-Haltung und isst bis zum Exzess, denn jetzt, wo du gegen die Diät verstoßen hast, kannst du genauso gut zuschlagen.

Willenskraft kommt vom Gehirn, aber dein Gehirn braucht Blutzucker, um sie zu erzeugen. Dein Gehirn verbraucht tatsächlich zwanzig Prozent der Kalorien, die du am Tag aufnimmst, bevor du dich überhaupt bewegt hast (und trägt damit wesentlich zu deinem sogenannten Grundumsatz bei). Ein lustiger Gedanke, dass dein Gehirn Kalorien braucht, aber so ist es. Wenn du das Mittagessen ausgelassen hast, dann kann dein Gehirn nicht ordentlich arbeiten und du wirst nicht in der Lage sein, bestimmte kognitive Aufgaben zu erfüllen. Unser Gehirn braucht Blutzucker fürs Gedächtnis, fürs flüssige Formulieren, für alle möglichen Dinge, und Kinder können Aufgaben schlechter lösen, wenn sie kein Essen bekommen. Zu den Aufgaben, die sie dann sehr viel schlechter erfüllen, gehören diejenigen, die mit Willenskraft zu tun haben. Willenskraft benötigt Blutzucker.

Noch schwieriger wird es, wenn du es dir zur Regel gemacht hast, Dingen zu widerstehen: Wenn du zum Beispiel die Regel aufgestellt hast »Ich liebe Schokolade, aber ich darf keine essen, weil sie ungesund ist/schlecht ist/dick macht«, dann erfordert es Willenskraft, keine Schokolade zu essen, und es wird schwer, das einzuhalten. Wenn du hingegen kein Schokoladenverbot hast, dann ist es überhaupt nicht schwer zu widerstehen. Du kannst ein bisschen Schokolade essen, wenn du Lust drauf hast, oder du isst keine. Wenn du ein bisschen Schokolade isst, dann wirst du wahrscheinlich aufhören, wenn etwas in dir sagt, dass du jetzt genug gehabt hast. Du wirst kaum über Schokolade nachdenken, und die Willenskraft-Vorräte im Gehirn werden nicht angezapft. Die mentale Anstrengung ist minimal.

Yasmin und ich arbeiteten als Erstes daran, dass sie regelmäßig aß. Ich erklärte ihr, dass regelmäßige Mahlzeiten ihr dabei helfen würden, das Gefühl der Entbehrung und des Hungers abzustellen, die wiederum die Essanfälle auslösten. Es fiel ihr schwer, Mahlzeiten einzuplanen – als ob sie dann gefräßig wäre. Sie war so sehr von der Diät-Mentalität eingenommen, dass es ihr schwerfiel, sie loszulassen, zum Beispiel die Idee, dass sie ohne Frühstück dünner werden würde. Im Lauf der Zeit lernte sie, dass die Wahrscheinlichkeit, sich zu überfressen oder einen Essanfall zu bekommen, größer wurde, wenn sie Mahlzeiten ausließ oder morgens zu wenig aß.

Um es kurz zu machen: Das Verhältnis zwischen Willenskraft und Blutzucker ist ein weiterer Grund, warum Diäten nicht funktionieren.

Ich sage das als jemand, der mit den scheinbar erfolgreichsten Diäthaltenden arbeitet – jungen Menschen mit Anorexie. Vielleicht denkst du jetzt: »Aber warum sagt sie das dann? Ihre Patientinnen sind dünn, also kann es doch offenbar klappen?« Doch bei Anorexie geht es nicht um Willenskraft. Wir sprechen hier von einer psychischen Krankheit. Dünn zu sein wird dabei zu einem übermächtigen Zwang, sodass es sich körperlich beinahe unmöglich anfühlt, mehr zu essen. Die Betroffenen bleiben dünn, weil sie rund ein Drittel der Zeit, in der sie wach sind, an Lebensmittel und ans Essen denken, und ein weiteres Drittel der Zeit denken sie über ihr Gewicht und ihre Figur nach. Die restliche Zeit verbringen sie damit, über ihr Studium oder ihre Arbeit nachzudenken. Ich weiß das, weil ich alle meine Patientinnen über zwanzig frage: »Wie viel Zeit verbringst du damit, über Essen und Ernährung nachzudenken?«; »Und über dein Gewicht und deine Figur?«; »Und wie viel Zeit verbringst du damit, über

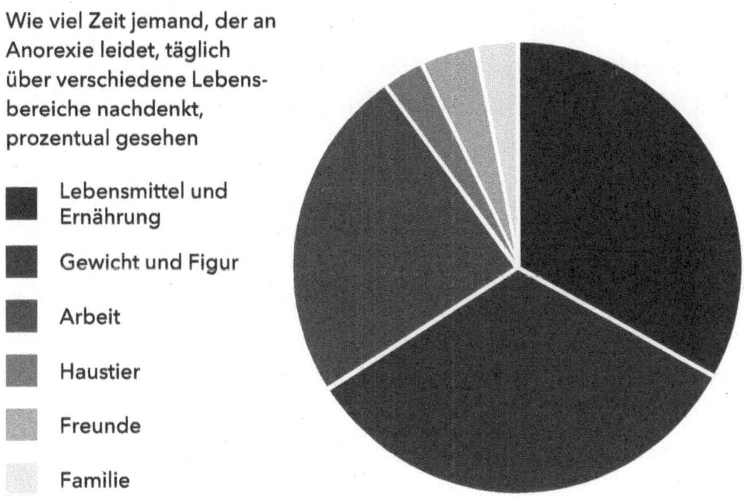

deine Freund*innen, deine Familie, deine Hobbys nachzudenken?« Der einzige Weg, wie du zur Bevölkerungsgruppe der wirklich Dünnen gehören kannst, wenn du nicht von Natur aus so dünn bist, ist, dich den kompletten Tag mit Essen, Ernährung, Gewicht und Figur zu beschäftigen, auf Kosten deiner anderen Interessen, deiner Familie und Freund*innen, auf Kosten von Spaß. Du musst den kompletten Rest deiner Welt aufgeben. Und wenn ich dieses Kreisdiagramm raushole und meinen jungen anorektischen Patientinnen zeige, denken selbst sie nicht, dass es das wert ist. Sie sind traurig und haben das Gefühl, dass sie keine wirkliche Verbindung zu ihren Freund*innen, ihrer Familie, ihren anderen Interessen haben: Sie erkennen, dass Dünnsein es nicht wert ist, alles andere zu opfern.

Nach dem Alles-oder-nichts-Prinzip essen und der Jo-Jo-Effekt

Die Idee des Abnehmens ist in unserer Kultur als Heilmittel gegen Übergewicht verankert, doch durch all die oben beschriebenen Prozesse kann es zu maßlosem Essen und Fressattacken führen, was im Gegenzug natürlich wieder zu Übergewicht beiträgt.

Diät zu halten und dann Phasen des übermäßigen Essens oder Essanfälle zu haben, führt bei vielen Menschen im Lauf ihres Lebens dazu, dass sie übergewichtig werden. Bei rund einem Drittel der Menschen, die übergewichtig sind, wird davon ausgegangen, dass Fressattacken eine Rolle spielen. Ihr Gewicht geht während einer Diät runter, aber gleichzeitig gewöhnt sich ihr Körper daran, weniger Nahrung zu bekommen. Dein zentrales Gehirn reagiert so, als ob es in einer Hungersnot wäre und den Körper deshalb effizienter machen müsste, das heißt: weniger Kalorien verbrennen, mehr Hungersignale aussenden. Deshalb nimmt man nach dem Ende oder dem Scheitern einer Diät leichter wieder zu oder isst übermäßig – wegen des psychischen Zwangs und des Gefühls der Entbehrung, die man erlitten hat.

Ancel Keys Experimente zeigen uns diese Nachwirkungen von Diäten auf: Als er in seinem Experiment anfing, die Männer wieder mit normalen Mahlzeiten zu versorgen, »berichteten viele Teilnehmer von einem höheren Gewicht, als es sonst für sie normal war. Sie folgten über mehrere Monate oder gar Jahre hinweg anormalen Essgewohnheiten, bis sie zu einem ›normalen‹ Zustand zurückkehrten.« Nach einer Diät will unser Gehirn also, dass wir mehr essen und uns weniger bewegen, und die psychischen Zwangsvorstellungen, die die Diät ausgelöst hat, verschwinden langsam.

Wenn du eine Diät machst und abnimmst, riskierst du offenbar also, einen starken Essensdrang und eine Art Nahrungsmittelobsession zu entwickeln. Und das ist wahrscheinlich nicht das, was du willst.

Der Faktor Zeit ist ebenfalls entscheidend. Die Diäten, die ich Teenagerinnen machen sehe, wurden eigentlich für ältere, übergewichtige Menschen mit gesundheitlichen Problemen konzipiert, *deren täglicher Kalorienbedarf deutlich niedriger ist als deiner.* Versuche bitte, als junge Frau nicht den Abnehm-Weg einzuschlagen, denn dann riskierst du, dass er dich ein Leben lang bestimmen wird und du irgendwann übergewichtig wirst.

Im zweiten Teil von Yasmins Behandlung konzentrierten wir uns darauf, dass sie auf ihren Hunger und ihr Sättigungsgefühl achtgeben sollte, auf ihre Vorlieben und ihre Essensauswahl, und nicht nur dann, wenn sie Fressattacken hatte. Sie hatte Angst, dass sie, wenn sie »verbotene Lebensmittel« essen würde – Kohlenhydrate, süße Sachen, Pizza –, diese im Übermaß essen und sich dann übergeben würde. Sie begann die Woche mit den richtigen Mengen, sodass sie das Gefühl hatte, dass sie alles unter Kontrolle hatte. Dann übte sie sich darin, jeden Tag in der Schulkantine etwas zu essen, auf das sie Lust hatte. Sie hörte auf ihr Hungergefühl, darauf, wie satt und zufrieden sie war, statt zu versuchen, durchs Essen zu kontrollieren, was andere von ihr dachten.

Körperliche Zufriedenheit

Wir haben gesehen, dass die körperliche Figur größtenteils festgelegt ist: Manche von euch sind kleiner und haben größere Brüste; manche sind größer und haben breitere Hüften; manche haben große Brüste und schmale Hüften oder kleine Brüste und breite Hüften; manche von euch sind überall kurvig. All diese Körperformen können schön sein und werden von anderen attraktiv gefunden. Es ist nicht so, dass du einfach nur mehr an dir arbeiten musst oder mehr Willenskraft brauchst, wenn dein Körper nicht dem vorgeschriebenen Ideal entspricht. Das ist ein Mythos, der oft von Leuten verbreitet wird, die dir etwas verkaufen wollen. Den Schlankheits-Mythos.

Warum ist es so schwer, deinen Körper zu akzeptieren und mit ihm zufrieden zu sein, wie du es vielleicht mit anderen Aspekten von dir bist? Ich höre junge Menschen ständig sagen »So bin ich eben«, in Bezug auf alle möglichen Bereiche ihrer selbst – bis auf ihren Körper. Mit diesem Satz zeigen sie, dass sie *sich akzeptieren* oder sogar *stolz auf sich* sind, in Bezug auf alle möglichen Bereiche ihrer Persönlichkeit, selbst dann, wenn das nicht nur positive Dinge sind.

Ist das bei dir so? Akzeptierst du manche Dinge an dir mehr als deinen Körper oder dein Aussehen? Vielleicht sagst du zum Beispiel »Ich bin kein Morgenmensch« oder »Ich bin nicht gut in Mathe« oder »Ich bin ein Katzentyp«. Und akzeptierst, dass das eine individuelle Sache an dir ist. Du könntest versuchen, früher aufzustehen oder dich in Mathe mehr anzustrengen, aber du akzeptierst die Vor- und Nachteile dieses Zugs an dir und quälst dich wahrscheinlich nicht stundenlang mit der Frage, warum das so ist und wie du es ändern kannst. Vielleicht liegen dir Sprachen mehr, und du beneidest die Mathecracks darum, wie leicht es ihnen in diesem Bereich fällt, aber du findest nicht, dass sie insgesamt bessere Menschen sind als du – sie sind nur besser in Mathe, und das ist okay. Wenn du der Katzentyp bist, verbringst du nicht Stunden damit, deine Katze anzustarren und dir zu sagen: »Ich wünschte, ich würde Hunde mögen.« Und doch fällt es uns so schwer, auf diese Weise mit unserer Körperform umzugehen.

Weil die Gesellschaft uns diktiert, dass manche Körperformen gesellschaftlich akzeptabler seien als andere und moralisch überlegen. Und weil sie dir weismacht, dass du diese Form erreichen könntest, wenn du engagiert genug bist.

*Yasmin war intelligent, clever, lustig und stylish, aber sie glaubte nicht, dass irgendjemand sie attraktiv finden würde, weil sie größer war als viele ihrer Freundinnen. Sie gab vor, sich nicht für Jungs zu interessieren. Es schien, dass sie sich ganz der Rolle der klugen besten Freundin verschrieben hatte. Sie schämte sich zum Beispiel so sehr für ihr Aussehen, dass sie nie Fotos von sich auf Instagram postete. Sie hätte sich selbst nie so in Szene gesetzt. Wir dachten gemeinsam darüber nach, warum sich das ändern musste und wie sie es schaffen konnte, ihr bestes Leben zu leben, sich so anzuziehen, wie sie wollte, über ihre Ernährung zu bestimmen und auf ihren Körper zu hören, statt zu versuchen, zu erraten, was ihre Freund*innen über ihr Essverhalten dachten. Um sich dabei zu unterstützen, suchte sie in den Sozialen Netzwerken nach Posts zu* Body Positivity *und* Health at Every Size.

Es gibt Funken der Veränderung: Wir sehen Stars wie Lizzo, Billie Eilish und Camila Cabello, die für etwas anderes stehen. Sie weigern sich, sich über ihre Körperform definieren zu lassen. Sie wissen, dass das Wichtigste an ihnen nicht der Körper ist, der ihnen gegeben wurde, sondern der Mensch, der sie geworden sind. Das Internet hat dabei geholfen, dass Bewegungen wie *Health at Every Size* und *Body Positivity* aufblühen konnten.

Größe und Umfang eures Körpers sind nur einzelne Aspekte eures Äußeren, aber oft diejenigen, denen junge Mädchen die größte Wichtigkeit beimessen. Die anderen Aspekte eures Äußeren, diejenigen, die ihr lieber mögt, wie zum Beispiel die Haut, das Gesicht, die Haare oder Augen, beachtet ihr nicht. Und insgesamt ist das Aussehen auch nur ein Aspekt von euch, dazu kommen die Persönlichkeit, die Intelligenz, die Leistungen. Nimm dein Äußeres nicht wichtiger im Leben als diese anderen Aspekte. Du wählst weder deine Freund*innen nach ihrem Körperumfang aus, noch beurteilst du deine Familie danach. Du schätzt sie für ihre Loyalität, ihren Humor, ihre Freundlichkeit und Freude. Versuche, dich selbst mit demselben Respekt zu behandeln.

Wie Essen geht

Auf Diät sein ist ein seltsames Konzept, wenn wir es auf andere körperliche Funktionen übertragen. Käme es dir in den Sinn, weniger zu pinkeln? Nein, oder? Du würdest auch nicht versuchen, weniger zu atmen. Wenn du das tätest, würde auch hier dein zentrales Gehirn die Führung übernehmen, und du würdest dir in die Hosen machen. Oder, wie es Oprah Winfrey formuliert hat, eine der berühmtesten Personen, die den Jo-Jo-Effekt am eigenen Leib erfahren hat: »Für die meisten von uns sind Diäten bestenfalls eine kurzzeitige Lösung. Sie funktionieren – so lange wie unsere Willenskraft ausreicht. Aber wie lange kann irgendjemand den Atem anhalten, bevor wir nach Luft schnappen müssen?« Beim Essen ist es genauso: Das zentrale Gehirn greift ein, wenn der Körper mehr Nahrung braucht.

Ich hoffe, ich konnte dich davon überzeugen, die Idee, durch eine Diät dein Gewicht zu regulieren, aufzugeben. Ich wünsche deiner Generation, dass ihr lernt, euren Körper zu akzeptieren, dass ihr in den Zeitschriften, im Fernsehen und bei den Inhalten, die ihr im Internet seht, einer Vielzahl unterschiedlicher Körper begegnet. Wir müssen lernen, dass Menschen mit unterschiedlichen Körpermaßen gesund sein können, statt eine Gesellschaft zu sein, die übergewichtige Menschen beschämt. Lässt man das mit den Diäten gleich, kann man maßloses Essen auch nicht mehr damit vor sich rechtfertigen, dass man ja später eine Diät machen werde. Aber was schlage ich stattdessen vor?

Ob du kleinere oder größere Körpermaße hast, ich finde, du solltest eine ausgewogene Haltung zu Essen und Ernährung anstreben: dir keine Nahrungsmittel verbieten und dich stattdessen zum Maßhalten ermutigen. Du musst versuchen, auf deinen Körper und deine Hungersignale zu hören, und verstehen, dass Nahrungsmittel ein breit gefächertes Kosten-Nutzen-Spektrum haben. Du solltest das Konzept »gesund« von fettarm und kalorienarm trennen, und nicht vergessen, welche Vorteile, Vorzüge und welches Vergnügen ein günstiger, vielfältiger Vorrat an Leckereien hat. Du solltest über die vielen verschiedenen Bedeutungen nachdenken, die Essen für uns hat, und überlegen, wie du sie nutzen kannst, um dich mit anderen zu verbinden oder etwas zu feiern, und wie Essen mit deiner Stimmung und deinen Gefühlen zusammenhängt. Versuche, nicht jedes Essen auf die binären Kategorien gut und schlecht zu reduzieren.

Ich finde, dass Essen und Ernährung in der Schule unterrichtet werden sollten – aber natürlich nicht im Hinblick auf gesunde oder ungesunde Nahrungsmittel; du weißt, ich finde, dass das eine krasse Vereinfachung ist, die mehr schadet als nützt. Stattdessen sollte es um die komplizierteren Sachen gehen, darum, wie du aufhören kannst zu essen, wenn du langsam voll bist, wie du so langsam essen kannst, dass das Sättigungsgefühl während des Essens einsetzt. Wie du den Punkt bemerkst, ab dem du nicht mehr mit Freude isst und wahrscheinlich aufhören solltest. Und warum Diäten gefährlich sind. Diese Dinge zu verstehen ist hilfreich, wenn du ein entspanntes Verhältnis zum Essen haben und das Risiko vermeiden willst, entweder ins Übergewicht oder in eine Essstörung abzugleiten. Vor allem sollte die Schule euch beibringen, wie man mit den Themen Essen, Ernährung, Gewicht und Figur langfristig umgehen kann, ohne dabei die kurzfristigen Motivationen und Anziehungskräfte außer Acht zu lassen.

Laura Thomas (*Just Eat It*) und Rick Kausman (*If Not Dieting, Then What?)* haben in ihren Büchern das Konzept des intuitiven Essens erklärt, das ich für meine Patient*innen sehr hilfreich finde. Für Kausman ist Essen wie Rudern mit zwei Paddeln. Die Paddel sind für ihn: Intuition und Ernährung. Weißt du, was passiert, wenn du nur mit einem Paddel ruderst? Du fährst im Kreis. Ganz ähnlich ist es, wenn du dich beim Essen entweder nur an deiner Intuition oder nur daran, welche Nährstoffe du zu dir nimmst, orientierst – du kommst nicht mehr vom Fleck. Du musst also beides miteinbeziehen.

Ernährung bedeutet mehr als die Frage, welche Nahrungsmittel gut für dich sind. Es geht darum, welche Nahrungsmittel du brauchst, um das tun zu können, was du tun musst. Es geht darum zu überlegen, was für ein Frühstück dich bis zum Mittagessen mit Energie versorgt und welches Mittagessen verhindert, dass du nach der Schule vor Hunger schlechte Laune hast. Es geht darum, über Kohlenhydrate, Proteine, Fette, Obst und Gemüse etc. Bescheid zu wissen und im Blick zu haben, ob du in etwa die richtige Menge zu dir nimmst, nicht bei einer bestimmten Mahlzeit oder an einem bestimmten Tag, aber im Lauf der Woche oder des Monats. Es geht darum, auf deinen Körper zu hören, auf deine Hungersignale, dein Sättigungsgefühl und dein Energielevel – und all das zusammenzusetzen. Das ist Ernährung.

Intuition auf der anderen Seite bedeutet zu überlegen, was du gern isst, wonach es dir gelüstet und was dich zufrieden macht. Wenn du mittags richtig Lust auf Nudelsalat hast, aber dich stattdessen dafür entscheidest »gut« zu sein und etwas Salat und Proteine statt Kohlenhydrate isst, dann befriedigst du deine Intuition nicht. Und die Wahrscheinlichkeit ist groß, dass du später ständig ans Essen denken musst und zu viel isst. Intuition deckt auch die anderen Bedeutungen von Essen ab. Take-away am Freitag, Geburtstagskuchen, das erste Date. Es gibt Anlässe, die du mit Menschen verbindest, weil ihr gemeinsam esst oder weil du isst, was sie zubereitet haben.

Probleme treten dann auf, wenn wir ein Paddel zu häufig benutzen, wie meine Anorexie-Patient*innen, die von Nährwerten besessen sind und ihre Intuition vernachlässigen. Sie verbringen ihr Leben damit, über Kalorien nachzudenken und über wenig anderes. Umgekehrt können Menschen, die zu sehr auf ihre Intuition hören, ebenfalls ein gestörtes Essverhalten entwickeln, indem sie zu viel Junkfood essen und übergewichtig werden. Es ist ein schmaler Grat.

Yasmin wollte lernen, intuitiv zu essen. Sie beschrieb es mir als Analogie zwischen Essen und Kleidung: Wenn sie morgens aufstehe, schaue sie nach dem Wetter, überlege, was sie an dem Tag vorhabe (Würde sie abends ausgehen? Zur Schule? Ihre Großmutter besuchen?), und überlege dann, was sie anziehen wolle. Manchmal wollte sie Leggins anziehen, manchmal ein hübsches Kleid und manchmal Jeans. Sie dachte nicht zu lange darüber nach; sie bezog die praktischen Fragen mit ein (Was hatte sie vor? Mit wem? Wie sah das Wetter aus?), aber danach ging es darum, worauf sie Lust hatte, und sie akzeptierte, dass sie jeden Tag etwas anderes tragen wollte. Sie lernte, es mit dem Essen genauso zu machen: Sie überlegte, was sie an diesem und am nächsten Tag vorhatte, welche Art von Essen in punkto Energie, Wärme, Essenszeitpunkt und Verfügbarkeit gut war, und dann überlegte sie, worauf sie Lust hatte. Manchmal war das ein heißer, sätti-

gender Eintopf, an anderen Tagen ein kühles Eis. Manchmal wollte sie Salat essen und manchmal ein Schinken-Käse-Sandwich. Es ging beim Essen um Nährstoffe, ja, darum, was sie brauchte, aber auch um die Intuition, darum, was ihr schmeckte. Sie machte es wie mit der Kleidung – sie akzeptiere, dass sie manchmal einfach auf etwas Bestimmtes Lust hatte, und lernte, nicht zu viel darüber nachzudenken oder sich als gesund oder ungesund zu bewerten.

Essen, Ernährung, Gewicht und Figur: Wie man in einer verrückten Welt nicht den Verstand verliert

Was habe ich also aus den Gesprächen mit Hunderten von Mädchen über Essen, Ernährung, Gewicht und Figur gelernt?

1. Über unser Gewicht und unsere Figur haben wir nur begrenzt Kontrolle, und wenn, dann darüber, an Gewicht zuzulegen und eine breite Figur zu bekommen. Denn aufgrund der Physiologie des Körpers und des starken Essensdrangs unseres Gehirns nehmen wir leicht zu und nur unter Qualen ab. Und vieles an deiner Figur ist von vornherein festgelegt.
2. Darum solltest du dich bemühen, deine grundsätzliche Körperform zu akzeptieren. Denk dran, dass du dich nicht so siehst, wie du wirklich aussiehst oder wie andere dich sehen, also versuch, dich nicht so oft kritisch zu begutachten. Ich will dir keine Anweisungen geben, aber wenn du mehr als zehn Minuten am Tag damit verbringst, in den Spiegel zu schauen, ist das vermutlich zu viel. Du wirst wahrscheinlich ein verzerrtes Bild von deinem Körper entwickeln, wenn du ihn ohne einen Kontext und zu lange betrachtest.

3. Setz deine positiv-liebevolle Brille auf, bevor du irgendein Bild von dir betrachtest. Spar die Brille nicht für andere auf. Setz negativen (und unzutreffenden) Selbsteinschätzungen positive Worte an dich selbst entgegen. Versuch aber auch, dein Aussehen ins Verhältnis zu anderen Dingen zu rücken. Du willst nicht, dass es das Wichtigste an dir ist. Du willst, dass Menschen dich dafür mögen, wer du bist, nicht wegen deines Äußeren. Konzentrier dich darauf, was für ein Mensch du sein willst, statt darauf, wie du aussiehst.

4. Lehne die erbarmungslose Darstellung von Frauenkörpern in nur einer Form und Größe ab und trag deinen Teil bei, indem du die Darstellung idealisierter Körperformen in den Sozialen Medien nicht unterstützt. Poste nichts, was in diese Kerbe haut. Versuche, andere nicht aufgrund ihrer Figur zu beurteilen. Und auch nicht dich selbst.

5. Iss so, dass du grundsätzlich gesund bist, aber mach Gesundheit nicht nur Obsession – das heißt, folge den grundsätzlichen Ratschlägen der medizinischen Gemeinschaft statt irgendwelchen selbst ernannten Gesundheitsexpert*innen im Internet. Hör auf deinen Körper und finde heraus, was für dich funktioniert. Aber negiere dabei nicht die Rolle, die Essen im Zusammenhang mit Kommunikation und Verbindung spielt. Wenn du zu eigenwillig mit Essen bist, dann fällst du aus deiner sozialen Gruppe heraus, statt ein Teil von ihr zu sein.

6. Iss intuitiv. Um noch mal auf Kausman zurückzukommen: »Du kannst alles essen, was du willst, du musst es einfach wirklich, wirklich wollen.« Wenn du ständig Schokolade, Pommes und Chips willst, musst du deinen

Willen ein Stück runterregeln und dein Nährwert-Paddel wieder mehr benutzen – oder dich mit einem umfangreicheren Körper anfreunden. Aber versag dir diese Dinge nicht komplett.

7. Und beweg dich natürlich regelmäßig auf eine Weise, die dir Spaß macht.

Wie gesagt: Die Kategorien gut und schlecht oder gesund und ungesund sind zu einfach gedacht, aber ich glaube auch nicht, dass es komplizierter ist als diese sieben Punkte.

KAPITEL 8

Bildschirme und das Internet

»Der Unterschied zwischen Technologie und Sklaverei ist, dass Sklaven sich darüber bewusst sind, dass sie nicht frei sind.«

NASSIM NICHOLAS TALEB

Das Internet erinnert mich an die Geschichte vom *Zauberer von Oz*. In Kansas war alles grau und langweilig, doch Dorothys Zuhause wurde in einen Wirbelsturm hineingezogen und landete im Land von Oz. Hier war alles farbenprächtig, leuchtend und hell, und die Dinge liefen anders als zu Hause in Kansas. Oz war aufregend und spannend, aber auch überwältigend und beängstigend, wie das Internet. Und du entdeckst dieses neue Land ohne Karte oder Wissen darüber, was du vor dir hast, genau wie Dorothy. Die Erwachsenen sind in Kansas zurückgeblieben, und du lernst online vielleicht ein paar neue Leute kennen, die vielleicht nicht das sind, was sie zu sein scheinen, wie in Oz.

Das Smartphone ist nur zwanzig Jahre alt. Es ist tatsächlich unerforschtes Gebiet, und niemand weiß, welche Auswirkungen es auf euch haben wird. Ihr seid die Digital Natives, die erste Generation, die in diese neue Welt hineingeboren wurde, und das ist auf gewisse Weise ein riesiges soziales Experiment. Eure Eltern und ich sind Digital Immigrants; wir wurden nicht in die digitale Welt hineingeboren und mussten den Umgang damit lernen wie eine Fremdsprache. Viele Erwachsene sind – etwas heuchlerische – Anhänger der Kultur und Tugenden der alten Welt, während sie gleichzeitig die Freiheiten und Vorteile der neuen in vollen Zügen genießen.

Das Leben vor dem Internet kommt uns heute ein bisschen verschwommen vor. Wie hat es funktioniert? Wie haben Menschen als Gruppe einen Plan gefasst? Oder sind mit ihren Freunden in Kontakt geblieben? Wie haben sie Fotos gemacht? Wie Informationen gefunden? Die Erfindung des Internets hat die Art, wie wir leben, fundamental verändert.

Durch meine Arbeit mit jungen Menschen weiß ich, dass vieles an der digitalen Revolution großartig ist, dass sie aber auch psychologische Risiken bereithält. Als Dorothy den gelben Ziegelsteinweg hinunterlief, gab es neben der Freude darüber, Neues zu entdecken, und den neuen Freund*innen auch unerwartete Gefahren und Nachteile. In jeder Geschichte des Fortschritts gibt es Gewinner und Verlierer. Was sind die Risiken von Bildschirmen und dem Internet? Wer kommt zu Schaden? Das weiß bisher tatsächlich niemand, die Geschworenen beraten sich noch. Ich habe also keine definitiven Antworten für euch, aber ich möchte einige der vorläufigen wissenschaftlichen Schlussfolgerungen und ein paar Geschichten von Patientinnen mit euch teilen, um euch dabei zu helfen, euch im Land des Internets zurechtzufinden.

1997, als die digitale Revolution ihren Scheitelpunkt erreicht hatte, habe ich meinen Abschluss als Psychologin gemacht. Ich saß also in der vordersten Reihe, um zu beobachten, mit welchen Veränderungen junge Menschen im Lauf der Zeit konfrontiert wurden. Was ich beobachtet habe, ist Folgendes: Das, weswegen sich junge Menschen ängstigen und sorgen, ist dasselbe geblieben. All die jungen Menschen, die ich in den letzten zwanzig Jahren und mehr gesehen habe, haben sich Sorgen darum gemacht, dazuzugehören, um die Zukunft, ihre Freund*innen, ihren Körper und ihr Studium. Doch seit der digitalen Revolution hat die Intensität ihrer Sorgen und ihres Kummers zugenommen. Und mehr junge Menschen wurden, bildlich gesprochen, über die Grenzlinie zwischen normaler Verunsicherung und psychischer Krankheit geschubst.

Dieser Kummer hat zur selben Zeit zugenommen, als sich die digitale Revolution vollzog, aber natürlich hat es noch viele andere gesellschaftliche Veränderungen gegeben. Und nur, weil zwei Dinge zeitlich zusammenfallen, bedeutet das nicht, dass das eine die Ursache des anderen ist. Ich denke nicht, dass das Internet und die Verbreitung von Bildschirmen die psychische Gesundheitskrise bei Teenagerinnen und jungen Frauen verursacht haben, aber ich glaube, dass sie womöglich dazu beigetragen haben. Ebenso wie Freundschaften kann auch die Bildschirmkultur wunderbar sein oder toxisch. Ich möchte meine Beobachtungen und meine Ideen, wie das Internet besser für euch funktionieren kann, mit euch teilen.

In diesem Kapitel geht es nicht um Internetsicherheit, Cybermobbing, Identitätsbetrug und solche Dinge. Hier geht es darum, wie sich Bildschirme und das Internet persönlich und psychisch auf euch auswirken, und wie sie ganz normale, alltägliche Emotionen zu einem Taifun seelischen Leids aufpeitschen. Ich will, dass ihr darauf vorbereitet seid, was ihr auf dem gelben Ziegelsteinweg möglicherweise finden werdet.

Maria wurde gegen Ende der Teenagerzeit mit Depressionen bei mir vorstellig. Wir versuchten herauszufinden, warum sie so niedergeschlagen war. Maria wusste, dass ihre Eltern sich um sie sorgten, aber sie taten es auf eine sehr praktische oder sehr formelle Weise. Sie waren nicht besonders warmherzig, arbeiten lange und waren abends kaum zu Hause. Es gab eine gewisse Diskrepanz zwischen der Art ihrer Eltern und ihrer eigenen – sie sehnte sich nach Zuwendung. Zum Glück hatte sie eine enge Clique; sie gab ihr die Zuwendung, die sie brauchte, und sie fühlte sich von ihr verstanden. Weil sie zu Hause keine Wärme und Gesellschaft erlebte, lenkte sich Maria mithilfe ihres Handys und Sozialen Netzwerken von dem Gefühl der Einsamkeit ab, das sie abends überkam. Sie war so davon abhängig, dass sie nicht bemerkt hatte, wie es irgendwann aufgehört hatte, ihr Halt zu geben, und begonnen hatte, Stress zu verursachen.

Die 24/7-Kultur

Eine der großen Veränderungen, die ich während meiner Arbeit mit jungen Menschen über die Jahre hinweg beobachtet habe, ist die 24/7-Kultur, die das Internet und die Smartphones erschaffen haben. Wie wirkt es sich auf die Psyche aus, wenn immer alles verfügbar ist?

Tja, ich bin mir sicher, dass Handys und das Internet manchen Menschen, die sich einsam und ängstlich fühlen, dabei helfen, sich mitten in der Nacht mit anderen zu verbinden und sich nicht so allein zu fühlen. Ich vermute, das trifft vor allem auf junge Menschen zu, die zu einer Randgruppe gehören oder sich in einer schwierigen Situation befinden.

Ich glaube wirklich, dass es das gibt, aber, um ehrlich zu sein, höre ich davon nicht viel, wenn ich mit jungen Menschen spreche.

Was ich höre, ist, dass die permanente Verfügbarkeit des Handys negative soziale Situationen und Emotionen verstärken und verschlimmern kann. Das bedeutet, dass junge Menschen Mobbing nicht entfliehen können und sich nur allzu bewusst darüber sind, wenn sie außen vor sind oder ausgeschlossen werden. Es bedeutet auch, dass du immer die Möglichkeit hast, dich auf negative Weise mit anderen zu vergleichen.

Vor dem digitalen Zeitalter konnten sich Teenagerdramen und -konflikte entschärfen oder komplett in Luft auflösen, bevor der nächste Schultag begann. Doch mir ist aufgefallen, dass junge Leute heute oft keine Gelegenheit haben, sich zu beruhigen, mal über etwas zu schlafen oder einen Schritt zurückzutreten. Es ist auch einfacher, gemeine Dinge digital zu sagen als von Angesicht zu Angesicht, und das kann in Kombination mit Müdigkeit ziemlich kritisch werden und die Dinge eskalieren lassen. Dein Handy regelt die Lautstärke und die Häufigkeit von Streitigkeiten hoch und verstärkt auf diese Weise den Kummer.

Wenn du dich ängstlich oder traurig fühlst, kann es passieren, dass du nicht einschlafen kannst – Gedanken schwirren durch deinen Kopf und du kannst sie nicht loslassen –, aber ich bin mir nicht sicher, ob etwas Gutes entsteht, wenn man dann online geht. Fast alle negativen Emotionen werden durch Müdigkeit verschärft: Man sagt bestimmte Dinge, Verletzungen werden festzementiert, man trifft schlechte Entscheidungen. Und was einmal in den Sozialen Medien ist, das kann man nur sehr schwer zurücknehmen.

Doch was ich vor allem sehe, sind die unrealistischen Erwartungen, die die 24/7-Kultur Freundschaften auferlegt. Das ist wieder so eine Rute, mit der du zur Strafe auf dich eindrischst – dafür, dass du nicht gut genug bist, besonders wenn es um deine Freund*innen geht. Bevor Bildschirme so allgegenwärtig waren, war die Vorstellung, für seine Freundinnen »da zu sein«, auf die sozialen Konventionen eines Festnetztelefons begrenzt, das sich zu Hause meist in einem gemeinsam genutzten Raum befand und das normalerweise nur bis zum frühen Abend benutzt werden konnte. Niemand konnte abends um zehn für seine Freund*innen »da sein«, geschweige denn um ein Uhr nachts.

Ein Handy zu haben, steigert die Erwartungen an eine »gute Freundin« und macht es schwerer und schwerer, diese Erwartungen zu erfüllen. Es erschafft eine Situation, die früher nicht existiert hätte (in der Lage zu sein, Freund*innen spät abends anzurufen), und erleichtert es den negativen automatischen Gedanken, auf dich einzustürmen, wenn du eine unerreichbare Vorgabe nicht erfüllen kannst (Du kannst nicht 24 Stunden am Tag, 7 Tage die Woche für deine Freundin da sein, deshalb hast du das Gefühl, du würdest den Standard der »guten Freundin« nicht erfüllen).

Niemand kann die ganze Zeit »eingeschaltet« sein, auch nicht in Freundschaften. Wir alle brauchen Zeit, um zu essen, zu schlafen, auszuruhen, Sport zu machen und unseren Gedanken nachzuhängen – auch dann, wenn die Dinge gut laufen. Und wenn die Dinge anfangen, schiefzulaufen … Tja, wenn deine Freund*innen unglücklich sind oder Sorgen haben oder furchtbare Dinge in ihrem Leben passieren, dann willst du sie natürlich unterstützen, aber Pausen sind der Schlüssel dafür, emotional zu überleben. Selbst scheinbare Heilige wie Mutter Teresa oder der Dalai Lama brauchen Pausen, um zu essen und zu schlafen, zu beten oder zu meditieren und ihre Akkus wieder aufzuladen. Als Therapeutin habe ich jahrelange Übung und therapeutische Erfahrung hinter mir, und doch nimmt es mich manchmal mit, wenn Menschen mir von ihrem Schmerz erzählen. Und dann brauche ich eine Pause, um mich zu erholen.

Vor dem Zeitalter der Bildschirme erwarteten die Mädchen, denen ich begegnete, von sich, »für ihre Freund*innen da zu sein«, aber heute scheinen Jugendliche von sich zu erwarten, dass sie »immer für ihre Freund*innen da sind«. Wieder diese absoluten Erwartungen. Dass du bereit sein solltest, die ganze Nacht lang mit einer Freundin zu chatten, die traurig ist, sie bei einer Panikattacke zu beruhigen, zuzuhören, wie sie Stunde um Stunde weint, oder schlimmstenfalls mitzuerleben, wie sie sich selbst verletzt oder versucht, sich das Leben zu nehmen? Ich denke, das ist keine sehr realistische oder hilfreiche Erwartung an dich selbst, oder was denkst du? Ich glaube nicht, dass das dir oder deinen Freund*innen helfen wird, sondern dass es euch auf diese Weise allen schlechter geht. Am Ende wirst du dich überfordert und schuldig fühlen, und dadurch werden psychische Krankheiten ansteckend. Denn wenn du müde und emotional bist, kann es gut passieren, dass deine Stimmung sich verschlechtert oder sich deine Ängste verstärken.

Ich vergleiche die Situation gern mit einem Notfall in einem Flugzeug: Du musst deine eigene (emotionale) Sauerstoffmaske aufsetzen, bevor du deinen Freund*innen mit ihren Masken hilfst. Manchmal kann das heißen, dass du dein Handy weglegen und eine Pause einlegen musst.

*Viele von Marias Freund*innen litten ebenfalls an Niedergeschlagenheit und Angst, und manche von ihnen versuchten, es durch selbstverletzendes Verhalten, Alkohol oder Drogen zu bewältigen. Sie war so sehr auf ihre Freund*innen angewiesen, dass deren Niedergeschlagenheit sie destabilisierte. An manchen Abenden, wenn sie sich nicht so gut fühlte, fand sie es sehr schwer, den Kummer ihrer Freund*innen auszuhalten. Es war eine Zwickmühle: Entweder nahm Maria den Anruf einer Freundin an, in dem Wissen, dass sie das weiter runterziehen würde und dazu führen konnte, dass sie sich selbst verletzte, oder sie ignorierte den Anruf und fühlte sich furchtbar schuldig. So, als ob sie eine schreckliche Freundin wäre, weil die andere sie vielleicht gerade brauchte. Beides konnte in Bezug auf ihre Stimmung und ihre Ängste eine Abwärtsspirale in Gang setzen. Es fiel ihr schwer, abends lange aufzubleiben, weil sie dann am nächsten Tag aufgedreht und ein bisschen komisch drauf war. Ihr fiel es generell nicht leicht auszuschlafen – anders als ihren Freund*innen –, sodass es doppelt problematisch für sie war, wenn die Freund*innen bis in die frühen Morgenstunden mit ihr telefonieren wollten. Sie erkannte, dass sich ihre Laune aufgrund von Müdigkeit und Verzweiflung verschlechterte, aber wenn sie die Anrufe ignorierte, sank ihre Stimmung, weil sie dachte, sie wäre eine egoistische, schlechte Freundin; ein furchtbarer Mensch; und dass niemand sie jemals lieben würde.*

Es ist wirklich nicht leicht, sich um sich selbst zu kümmern, statt dem Drang, andere zu retten, nachzugeben. Es kann sich egoistisch *anfühlen*, dennoch ist es wichtig, sich um sich selbst zu kümmern, sonst riskieren wir, dass es uns beiden schlecht geht. Wie wir in Kapitel 4: *Emotionen, Gedanken und Gefühle* gesehen haben, weisen uns Gefühle nicht immer die richtige Richtung. Nur weil es sich egoistisch *anfühlen* würde, heißt das nicht, dass es auch egoistisch *ist* – im Gegenteil: Wenn du Grenzen setzt, ist das auch für deine Freund*innen das Beste. Die unrealistische Erwartung, dass »Freund*innen immer füreinander da sein sollten«, kann auch auf die entgegengesetzte Weise problematisch sein: Sie kann dazu führen, dass du dich in die negativen automatischen Gedanken »Niemand interessiert sich für mich/niemand mag mich/niemand kümmert sich um mich« reinsteigerst, wenn gerade niemand verfügbar ist. Und das wiederum verstärkt das Gefühl der Einsamkeit. Es kann sein, dass du dir schnell vorstellst, dass deine Freund*innen dich nicht mögen, dass dich überhaupt niemand mag, dass du kein liebenswerter Mensch bist, dass dich niemand vermissen würde, wenn du nicht mehr da wärst. Diese Spirale kann sich rational und real anfühlen, wenn du Kummer hast, aber sie ist auf jeder Ebene ein Mythos. Menschen haben andere Dinge zu tun, zum Beispiel Hausaufgaben machen, duschen, Zeit mit der Familie verbringen, essen, ihre Großmutter besuchen. Sie können nicht die ganze Zeit auf Abruf sein, aber das heißt nicht, dass sie dich nicht mögen, nicht lieben oder dich nicht in ihrer Nähe haben möchten. Wenn du und deine Freund*innen andererseits regelmäßig zueinander sagen würdet »Ich muss jetzt ins Bett« oder »Mama sagt, ich muss jetzt aufhören zu telefonieren« – selbst wenn ihr gerade aufgewühlt seid –, dann würde das auf beiden Seiten eine Grenze etablieren sowie die Übereinkunft: Nachts um eins sind wir nicht mehr füreinander da.

Die Illusion, dass sich Freund*innen gegenseitig therapieren können, hält junge Menschen davon ab, sich an anderen Stellen Hilfe und Unterstützung zu holen, zum Beispiel bei ihren Eltern, Lehrer*innen, Erzieher*innen, Verwandten, oder sich in professionelle Behandlung zu begeben.

Wie Stimulation das psychische Wohlbefinden beeinflusst

Schlaf ist der Schlüssel zu psychischem Wohlbefinden. Wenn wir müde sind, verstärken sich die Emotionen, und normaler Kummer kann in einen psychisch ungesunden Zustand kippen. Die meisten jungen Menschen, mit denen ich arbeite, sind schlau genug, einen Blaufilter auf ihrem Handy zu haben, sodass das Licht ihren Tag-Nacht-Rhythmus nicht durcheinanderbringt. Sie sorgen sich allerdings weniger darum, wie die überwältigende Menge an Informationen, denen sie ausgesetzt sind und denen sie sich aussetzen, ihr Gehirn und ihren Schlaf beeinflussen.

Ich vermute, ihr seid an einem Tag wahrscheinlich mehr Bildern, mehr Informationen, mehr Menschen und mehr Geschichten ausgesetzt als junge Leute im selben Alter vor hundert Jahren im Lauf eines Jahres. Niemand will zurück in eine Zeit, in der das Leben für Frauen so begrenzt war, gefesselt an Herd und Heim, mit wenigen Gelegenheiten, etwas Spannendes zu erleben oder sich selbst zu verwirklichen. Aber ich denke, dass sich weder eure Gehirne evolutionär bereits so sehr weiterentwickelt haben, dass sie mit der schieren Masse an Ideen, Gesprächen, Interaktionen und Videos, die das Internet euch an einem digitalen Tag entgegenschleudert, fertig werden. Noch haben sich eure Gehirne dazu weiterentwickelt, 24/7 zu arbeiten oder so viele Informationen in solch einem Tempo verarbeiten zu können.

In Kapitel 6 habe ich das Gehirn mit einem Schrank verglichen, in dem du alles aufbewahrst, was du vom Tag behalten willst. Wenn du lange online warst, dann ist das, als ob du einen ganzen Container voller Zeug angesammelt hättest – das meiste davon Abfall –, der an der Gehirn- bzw. Schranktür abgeladen wird und an dem du vorbeimusst, um das zu finden, was du brauchst. Liegst du manchmal wach, aufgedreht, dein Körper ist müde, aber durch deinen Kopf rast all das, was du im Lauf des

Tages gesehen, gehört, getan und durchgescrollt hast? Das ist der Versuch deines Gehirns, alles zu sortieren, bevor es herunterfährt. Es versucht herauszufinden, was es behalten und was es wegwerfen soll.

Wie wir gesehen haben, geht es während der Zeit als Teenagerin und als junge Erwachsene darum, dich von deinen Eltern zu lösen und bei Gleichaltrigen einzufügen. Heutzutage heißt das, bei den Instagram-Feeds, Snapchat-Streaks, den neuesten TikTok-Videos oder den beliebtesten Influencer*innen up to date zu sein – das ist eine riesige Menge an Informationen, die dein Gehirn scannen muss, um die Dinge zu finden, die du wissen musst – die Informationen, die du brauchst, um zu deiner Peergroup zu gehören. Du bist allerdings kein Computer und du kannst nicht davon ausgehen, dass du so viele Informationen aufnehmen kannst – selbst Computer können überlastet sein, wenn sie zu schnell zu viele Informationen bekommen. Computer stürzen dann ab und müssen neu hochgefahren werden. Genauso geht es deinem Gehirn.

Die Versuche deines Gehirns, all die Informationen, die du online bekommst, zu verstehen und einzusortieren, können zu einer Überlastung führen. Dein Gehirn wird fahrig und überdreht, gleichzeitig verlangt es nach mehr: Die Informationen reißen nie ab, und der Drang, sie sich anzusehen, ist nie endgültig befriedigt. Das Gehirn hat die nervige Angewohnheit, an Dingen zu arbeiten, die unvollendet sind, wie ein Ohrwurm in deinem Kopf. Es versucht, Dinge zu einem Abschluss zu bringen, damit es die Information entweder aufbewahren oder wegwerfen kann. Die Pushnachrichten, die ständig neuen Content melden, bedeuten, dass das Internet niemals vorbei, nie abgehakt ist. Das kann dazu führen, dass du unruhig oder sogar ängstlich bist, wenn du nicht online bist. Statt dir ein Gefühl von Verbundenheit zu schenken, tyrannisieren dich die Streaks, Memes, Likes und Nachrichten.

*Maria verpasste ihr Einschlaffenster oft, weil sie mit Freund*innen telefonierte, und dann fiel ihr das Einschlafen schwer. Während sie wach lag, ging sie auf TikTok oder schaute Netflix. Sie löste Onlinerätsel und spielte heimlich Hay Day. Sie schlief unruhig, träumte sehr lebendig und wachte unausgeruht auf.*

Weil das Internet nie fertig ist, ist es nie *vorbei*. Du kannst es nie weglegen und dir sagen, »Das ist jetzt erledigt«. Das kann zu dem Zwang führen, immer wieder online gehen zu müssen, und es kann sein, dass du dich richtig anstrengen musst, dein Telefon auch mal in Ruhe zu lassen; dass du vor dir selbst oder vor anderen Gründe erfindest, warum du unbedingt online sein musst.

Es beginnt, wie eine Sucht auszusehen und sich auch so anzufühlen.

Bildschirmsüchtig?

Handys, Computerspiele und Bildschirme können süchtig machen, weil sie wieder einen dieser partiellen Verstärkungspläne bieten. Erinnerst du dich daran aus dem Freundschaftskapitel? Ein Handy ist ein bisschen wie die On-Off-Freundin: Es hält gelegentlich eine positive Belohnung bereit, zwar nicht jedes Mal, wenn du es benutzt, aber – und das ist entscheidend – oft genug, damit du in der Hoffnung auf mehr zurückkommst. Ein partieller Verstärkungsplan ist eine psychologische Suchttheorie: Du bekommst so oft eine positive Verstärkung (Lob, Geld, Spaß, Aufregung), dass du zurückkehrst, um mehr davon zu bekommen. Manchmal bekommst du eine negative Verstärkung, aber das hält dich nicht davon ab, die positive zu suchen. In Wahrheit erhöht das sogar die Wahrscheinlichkeit, dass du wieder versuchst, die positive Verstärkung zu bekommen. Das ist der Grund, warum Menschen spielen: Wettbüros und Casinos legen die Gewinnchancen mit großem Bedacht fest, damit die Kunden häufig genug eine Belohnung bekommen, sodass sie angefixt bleiben. Wenn niemand je Geld gewinnen würde, würde niemand kommen, aber wenn die Casinos jedes Mal eine Belohnung geben würden, dann würden sie kein Geld verdienen.

Wie dir wahrscheinlich viele Erwachsene erklärt haben, hängt Handynutzung mit Dopaminen zusammen, einem der »Sucht-Neurotransmitter« im Gehirn. Vielleicht haben sie dir sogar Studien gezeigt, während sie auf ihren eigenen Bildschirmen herumgetippt haben. Ich weiß, wir Erwachsenen sind scheinheilig, wenn es um Handys geht! Wenn du dein Handy oder ein anderes Gerät benutzt, hast du oft dieses kleine bisschen Spaß: eine Nachricht von einer Freundin oder jemandem, den du magst, ein Gefühl der Verbundenheit oder der Bedeutsamkeit, wenn jemand deinen Post likt; oder das Gefühl, etwas geleistet zu haben, wenn du das nächste Level eines Spiels erreichst. Dieses kleine bisschen Spaß bedeutet, dass du das Gerät wahrscheinlich wieder in die Hand nehmen wirst. Aus ähnlichen Gründen kann es auch süchtig machen, wenn du Angst hast und niedergeschlagen bist und immer wieder deine Nachrichten checkst, um zu sehen, ob dir jemand Wichtiges geschrieben hat, oder um dich zu vergewissern, dass die Katastrophe noch nicht eingetreten ist.

Dieses Suchtpotenzial ist kein Zufall: Die schlausten Köpfe im Silicon Valley haben daran gearbeitet, die Apps, Spiele und Internetseiten genau so zu designen, dass du länger bleibst: Sie haben versucht und es geschafft, sie so zu gestalten, dass sie süchtig machen, damit du dranbleibst. Sie analysieren alle Daten darüber, wie du ihre Plattformen nutzt, sie untersuchen dein Timing in Relation zu den Inhalten, die du konsumierst, und aus verhaltenspsychologischer Sicht, um dich dazu zu verführen, stundenlang online zu sein. So verdienen sie ihr Geld – indem sie ihre Produkte so unwiderstehlich wie möglich gestalten. Das heißt, das Risiko besteht, dass du dich überstimulierst und vom Internet-Taifun eingesogen wirst.

Wo wir gerade über Bildschirmnutzung und Sucht sprechen, müssen wir einen Abstecher zu Games machen. Im Schnitt zeigen die Statistiken, dass es zwischen den Geschlechtern einen Unterschied darin gibt, wofür junge Menschen Bildschirme verwenden. Mädchen spielen statistisch gesehen weniger als Jungs. Aber auch bei Mädchen nimmt das Spielen zu, und ich bin mir sicher, es gibt ganze Abteilungen von Computergenies, deren einzige Aufgabe es ist, Mädchen zum Spielen zu kriegen. Viele Computerspiele sind so strukturiert, dass sie kein Ende haben, und weil unsere Gehirne dazu neigen, zu unvollendeten Dingen zurückzukehren, bringen dich diese Spiele dazu, dass du zurückkehrst, weil du mehr willst. Oder es gibt immer noch ein Level, mit mehr Belohnungen. Das gehört zu der Höher-schneller-weiter-Mentalität, die so toxisch für die psychische Gesundheit zu sein scheint.

Der Internet-Taifun

Wegen des Suchtcharakters des Internets passiert es leicht, dass wir durch Instagram scrollen, einen Link oder zwei anklicken und am Ende völlig abtauchen. Es geht so schnell, Stunden im Internet zu verdaddeln, fortgeschwemmt durch mehr und mehr Links, und irgendwo ganz anders zu landen als dort, wo du angefangen hast, nämlich an einem Ort, an dem du niemals sein wolltest. So ähnlich ist es beim Spielen, es geht immer ins nächste Level.

Und am Ende des Surfens oder Spielens, was erwartet dich da? Ist es nett? Freundlich? Macht es Spaß? Unterstützt es deine Werte? Bringt es dich im Leben weiter?

Oder ist es oberflächlich? Grausam? Spiegelt es extreme Positionen oder Lebensweisen wider? Entfernt es dich von dem Menschen, der du sein willst? Ist es voller Müll, sodass du dich am Ende etwas schmuddelig fühlst?

Die jungen Menschen, denen ich begegne, machen sich oft Sorgen um ihre Sicherheit und um ihre Zukunft. Sie machen sich Gedanken über E-Nummern und Farbstoffe in Lebensmitteln und achten darauf, dass das, was sie essen, bio, nachhaltig, ethisch ist. Sie rauchen und trinken nicht so viel wie vorherige Generationen. Sie machen sich Sorgen, was sie ihrem Körper zuführen. Und doch ist noch nicht ein einziger junger Mensch zu mir gekommen und war besorgt darüber, was er seinem Geist zuführt. Über die Inhalte, die Menge und das Tempo, denen sie sich aussetzen. Vieles von dem Zeug im Internet ist Mist – unbewiesen, gemein, oberflächlich. Wie eine Diät, die ausschließlich aus Junkfood besteht.

Werte oder: Wer dem Glück hinterherrennt

Im Kapitel über Freundschaft habe ich Russ Harris' Arbeit zu Werten vorgestellt, dem Autor von *Wer dem Glück hinterherrennt, läuft daran vorbei* (siehe S. 93). Werte sind der Gegensatz zu einem ergebnisorientierten Lebensmodell: Bei Werten geht es darum, wie du leben willst, und nicht darum, was du erreichen willst. Es geht um die Qualität der Reise, nicht um ihr Ziel. Weiter unten stelle ich Russ Harris' Liste vor, und ich möchte, dass du sie durchgehst und den Anweisungen entsprechend schaust, welche Werte sehr, etwas oder weniger wichtig für dich sind.

Harris führt das Konzept und die Bedeutung von Werten folgendermaßen in seinem Buch ein:

»Werte sind das tiefste Verlangen deines Herzens danach, wie du dich als menschliches Wesen verhalten willst. Werte drehen sich nicht darum, was du bekommen oder erreichen willst, sie drehen sich darum, wie du dich dauerhaft verhalten oder handeln willst, wie du dich selbst, andere und die Welt um dich herum behandeln willst.

Es gibt tatsächlich Hunderte verschiedener Werte, aber du findest unten eine Liste der verbreitetsten. Wahrscheinlich werden nicht alle für dich relevant sein. Denk dran, es gibt keine ›richtigen‹ oder ›falschen Werte‹. Es ist ein bisschen wie mit unserem Pizzageschmack. Wenn du Schinken und Ananas magst, ich aber lieber Pizza mit Salami und Oliven esse, dann heißt das nicht, dass mein Pizzageschmack *richtig* und deiner *falsch* ist. Es heißt nur, dass wir einen unterschiedlichen Geschmack haben. Und auf ähnliche Weise haben wir auch unterschiedliche Werte. Also nimm dir einen Bereich deines Lebens vor, den du verbessern willst, lies dir die Liste durch und schreib einen Buchstaben neben jeden Wert: S = sehr wichtig, E = etwas wichtig, N = nicht so wichtig – *in Bezug auf den Lebensbereich, den du ausgewählt hast.*

1. Abenteuer: abenteuerlustig sein; neue oder stimulierende Erfahrungen aktiv suchen, erschaffen oder erkunden
2. Achtsamkeit: dem gegenüber, was ich im Hier und Jetzt erlebe, bewusst, offen und neugierig sein
3. Akzeptanz: mich selbst, andere, das Leben etc. akzeptieren und offen dafür sein
4. Aufgeschlossenheit: die Dinge durchdenken, sie aus einer anderen Perspektive betrachten und Argumente fair gegeneinander abwägen
5. Authentizität: authentisch, echt, wahrhaftig sein; mir selbst treu sein
6. Autonomie: mich selbst tragen und meine eigene Art, Dinge zu tun, finden

7. Beharrlichkeit: entschlossen weitermachen, trotz Problemen oder Schwierigkeiten
8. Dankbarkeit: meinen eigenen positiven Seiten sowie denen anderer und des Lebens dankbar sein und sie wertschätzten
9. Demut: demütig oder bescheiden sein; meine Leistungen für sich sprechen lassen
10. Ehrlichkeit: mir und anderen gegenüber ehrlich, wahrhaftig und aufrichtig sein
11. Ermutigung: Verhaltensweisen, die ich an mir selbst und anderen schätze, fördern und belohnen
12. Fairness: fair zu mir und anderen sein
13. Fitness: meine Fitness erhalten oder verbessern; mich um meine physische und psychische Gesundheit und mein Wohlbefinden kümmern
14. Fleiß: fleißig sein, sich anstrengen, sich einer Sache verschreiben
15. Flexibilität: mich bereitwillig auf veränderte Bedingungen einstellen und daran anpassen
16. Freiheit: frei leben; wählen, wie ich leben und mich verhalten will oder anderen dabei helfen
17. Freundlichkeit: mich anderen gegenüber freundlich, gesellig oder verträglich verhalten
18. Fürsorge: mir selbst, anderen, der Umwelt etc. gegenüber fürsorglich sein
19. Geduld: ruhig auf die Dinge warten, die ich (haben) will

20. Gegenseitigkeit: Beziehungen aufbauen, in denen Geben und Nehmen im Gleichgewicht sind

21. Gerechtigkeit: Gerechtigkeit und Fairness hochhalten

22. Geschicktheit: meine Fähigkeiten kontinuierlich trainieren und verbessern und mich ihnen ganz widmen, wenn ich sie praktiziere

23. Gleichberechtigung: sowohl mich als auch andere als gleichberechtigt behandeln

24. Großzügigkeit: mir selbst und anderen gegenüber großzügig und gebend sein, Dinge teilen

25. Güte: mir selbst oder anderen gegenüber gütig, mitfühlend, umsichtig, fürsorglich oder warmherzig sein

26. Herausforderung: mich weiterhin herausfordern, zu wachsen, zu lernen, mich zu verbessern

27. Humor: die komische Seite des Lebens wahrnehmen und zu schätzen wissen

28. Intimität: mich in meinen nahen zwischenmenschlichen Beziehungen öffnen, offenbaren und mitteilen – emotional oder physisch

29. Konformität: Regeln und Verpflichtungen respektieren und einhalten

30. Kooperation: kooperativ sein und mit anderen zusammenarbeiten

31. Kreativität: kreativ oder innovativ sein

32. Liebe: liebevoll oder herzlich zu mir selbst oder anderen sein

33. Macht: starken Einfluss oder Autorität auf andere ausüben, zum Beispiel die Verantwortung übernehmen, führen, organisieren

34. Mitgefühl: mich gütig denen gegenüber verhalten, die leiden

35. Mitwirkung: zu etwas beitragen, eine positive Veränderung bewirken, mir oder anderen bei etwas helfen, assistieren

36. Mut: mutig oder tapfer sein; im Angesicht von Angst, einer Bedrohung oder einer Schwierigkeit standhaft bleiben

37. Neugier: neugierig, aufgeschlossen und interessiert sein; erkunden und entdecken

38. Ordnung: ordentlich und organisiert sein

39. Respekt: mich mir selbst oder anderen gegenüber respektvoll verhalten; höflich, rücksichtsvoll sein und Wertschätzung zeigen

40. Romantik: romantisch sein; Liebe oder starke Zuneigung zeigen oder ausdrücken

41. Schönheit: Schönheit in mir, anderen, der Umgebung etc. wertschätzen, erschaffen, fördern oder pflegen

42. Selbstbehauptung: respektvoll für meine Rechte eintreten und das, was ich will, einfordern

43. Selbstbeherrschung: in Übereinstimmung mit meinen Idealen handeln

44. Selbst-Bewusstsein: mir meiner Gedanken, Gefühle und Handlungen bewusst sein

45. Selbst-Fürsorge: mich um meine Gesundheit und mein Wohlbefinden kümmern und dafür sorgen, dass meine Bedürfnisse erfüllt werden

46. Sexualität: meine Sexualität erkunden oder ausdrücken

47. Sicherheit: meine Sicherheit oder die von anderen erhalten, schützen oder gewährleisten

48. Sinnlichkeit: Erfahrungen erschaffen, erkunden oder genießen, die die fünf Sinne anregen

49. Spannung: Aktivitäten suchen, erschaffen oder betreiben, die aufregend, stimulierend oder spannend sind

50. Spaß: lebenslustig sein; Aktivitäten suchen, erschaffen oder betreiben, die Spaß machen

51. Spiritualität: mich mit Dingen verbinden, die größer sind als ich

52. Unterstützung: mich selbst oder andere unterstützen, ermutigen, mir selbst oder anderen helfen, zur Verfügung stehen

53. Verantwortung: für meine Handlungen verantwortlich sein und zur Rechenschaft gezogen werden

54. Verbindung: mich voll für das einsetzen, was auch immer ich tue, und ganz präsent mit anderen sein

55. Vergnügen: mir selbst oder anderen Vergnügen bereiten

56. Versöhnlichkeit: mir selbst und anderen gegenüber versöhnlich sein

57. Vertrauen: vertrauenswürdig sein; loyal, treu, aufrichtig und zuverlässig sein

58. Wachstum: weiterhin wachsen, vorankommen oder mich verbessern, in Bezug auf mein Wissen, meine Fähigkeiten, meinen Charakter oder meine Lebenserfahrung

59. Trag hier deinen eigenen Wert ein, der in der Liste fehlt:

60. Trag hier deinen eigenen Wert ein, der in der Liste fehlt:

Wenn du alle Werte mit S, E, N (sehr, etwas, nicht so wichtig) markiert hast, schau dir alle S-Werte an und wähle deine top drei aus, die dir in diesem Lebensbereich, zum jetzigen Zeitpunkt am wichtigsten sind. Im nächsten Schritt suchst du nach Möglichkeiten, wie du diese Werte in diesem Lebensbereich leben kannst; Dinge die du – geleitet von diesen Werten – sagen und tun kannst.«

(Copyright: Russ Harris, 2021, www.actmindfully.com.au. Mit freundlicher Genehmigung)

Entscheidungen treffen und deinen Werten treu bleiben

Wenn ich mit dieser Liste arbeite, glauben manche Patient*innen zunächst, dass ihnen all diese Werte wichtig sein sollten. Und wieder fallen sie dem Perfektionismus-Mythos zum Opfer. Diese Liste sollte keine weitere Rute sein, mit der du auf dich selbst eindrischst. Es ist unmöglich, sich all diesen Werten zu verschreiben, weil sie oft nicht kompatibel sind. Es ist zum Beispiel schwierig, gleichzeitig den Werten »Ordnung« und »Flexibilität« anzuhängen; ähnlich schwer dürften es die Werte »Spaß« und »Humor« haben, mit »Respekt« und »Verantwortung« zu koexistieren, denn Humor bewegt sich oft an der Grenze des Respektvollen. Ich denke auch, dass diese Liste für Erwachsene gedacht und darum die Verantwortungs- und Respekt-Schiene überrepräsentiert ist – und dass es mehr von den Spontaneitäts- und Spannungs-Werten geben sollte. Aber schau sie noch mal durch und such dir fünf oder sechs Werte heraus, die wirklich in dir widerhallen. Welche davon definieren dich? Oder sollen dich in Zukunft definieren?

Auch wenn es mir hier eigentlich darum geht, ob das Internet deine Werte bestärkt oder nicht, möchte ich trotzdem eine kleine Warnung loswerden, nicht zu viele Werte rund um Verantwortung, Kontrolle, Respekt, Ordnung und Fleiß von dieser Liste auszuwählen. Viele meiner Patient*innen scheinen diese zu überschätzen und dafür Werte wie Freundlichkeit, Spaß, Humor, Spontaneität zu unterschätzen – um sich dann zu wundern, warum sie unglücklich oder ängstlich sind!

Wenn du bestimmt hast, welche Werte dir am wichtigsten sind, dann möchte ich, dass du dich fragst, wie oft dich die Sachen, die du auf deinem Handy oder Bildschirm machst, deinen Werten näherbringen und wie oft sie dich von ihnen entfernen. Ich hoffe, die Antwort lautet, dass sie deine Werte meistens bestärken, dass sie dich zu einer besseren Freundin oder einem lustigeren Menschen machen. Aber wenn sie dich von deinen Werten entfernen: Für wie lange tun sie das? Auch wenn es wichtig ist, dass du Zeit zum Entspannen und Runterkommen hast und der Bildschirm dafür fantastisch sein kann: Das taifunartige Wesen des Internets führt dazu, dass man nur schwer aufhören kann, wenn man einmal eingesogen wurde.

Vielleicht beginnt es damit, dass du denkst: »Wer hat noch mal diesen Song geschrieben, den ich die ganze Zeit im Ohr habe?« Du suchst danach auf Spotify, setzt dann aber den Haken, der neuen Playlist eines*r Freund*in zu folgen. Google spuckt aus, dass der Sänger gerade dabei gesehen wurde, wie er eine*n Fotografen*in geschlagen hat, und dass er sich von seiner Freundin getrennt hat … Vierzig Minuten später merkst du, dass es dich fortgespült hat. Vielleicht beginnt es auch mit einem TED-Talk über die Erderwärmung auf YouTube. Und weil nach dem Video automatisch das nächste abgespielt wird, landest du in einer endlosen Schleife von Make-up-Tutorials und Katzenvideos. Oder du fängst ein Game an und denkst, dass du nur eine halbe Stunde chillen willst, bevor du deine Hausaufgaben machst, und dann bleibst du hängen, weil du ja noch das nächste Level erreichen willst. Und das nächste. Es gibt nie einen guten Zeitpunkt aufzuhören. Bis dich deine Mama zum Essen ruft oder du merkst, dass du dir gleich in die Hosen machst.

*In der Therapie drehte sich Marias Kampf zum Teil darum zu identifizieren, was für Prozesse sich abspielten. Wir sprachen darüber, welche Werte ihr wichtig seien, und ihr wurde klar, dass es okay war, dass ihre Eltern und sie unterschiedliche Werte hatten. Sie schätzte Zuwendung und Verbindung, und sie glaubte, dass ihren Eltern Konformität und Ordnung wichtiger waren. Sie erkannte aber auch, dass sich ihre Eltern wahrscheinlich nicht ändern würden und dass sie sich in ihrem Freundeskreis vielleicht »ihre eigene Familie schaffen« musste. Wir arbeiteten aber auch dran, dass sie lernte, in ihren Freundschaften Grenzen zu setzen, sowie an den unrealistischen Standards, die sie sich auferlegt hatte, wie zum Beispiel: »Ich muss permanent für meine Freund*innen da sein.« Sie begrenzte ihre Bildschirmzeit, sodass ihr Handy nachts nicht klingelte und piepte und sie nicht mehr versucht war zu spielen und zu scrollen. Sie erlaubte sich nachts nur Hörbücher oder echte Bücher. Ihre Freund*innen akzeptieren, dass das ihre Art war, und lachten liebevoll über ihr frühes Zubettgehen, doch es hatte keinerlei Auswirkungen auf die Intensität ihrer Beziehung zueinander.*

Das Internet hat also nicht nur keinen natürlichen Anfang und kein natürliches Ende, es verfügt auch nicht über Grenzen und Strukturen, Regeln oder Anleitungen. Eine Welt, die mit wenigen Beschränkungen oder Gesetzen auskommt, kann aufregend sein. Sie kann aber auch toxisch sein, insbesondere dann, wenn sie dich einsaugt und sich immer weiter dreht.

Tatsächlich spricht das Internet oft nicht nur deine Werte an, sondern auch deine Schwächen. Es verleitet dich dazu, anderen hinterherzuschnüffeln, kompetitiv, vergleichend, eifersüchtig, neidisch, faul und gierig zu sein. Und hinterher kann es sein, dass du einen »Bildschirm-Kater« hast – du fühlst dich nicht gut, wegen des Zeugs, das du dir angeschaut hast, und ärgerst dich, weil du so viel Zeit verschwendet hast. Vielleicht machst du dir Gedanken darüber, was du in der Zeit eigentlich hättest tun sollen. Vielleicht hast du dich mit deiner Familie darüber gestritten und deine Position verteidigt, obwohl du möglicherweise wusstest, dass du falsch liegst, und bist jetzt von dir selbst genervt. Trotzdem werden dich die Algorithmen in deinem Gerät wieder mit ähnlichen Dingen locken, wenn du das nächste Mal online gehst.

Dieser endlose, süchtig machende Internet-Strudel saugt dich ein, hält dich gefangen und schenkt dir gelegentlich einen Moment des Vergnügens, aber er bringt dich manchmal auch in eine andere Welt, in der seltsame Dinge ablaufen. Und währenddessen bleibt weniger Zeit für Aktivitäten übrig, die nicht so leicht zugänglich oder nicht so unmittelbar angenehm sind, die aber mittel- oder langfristig gut für deine mentale Gesundheit sind (wie im Emotionen-Kapitel beschrieben). Zum Beispiel: Zeit mit deiner Familie verbringen, gemeinsame Aktivitäten, draußen sein, körperliche Ertüchtigung und, am wichtigsten, Schlaf. Nichts davon mag dir so unmittelbar angenehm vorkommen, wie sich in einen Sessel zu fläzen und eine halbe Stunde online zu sein, aber diese Dinge sind – um es in dieser fürchterlichen Formulierung zu sagen – sie sind GUT FÜR DICH (tut mir leid).

Vergleiche und Perfektionismus

Bildschirme und Handys können wunderbare Hilfsmittel sein, um Barrieren und Einsamkeit zu überwinden. Sie ermöglichen es sozialen Gruppen mit speziellen Interessen, sich zu vernetzen. Und durch sie können entfernte Verwandte und Freund*innen ihre Freude und Späße miteinander teilen und fast permanent miteinander im Austausch sein. Sie können das Gefühl von Zugehörigkeit verstärken, das so wichtig für die psychische Gesundheit ist. Egal wie merkwürdig deine Interessen sind, was deine Lieblingsband oder dein Klamottenstyle ist, über das Internet kannst du Gleichgesinnte finden.

Die andere Seite der Medaille ist, dass es im Netz Massen von Leuten gibt, mit denen du dich vergleichen kannst. Sich zu vergleichen ist bis zu einem gewissen Grad völlig normal als Heranwachsende: Auf deine Peergroup und dein erweitertes soziales Umfeld zu schauen, hilft dir dabei, über dich selbst nachzudenken und dich von deinen Eltern abzulösen. Sich zu vergleichen, hat manche junge Frauen schon immer gestresst, aber mir scheint, dass das Internet das Ganze intensiviert und gesteigert hat.

Fatimas Äußeres war immer makellos: akkurates Kopftuch, perfekte Kleidung, sorgfältig geschminkt. Sie war nicht im UK geboren worden und hatte hierherziehen müssen, nachdem sie in ihrem Herkunftsland ein Trauma erlitten hatte. Ihre Eltern unterstützten sie, ihre Familie hatte sich gut eingelebt, und ihr Studium lief gut. Sie hatte einen Freund, den sie aus religiösen und kulturellen Gründen nicht allein traf, aber sie gingen zusammen aufs College und telefonierten. Trotz ihrer zurückhaltenden Kleidung und ihrer starken Werte war sie beinahe süchtig danach, sich auf Instagram Lifestyle-Models im Bikini anzuschauen, die ihr stumpfsinniges Leben zur Schau stellten, das sich um »gesundes« Essen, Mode und Fitness drehte. Sie betrachtete kritisch ihre eigenen Fotos und verglich sie mit Influencerinnen und

Freundinnen. Sie war besessen von den unvorteilhaften Fotos von sich selbst und von denen, auf denen der Winkel oder die Perspektive es so wirken ließen, als wäre sie dicker als andere. Sie sagte: »Sehen Sie, die sind dünner als ich«, wenn die anderen jungen Frauen auf den Fotos weiter weg oder leicht von der Seite fotografiert waren, während sie selbst im rechten Winkel von vorne fotografiert worden war.

Wenn du dich mit anderen vergleichst, vergleichst du wahrscheinlich dein Inneres mit ihrem Äußeren. Deiner inneren Mängel bist du dir nur allzu bewusst – der Momente, wenn du gemein warst, es vermasselt hast, Fehler gemacht hast. Während der Teenagerzeit ist die Chance größer, dass du Fehler machst, weil du deine Werte noch nicht genau bestimmt hast, weil deine Hormone auf Hochtouren laufen und deine Bereitschaft, Risiken einzugehen, hoch ist.[17] Dann siehst du dir deine Freundinnen und Gleichaltrige an und glaubst schnell, dass sie besser sind als du. Was du siehst, ist aber ihr bestes, mutigstes Gesicht. Ihre schlimmsten Seiten, ihre Unsicherheiten, Mängel und Fehler siehst du nicht, weil du normalerweise nicht danach suchst und weil sie sie (genau wie du) vor der Welt verstecken. Du trägst deine Positiv-und-liebevoll-Brille, wenn du sie betrachtest. Deshalb vergleichst du dein schlechtestes Selbst mir ihrem besten Selbst, und wenn du das tust, dann wirst du dich wahrscheinlich mangelhaft finden. So ist das immer gewesen, doch das Internet hat diesen Prozess verschärft.

Ich erkläre das meinen Patient*innen gern mithilfe des Eisberg-Vergleichs: Nur 10 Prozent eines Eisbergs sind sichtbar, die anderen 90 Prozent liegen unter Wasser verborgen. Wir neigen dazu, der Welt unsere besten Seiten zu zeigen und die unangenehmen Dinge unter der Wasseroberfläche zu verstecken – ob-

17 Das sind die vergnüglichen Seiten der Teenagerzeit. Genieß es. Was du jetzt erlebst, wird Stoff für Geschichten hergeben, bis du alt bist.

wohl wir dabei auch einige liebenswerte Dinge verstecken. Was andere dir von sich zeigen und worauf du bei anderen achtest, das ist oft nur die Spitze des Eisbergs. Sieh's mal so: Wenn du deine Freundinnen triffst, hältst du nach den Dingen Ausschau, die ihr gemeinsam habt; du scannst sie nicht nach ihren Fehlern ab. Du überprüfst zum Beispiel nicht die Oberschenkel deiner Freundin von ganz nah oder nackt daraufhin, ob sie Cellulite hat; du weißt nicht, mit welchem Wort sie ihre Mutter an diesem Morgen beschimpft hat, und wenn, dann bestärkst du sie in eurem *Love-Island*-Mädchen-Chat (»Du hast recht. Sie hat es verdient. Sie war eine blöde Zicke«). Als Jugendliche vergleichst du oft das Schlechteste deiner versteckten 90 Prozent mit dem Besten der 10 Prozent, die andere öffentlich zur Schau stellen. Das ist der perfekte Weg, um Trauer oder Angst zu triggern.

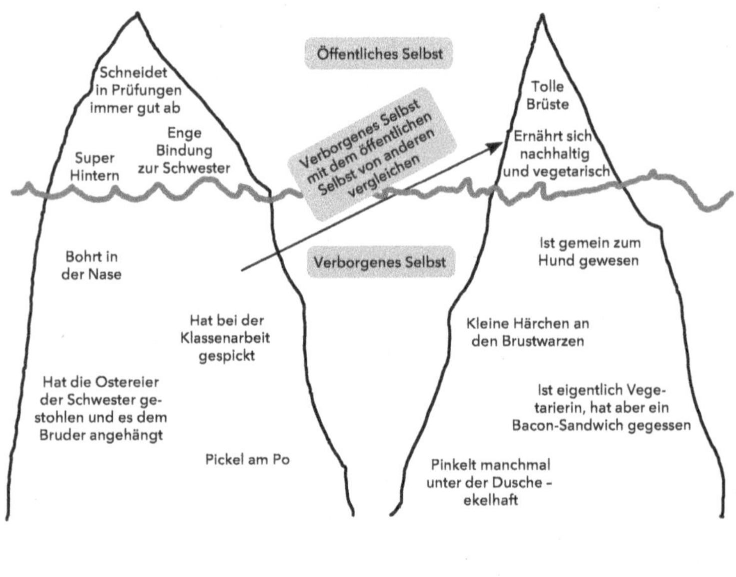

Die Explosion der Bilder und der sorgsam ausgewählten Lebenserzählungen in den Sozialen Medien im Lauf der letzten zwanzig Jahre hat dieses Phänomen des sich Vergleichens intensiviert.

Die Möglichkeit, Fotos zu machen, hochzuladen und sofort zu bearbeiten, sowie die Haltung, auf Instagram nur seine Erfolge zur Schau zu stellen, haben dazu geführt, dass diese Perfektion sichtbarer geworden ist und häufiger öffentlich gemacht wird – und, in der Tat, perfekter ist. Und die perfekten Leben der anderen wirken umso unwiderstehlicher, wenn du niedergeschlagen bist. Diese Vergleiche machen dich unsicher, und deshalb denkst du vielleicht: »Alle anderen sind besser als ich.« Früher dachten Mädchen, sie wären nicht so toll wie ihre Sitznachbarin in der Schule, heute kannst du dich 24 Stunden am Tag via Bildschirm mit der ganzen Welt vergleichen. Das Internet bietet einen unbegrenzten Spiegel, um sich zu vergleichen: eine Petrischale, in der die Angst vor Vergleichen wächst.

Das wiederum befeuert diese absoluten Maßstäbe, denen du unterworfen wirst (und denen du dich und andere unterwirfst). Es befeuert die Überzeugung, dass du diese bestimmte Sache haben *musst*, um glücklich zu sein, dass du diese Sendung schauen *musst*, um dazuzugehören; es befeuert den Gedanken, dass *alle* etwas machen, nur du nicht; es befeuert diese endlose Liste von Erwartungen an dich selbst, dass du … müsstest oder … solltest.

Und das tut das Internet auf solch eine hinterhältige, nie endende und visuelle Weise.

- Hinterhältig, weil du es genießt, es zu benutzen, und den Druck, den es bei dir erzeugt, nicht bemerkst.
- Nie endend, weil es immer noch einen Standard, noch eine Erwartung gibt, auf deren Basis du dich bewerten kannst.
- Und verdammt, ja, visuell: Dich umgeben heutzutage unendlich viele perfekte Bilder. Die Leben der Menschen sind zu penibel bearbeiteten Bildern geworden, die dir wie etwas vorkommen, das du erreichen kannst.

Fatima fand sich weder hübsch noch schlau noch liebenswert. Sie sah sich die Posts ihrer Freundinnen an und fand, dass sie wunderschön waren und schicker, lustiger und beliebter als sie. Es fiel ihr schwer, überhaupt etwas auf Instagram zu posten, sie tat sich oft schwer damit, welches Foto sie nehmen sollte, und manchmal nahm sie es gleich wieder runter. Sie glaubte den Kommentaren ihrer Freundinnen unter ihren Posts nie und tat sie mit den Worten ab: »Tja, das müssen sie doch sagen, oder?« Ihr rationaler Verstand wusste, dass sie und ihre Freundinnen manchmal Fotos voneinander machten und dabei genau die richtige Aufnahme erzeugten: Winkel, Licht, Gesichtsausdruck, Make-up, Haare und Klamotten. Aber wenn sie sich selbst beurteilte, dann benutzte sie nur ihren emotionalen Verstand, verglich ihr ungeschminktes, un-inszeniertes Selbst in Schlabberklamotten mit den perfekten Posen der anderen, ohne die ganze Bildbearbeitung gedanklich miteinzubeziehen. Es war, als ob sie eine negative, lieblose Brille aufsetzte, wenn sie sich selbst beurteilte, während sie ihre Freundinnen warmherzig und liebevoll beurteilte.

Es ist verführerisch, das Internet zu benutzen, um ständig nach Menschen zu suchen, die dir wie eine »bessere« Version von bestimmten Kriterien vorkommen, nach denen du dich in diesem Moment gerade beurteilst. Und wenn du nicht findest, wonach du gesucht hast, dann kannst du einfach die Kriterien austauschen. Wenn du körperlich fit bist, dann kannst du dich mit den Mädchen mit den guten Noten vergleichen. Wenn du super Noten hast, kannst du dich dafür fertigmachen, dass du nicht zu der Party eingeladen bist. Wenn du psychisch krank bist, kannst du Leute finden, die kränker zu sein scheinen als du – sodass du dich nicht mal als psychisch kranke Patientin »gut genug« findest.

Wenn man sich mit jedem und allem vergleicht, verstärkt das das Gefühl, nicht gut genug zu sein. Dominique Thompson, eine ehemalige Allgemeinmedizinerin im Gesundheitszentrum einer britischen Universität, blickte 2021 in einem TED-Talk auf die schätzungsweise 78.000 Beratungsgespräche mit Student*innen zurück, die sie im Lauf ihrer Karriere absolviert hatte. Sie sprach darüber, wie ihre Patient*innen im Lauf der Jahre über ein erhöhtes Level an Druck, Vergleichen und Wettbewerb berichteten. Sie waren gerade im ersten Semester ihres ersten Unijahres und sorgten sich darum, wie gut ihr Abschluss sein würde. Sich einem studentischen Club anzuschließen, war für sie nicht nur eine Möglichkeit, den eigenen Interessen nachzugehen, sondern eine Chance, die Karriereaussichten zu verbessern. Ihre psychisch erkrankten jungen Patient*innen waren so getrieben, dass sie nichts taten, was einfach nur Spaß machte: Fotos, die sie posteten, wurden zu einen Wettbewerb um möglichst viele Likes; wenn sie einen Kuchen backten, maßen sie sich an der Fernsehshow *Das große Backen*. Dr. Thompson argumentierte, dass diese Art von Wettbewerb Perfektionismus befeuere.[18]

Die Online-Welt hat die Maßstäbe dafür, was als perfekt gilt, verschärft. Perfektionismus bedeutet, Perfektion anzustreben – ein Ziel, das du nie erreichen kannst, weil »perfekt zu sein«, wie wir wissen, ein Mythos ist. Es gibt keinen einhelligen, universellen Maßstab für uns Menschen, das ist eine Illusion wie in »Des Kaisers neue Kleider«; eine Illusion, die die Gesellschaft zu fabrizieren scheint. Und unterdessen denken die meisten Perfektionist*innen, sie wären furchtbar und zu nichts nutze, doch ihr Streben danach, besser zu sein, mehr zu sein, ruiniert ihr Leben. Es ist toxisch für die psychische Gesundheit.

18 Ich meine hier den globalen, alles umfassenden Wettbewerb, dem sich junge Menschen unterworfen fühlen, wenn es um »ihr Leben« geht oder darum »am besten« zu sein (als ob es irgendein Einverständnis darüber gäbe, was das heißt). Als seien sie Loser, wenn sie nicht gewinnen. Dabei geht es also um wesentlich mehr als bei irgendwelchen Sportwettbewerben.

Es war nachvollziehbar, warum Fatima nicht glaubte, sie wäre gut genug – sie war in der Vergangenheit verletzt worden. Sie blieb verborgen hinter ihrer Maske der Internet-Perfektion und eines makellosen Äußeren. Doch mit der Zeit konnte sie sehen, dass das ständige Sich-Vergleichen sie daran hinderte, sich mit anderen zu verbinden. Sie musste akzeptieren, wer sie war, damit sie zu ihren Freundinnen in Beziehung gehen konnte, ohne sich mit ihnen zu vergleichen.

*Wir sahen uns Fatimas Werte an, denen gemäß sie unter anderem eine starke, unabhängige Frau sein wollte, die gut im Studium war, in der Lage, für sich zu sorgen, und Teil ihrer Familie. Sie integrierte einen Selbstverteidigungskurs für Frauen in ihre Routinen. Wir überlegten, ob die Stunden, die sie damit verbrachte, im Internet durch Inhalte zu scrollen, in denen es nur ums äußere Erscheinungsbild ging, sie ihren Werten näherbrachte oder sie von ihnen entfernte. Diese Inhalte schienen auch seltsame Ideen davon zu beinhalten, wie ihr Körper aussehen und was sie essen sollte – was sie wiederum davon abhielt, mit ihrer Familie zusammen zu essen. Und das bedeutete, dass sie oft hungrig war und Schwierigkeiten hatte, ihre Aufgaben für die Uni zu Ende zu bringen. Sie löschte die Influencer*innen Stück für Stück und fing an, anderen Content zu liken, der besser zu ihren Werten passte, aber trotzdem Spaß machte. Sie liebte zum Beispiel Tiere und Kinder. Sie wollte Lehrerin werden und suchte sich in der Nachbarschaft einen Nachmittagsjob als Babysitterin.*

Einsamkeit und Verletzlichkeit

Ich glaube, sich ständig zu vergleichen, nach Likes und Views zu streben, andere zu beobachten und selbst beobachtet zu werden, kann – ebenso wie die Folgen von Perfektionismus – einen heimtückischen Einfluss auf deine Fähigkeit haben, dich wirklich mit anderen zu verbinden. Manche jungen Leute entfremden sich von ihrem Umfeld, weil sie verzweifelt versuchen, die beste Version ihrer Selbst zu sein. Weil sie so darauf versessen sind, clever, hübsch, dünn, nachhaltig, nett oder gar die psychisch Kränkste zu sein, dass sie es verpassen, tatsächlich einen gemeinsamen mentalen Raum mit anderen zu erschaffen. Sie vergessen, was Empathie ist, weil sie zu sehr damit beschäftigt sind, die Beste oder Perfekteste zu sein, und damit, dass andere sie mögen sollen. Sie lernen den verborgenen Teil des Eisbergs anderer Menschen nie kennen.

Der Schlüssel zu diesem gemeinsamen mentalen Raum ist Verletzlichkeit. Weibliche Freundschaften gründen sich häufig darauf. Doch Verletzlichkeit ist eine verzwickte Sache. Ich begegne vielen jungen Menschen, die kein Selbstvertrauen haben und sich ständig kritisieren. Sie versuchen, mit den Erwartungen anderer an sie klarzukommen, indem sie Dinge sagen wie: »Ich war echt schlecht in dem Test«, »Du bist so viel schöner und dünner als ich«. Um die Prüfungen herum werden bestimmte Spielchen gespielt: Manche junge Leute sagen »Ich habe kaum dafür gelernt, ich weiß gar nichts, ich werde durchfallen«, und dann bekommen sie die Bestnote. Andere sagen: »Ich habe heute acht Stunden gelernt, ich bin genau in meinem Lernzeitplan, mit dem ich vor drei Monaten angefangen habe.« Beide bringen die Menschen um sie herum dazu, sich schrecklich zu fühlen. Ich weiß, das passiert meistens nicht aus böser Absicht. Dahinter steckt meist oft das Motiv, dass man wissen will, wie viel die anderen lernen, weil man sich so viele Sorgen um die Prüfungen macht. Aber am Ende macht man sich gegenseitig verrückt, so effektiv wie zwei Schwergewichtsboxer*innen, die bei der Weltmeisterschaft Auge-in-Auge miteinander das offizielle Wiegen vor dem Kampf absolvieren. Das ist eine Pseudo-Verletzlichkeit.

Echte Verletzlichkeit bedeutet, dass du aufhörst, dich selbst als Produkt zu betrachten, als die Summe deiner Leistungen. Mach dir klar: Normalerweise suchst du deine Freund*innen nicht danach aus, was sie erreicht haben, du magst sie, weil sie sind, wie sie sind, und weil du dich so fühlst, wie du dich fühlst, wenn du mit ihnen zusammen bist. Wenn du ständig die Beste sein willst, fühlen sich andere vielleicht unwohl. Nach mehr, nach etwas Besserem zu streben, während du deine Anstrengungen gleichzeitig nach außen hin kleinredest, führt dazu, dass sich andere mit dir vergleichen.

Echte Verletzlichkeit bedeutet, deine Versuche, dich zu verbessern und perfekt zu sein, aufzugeben und zuzulassen, dass andere dich so sehen, wie du bist. Es bedeutet zuzulassen, dass sich andere mit deinem »wahren« Selbst verbinden: deinen Interessen, deinem Humor, deinen unsicheren Anteilen, deinen mentalen Blockaden, deinen Launen, deinen Schwächen. Echte Verletzlichkeit bedeutet, Fehler zu machen und dir selbst zu vergeben, damit du für andere da sein kannst. Etwas so richtig zu vermasseln, offen damit umzugehen, das Ganze abzustreifen und von vorne anzufangen. Es bedeutet, deine Schwächen zu akzeptieren, dich aber nicht von ihnen definieren zu lassen. Und schließlich ermöglicht Verletzlichkeit Verbindung, während das Sich-Vergleichen sie verhindert.

Ich frage mich also, ob das Internet diese verletzliche Verbindung verhindert und stattdessen zu mehr Einsamkeit führt.

Manchmal erzähle ich Patient*innen die Geschichte einer Freundschaft, die nicht zustande gekommen ist. Hannah und ich waren in dieselbe Straße gezogen und befanden uns in derselben Lebensphase. Eine gemeinsame Freundin stellte uns einander vor. So weit, so gut, oder? Jedes Mal, wenn ich ihr zufällig begegnete, war sie perfekt geschminkt und toll angezogen. Obwohl wir in derselben Straße lebten, begegnete ich ihr nie, wie sie in Jogginghose, ungewaschenen Haaren, die zu einem Pferdeschwanz gebunden waren, zu dem Laden an der Ecke lief (während sie mich häufig so sah!). Wenn ich sie fragte, wie es ihr ging, war immer alles großartig. Sie hatte nie Streit mit ihrem Partner, sie hatte nie die Schnauze voll von irgendetwas, bei der Arbeit war immer alles super.

Dann, eines Jahres, fuhr sie für eine Woche in ein kleines englisches Städtchen am Meer. In dieser Woche spielte das Wetter verrückt, und in meiner Zeitung war ein Bild von ebendiesem Städtchen und seiner lädierten Küste zu sehen. Und ich dachte: »Arme Hannah, jetzt sitzt sie mit ihrer Familie in einem Ferienhaus fest, und alle gehen sich auf die Nerven.« Als ich sie das nächste Mal sah, sagte ich: »Oh Mann, ich habe letzte Woche an dich gedacht. Das Wetter war echt verrückt, du Arme, seid ihr euch sehr auf die Nerven gegangen?«.

Und sie sagte: »Nein, wir hatten eine super Zeit, das Wetter war sehr schön, es war total entspannt, wir fanden es alle toll.«

Und ich dachte: »Ich kann niemals mit dir befreundet sein.«

Ich kann absolut nicht mit Menschen befreundet sein, die nicht echt sein können. Die mich nicht hinter die Kulissen lassen, die immer versuchen, perfekt zu sein, die ihre Verletzlichkeit nicht mit mir teilen.

Das ist nicht genug; ich habe genug davon; ich bin nicht genug

Ich erinnere mich oft an dieses Zitat, wenn ich meinen Patientinnen zuhöre. Offenbar haben viele junge Frauen das Gefühl, dass das, was sie erreicht haben (bei einer Klassenarbeit, in ihren Freundschaften oder in Bezug auf ihr Aussehen), nicht genug ist. Es entspricht nicht einem bestimmten Maßstab, den ihre Familie, die Schule, das Internet, die Gesellschaft, oder, und das ist das Besorgniserregendste, den sie selbst erschaffen haben.

Ständig nach dem perfekten Ergebnis zu streben, macht einsam. Das Internet läuft dann zur Höchstform auf, wenn du es benutzt, um dich mit anderen zu verbinden, und nicht, um dich mit anderen zu vergleichen. Bildschirme haben etwas zur Etablierung des scheinbar harmlosen Satzes »Gib einfach dein Bestes«

beigetragen, der inzwischen überfrachtet worden ist von endlos vielen Maßstäben des »Besten«. Mein Rat? Sei du selbst. Deinem wahren Selbst zu folgen, bedeutet, verletzlich zu sein. Es bedeutet, der Angst ins Auge zu sehen, dass du nicht alles kontrollieren kannst. Es bedeutet, das zu ergreifen, was dir wichtig ist, deine Werte, und zu wissen, dass manche Menschen dich nicht mögen werden – weil sie andere Werte haben, andere Interessen, eine andere Art zu sein. Und weißt du was? Das ist okay. Es ist schwer, das zu akzeptieren, aber besser für deine psychische Gesundheit als dieses Streben nach Perfektion.

Am Fließband deiner Kindheit, Leistungen und Abschlüsse einsammelnd, bist du in einer Umgebung aufgewachsen, die dich dazu ermutigt, dich selbst in der dritten Person zu betrachten, als ein Produkt, das eine Checkliste von Standards erfüllt (oder verfehlt). Dieses internetbasierte Sich-Vergleichen macht das Ganze noch mal schlimmer, fürchte ich. Insbesondere die Sozialen Medien laden dazu ein, Inhalte zu posten und dich für Bewertungen von außen zu öffnen – Likes und Ähnliches. Das setzt dich an die Position der Produzentin – und gleichzeitig an die des Produkts. Eine Influencerin zu sein, bedeutet buchstäblich, dich selbst als Produkt zu verkaufen, und diese Haltung beherrscht die Sozialen Medien.

Erwachsene, scheint mir, machen die Sozialen Medien gern für die Übel eurer Generation und für all die psychischen Erkrankungen verantwortlich. Das sehe ich nicht so. Doch ich sehe die Sozialen Medien als Teil des Fließbands: zusammen mit dem ergebnisorientierten Bildungssystem, den Eltern, die diesem Zeitgeist entsprechen wollen, und einer fieberhaften Konsumkultur, die die Idee vorantreibt, man müsse immer noch mehr, etwas noch Besseres haben, bilden sie eine kritische Gemengelage. Gemeinsam bringen diese Faktoren junge Frauen dazu zu glauben, dass sie nicht gut genug sind. Sie haben verinnerlicht, dass sie nicht (schlau/freundlich/hübsch) genug sind. Und am

Ende, haben sie traurigerweise oft genug davon, sich anzustrengen, also scheint die Lösung zu sein, sich selbst zu verletzen, nicht mehr zu essen oder sich sogar das Leben zu nehmen.

Bildschirme: Freiheit oder Sklaverei?

Es gibt so viele Freuden und Gefahren des Internets, und ich habe nur ein paar davon angesprochen. In den letzten Jahren sind die jungen Menschen, denen ich begegnet bin, in die Internet-Falle gelockt worden, sind süchtig nach Internet-Pornos geworden, haben das Netz benutzt, um sich Drogen zu besorgen, und wurden wegen dieser Drogen verhaftet. Sie haben sich mit den perfekten Bildern der anderen gefoltert oder mit Essen, das sie sich nicht erlauben. Ihnen wurden unaufgefordert Fotos von Selbstverletzungen geschickt, sie haben Abschiedsbriefe entdeckt. Sie haben sich die toxischsten, beschädigtsten Leute ausgesucht, um mit ihnen ihre Zeit zu verbringen. Sie wurden von ihren Freund*innen belogen, bis dahin, dass diese eine völlig neue Person erfunden haben, die es gar nicht gibt.

Aber natürlich hält das Internet auch tolle Dinge bereit: Du lernst etwas, du verbindest dich mit anderen Menschen, du hast Spaß, du entwickelst Interessen, du unterhältst dich gut. Es ist schlau, kreativ und stimulierend. Du musst nur mit dir selbst klären, ob du die Kontrolle über deinen Bildschirm hast oder ob er dich kontrolliert. Es geht darum, dass du im Gleichgewicht bleibst, während das Internet alles versucht, um dich in eine Abhängigkeit zu locken. Ein Grundthema dieses Buches ist Balance, und die richtige Balance zu finden, ist harte Arbeit: Es bedeutet, nicht umzufallen, wenn verschiedene Kräfte an dir zerren. Und das Internet ist eine hartnäckige, starke, allgegenwärtige Kraft, es ist immer da, die ganze Zeit. Es schläft nie.

Du würdest vermutlich keinem Ernährungsprogramm folgen,

bei dem man nur Pizza und Schokolade essen darf, aber einmal pro Woche ist Pizza super, und Schokolade braucht man einmal am Tag (meiner bescheidenen Meinung nach) – und genauso brauchst du die richtige Balance für deine Bildschirmzeiten. Eine, die es dir ermöglicht, Zeit mit deiner Familie zu verbringen (auch wenn sie nervig ist), von Angesicht zu Angesicht mit Menschen zu sprechen, dich zu bewegen, draußen zu sein, Zeit mit deinem Haustier zu haben, auf Papier zu lesen und in einer Welt zu leben, die 3-D und nicht 2-D ist.

Es ist okay, Spaß mit Minecraft oder TikTok zu haben, aber du brauchst auch Dinge, die mit deinen Werten übereinstimmen und nicht gegen sie gehen. Ich glaube, am schwersten ist es zu lernen, den Punkt zu spüren, an dem deine Bildschirmzeit vom Konstruktiven ins Destruktive kippt. An dem Online-Sein nicht mehr angenehm ist und Spaß macht, sondern anfängt, geistlos, zwanghaft oder unangenehm zu sein. Die Erfahrung sagt, dass genau an diesem Punkt die Abhängigkeit beginnt und es dann schwer wird aufzuhören.

Wir alle versuchen, diese Dinge für uns rauszukriegen. Zivilisierte Gesellschaften brauchen Strukturen und Grenzen, aber diese wurden fürs Internet bisher nicht geschaffen. Ich wette, für spätere Generationen wird das alles viel stärker reguliert sein. Und das bedeutet wahrscheinlich, dass du dir selbst ein paar Regeln geben musst. Überlass es nicht deiner Willenskraft, dein Online-Verhalten zu kontrollieren, denn das Internet macht junge Menschen so abhängig wie Crack – das ist ein Vergleich, kein wissenschaftlicher Fakt –, und deine Willenskraft ist vermutlich nicht groß genug, um zu widerstehen. Ich kann dir nicht sagen, wie deine Regeln lauten sollen, weil nur du weißt, was dein spezifisches Problem mit dem Bildschirm ist. Schläfst du deswegen zu wenig? Bist du zu vielen Reizen ausgesetzt? Vergleichst du dich ständig mit anderen? Verpasst du das echte Leben? Ich weiß es nicht, aber ich weiß, dass Regeln, Strukturen und Grenzen besser als Willenskraft und gute Vorsätze funktionieren, wenn wir eine Verhaltensweise ändern wollen. Manche jungen Leute (oder ihre Eltern) bewahren ihr Handy nachts woanders auf oder haben eine App, die sie überwacht, oder eine Zeitsperre. Andere haben Regelungen wie die, das Handy vor den Hausaufgaben wegzulegen oder einen Instagram-freien Monat pro Jahr.

Das Internet und Bildschirme verschwinden nicht, und du musst lernen, sie zu beherrschen, damit sie deinen Vorhaben und Werten bestmöglich dienen – und dich nicht zum Sklaven machen. Ich habe junge Leute gesehen, die aus Oz zurückkamen und sich aus dem Klammergriff befreiten, in dem sie gefangen waren. Indem sie dem Drang widerstanden, 24/7 für ihre Freund*innen da zu sein, ihrem Gehirn erlaubten, sich von all den Reizen zu erholen, und sich von dem ständigen Sich-Vergleichen befreiten. Es ist schwer, aber wenn Internet und Bildschirme dein psychisches Wohlbefinden beeinträchtigen, dann solltest du's versuchen.

KAPITEL 9

Anziehung, Beziehungen, Sex und Liebe

»Liebe ist temporärer Wahnsinn«

LOUIS DE BERNIÈRES, *CORRELIS MANDOLINE*

Ähnlich wie beim Internet haben auch die Veränderungen in den Affären und Beziehungen, die eure Generation erlebt, die Wucht eines Erdbebens. Ihr habt mehr Wissen, mehr Wahlmöglichkeiten und Freiheiten als die Generationen vor euch, und das ist super. Aber die Möglichkeit zu wählen bringt auch Komplexität mit sich. Und Komplexität wiederum bringt eine tiefe Verunsicherung mit sich.

Dennoch wird euch weiterhin der Traum der romantischen Und-sie-lebten-glücklich-bis-ans-Ende-ihrer-Tage-Liebe vorgegaukelt. Diese Geschichte ist über die Jahrhunderte und Kontinente hinweg allgegenwärtig: Junge trifft Mädchen; Konflikte und Unsicherheiten zwischen den beiden erzeugen ein Kriegen-sie-sich-oder-kriegen-sie-sich-nicht-Dilemma, das mit einer Liebeserklärung des Jungen an das Mädchen endet; das Mädchen empfängt seine Liebe voller Dankbarkeit, und die zwei gehen Hand in Hand dem Sonnenuntergang entgegen. Bücher, Lieder, Filme und Theaterstücke halten diese heteronormative und privilegierte Erzählung von Treue und Verbindlichkeit aufrecht. Ich glaube, dass diese Geschichte die Gefühle von Liebe und Lust, die ihr als junge Menschen erlebt, geschickt ausnutzt, um euch an ein Gender-Stereotyp zu binden, eine Dynamik, die mit Macht und Ungleichheit verbunden ist.

Wir sind jetzt an den Punkt gekommen, an dem ihr die Chance habt, aus dieser Erzählung auszubrechen. Noch bis vor Kurzem hatte die Mehrheit der Frauen, über die Jahrhunderte hinweg, nur zwei gesellschaftlich akzeptierte Wahlmöglichkeiten: heiraten oder eine alte Jungfer bleiben. Mädchen haben sich nicht gefragt, ob sie homosexuell oder hetero waren (oder keins von beidem); sie hatten nicht die Möglichkeit, viele verschiedene Partner*innen auszuprobieren; sie hatten nicht viele Möglichkeiten, ihren Lebensunterhalt selbst zu verdienen oder ihre eigenen Entscheidungen zu treffen. Heute habt ihr in eurem Sex- und Liebesleben viele verschiedene Optionen, euch auszudrücken und zu entscheiden. Wie wunderbar! All diese Möglichkeiten, all die Freiheit ... aber auch: wie kompliziert!

*Bo kam während ihres ersten Jahres an der Uni zu mir. Sie fühlte sich jeden Tag unwohl, genervt, besorgt. Sie war sich nicht sicher, warum. Zuvor hatte sie sich über die Maßen selbstbewusst gefühlt. In der sechsten Klasse war sie das Zentrum einer großen sozialen Gruppe gewesen, die sich über mehrere Schulen erstreckte, und jetzt so weit weg davon zu sein, war ein Schock für sie. Sie beschrieb, dass die Pubertät bei ihr früh begonnen hatte und sie sich sehr viel früher als ihre Altersgenoss*innen sexuell gefühlt hatte. Sie war auch vollkommen im Reinen mit ihrer fluiden Sexualität: Auf Partys und in Clubs kam sie ständig mit Jungs und Mädchen in Kontakt. Ihre Eltern waren liberal und cool, sie mochten Bos Sozialleben und rauchten auch mal mit ihren Freund*innen einen Joint am Küchentisch; Bo durfte ihre Affären mit nach Hause bringen. Es gab keine Grenzen zwischen Bos Leben und dem ihrer Eltern. Sie waren sich sehr nah.*

LGBTQ+

Ein paar Worte über sexuelle Diversität. Es ist vielleicht überraschend, dass so viele dieser Erzählungen über Liebe und Sex in solch engen Bahnen verlaufen, obwohl sich die Haltung junger Menschen in Bezug auf sexuelle Identität enorm verändert hat. In der westlichen Welt haben junge Menschen mehr Freiheit, ihre Sexualität individuell auszudrücken, als jemals zuvor im Lauf der Geschichte. Viele der jungen Menschen, mit denen ich heute zu tun habe (in meinem liberalen Viertel im Norden Londons), erleben, dass ihre Sexualität (soll heißen, zu welchem Geschlecht sie sich hingezogen fühlen) von ihren Freund*innen, Familien, Schulen und Gemeinschaften akzeptiert wird. Ich begegne Mädchen, die sich zu Mädchen und Jungen hingezogen fühlen, und es ist fantastisch zu sehen, welche Freiheiten und welche Befreiung viele von ihnen erleben und wie wenig Hemmungen und Schuldgefühle eine Rolle spielen. Und so sollte es sein. Das ist jedoch nicht die ganze Geschichte: Heteronormative Vorstellungen und homophobe Vorurteile sind in unserer Gesellschaft immer noch weit verbreitet, und es kann sein, dass du deine Sexualität ablehnst, oder es dir widerstrebt, sie vor anderen offenzulegen. Als Cis-Therapeutin kann ich nur versuchen zu verstehen, welche Auswirkungen diese Faktoren auf die psychische Gesundheit und das Wohlergehen der jungen Menschen haben, mit denen ich arbeite.

Ich beobachte, dass viele Menschen dieselbe Freiheit genießen, wenn es darum geht, nichtbinär zu sein, ein fluides Geschlecht zu haben oder entscheiden zu können, mit welchem Pronomen man angesprochen werden möchte. Ich weiß, dass vielen Menschen meiner Generation der Umgang damit schwerfällt, aber für mich ist das Teil des Phänomens, dass jede Generation versucht, bestimmte Grenzen zu verschieben. Und das ermöglicht einer zivilisierten Gesellschaft Fortschritt. Aus meiner Sicht ist die Jugend die Zeit, in der sich eure Identität formt. Und wenn sie ein positiver Ausdruck dessen ist, was euch das Gefühl der Zugehörigkeit oder Verbindung gibt, dann ist das großartig. Das heißt nicht, dass ich immer daran denke, jemanden mit dem richtigen Pronomen anzureden – das ist etwas Neues für ältere Generationen –, wir müssen es lernen.

Sexualität (zu wem du dich hingezogen fühlst) und sexuelle Identität (wie du dich definierst) sind von Geschlechtsdysphorie (sich mit dem sozialen Geschlecht, das einem bei der Geburt zugeordnet wurde, unwohl fühlen) abzugrenzen. Im Lauf der Überarbeitungsschleifen, die ein Buch durchläuft, bevor es veröffentlicht wird, wurde dieser Abschnitt wieder und wieder überarbeitet. Ich habe fast das Gefühl, die Leute wollen nicht, dass ich etwas zu diesem Thema sage. Und vielleicht sollte ich es auch nicht tun.

Aber ich riskiere es. Warum? Weil ich mir immer vorstelle, wer du bist. Vielleicht bist du dreizehn, vierzehn, fünfzehn, ängstlich und verwirrt wegen des wahrscheinlich erschreckenden, definitiv überwältigenden Gefühls, dass alle um dich herum dich mit dem falschen sozialen Geschlecht identifizieren. Was sollst du tun? Mit wem kannst du darüber sprechen? Vielleicht ist dieses Buch bisher hilfreich für dich gewesen, und jetzt merkst du, dass darin nichts über diese konkreten Sorgen, die du hast, steht – dann hätte ich das Gefühl, dass ich dich hängenlasse. Ich stelle es mir furchteinflößend vor – wie wenn man sich in einem tiefen dunklen Wald befindet, sich komplett verlaufen hat, einsam ist und keine Ahnung hat, welches der richtige Weg ist.

Deswegen glaube ich, dass ich dich in diesen Wald begleiten und bei dir sein sollte, weil wir nicht wissen, welcher Weg der richtige für dich ist. Was haben andere Menschen getan, die sich verlaufen haben? Für manche Menschen bestand die Geschlechtsdysphorie seit ihrer Geburt, wie ihre Sexualität oder ihre Hautfarbe, und ihr Weg aus dem Wald hinaus bestand darin, sich einer Geschlechtsumwandlung zu unterziehen. Sie haben wahrscheinlich sehr lange nach diesem Weg gesucht, und während dieser Suche viele Misshandlungen und Vorurteile erlebt. Vielleicht haben sie sich gewünscht, dass andere sie früher darin unterstützt hätten, ihr Geschlecht zu verändern.

Doch die Sache ist, es gibt unendliche viele Wege, die aus dem

Wald hinausführen, und andere Menschen haben einen anderen Weg eingeschlagen, weil sich vielleicht herausgestellt hat, dass sie unter Dysmorphophobie oder der Autistismus-Spektrum-Störung litten. Oder sie haben ihr soziales Geschlecht verändert, aber nicht ihr physisches. Vielleicht haben sie eine Geschlechtsumwandlung durchlaufen, aber das hat nicht das gebracht, was sie sich erhofft hatten, und so befanden sie sich wieder im dunklen Wald und machten die Umwandlung rückgängig. Das klingt nicht nach einem guten Weg aus dem Wald hinaus, um ehrlich zu sein.

Ich glaube also, wenn ich mit dir in diesem Wald säße, dann wüsste ich nicht, welches der richtige Weg *für dich* ist, ganz gezielt *für dich* und dich allein. Was ich gern täte, wäre, mich in deiner Trauer und Einsamkeit zu dir zu setzen, bis du dich nicht mehr so traurig und allein fühlst. Und dann wäre ich sehr neugierig darauf, welches der richtige Weg *für dich* ist. Ich wäre etwas skeptisch, wenn jemand vorbeikäme und sich sofort sicher wäre, dass er die Lösung für dich wüsste. Und ich glaube, was ich gern sagen würde, wäre: »Es ist nicht sehr angenehm hier, aber lass uns versuchen, es auszuhalten, während wir herausfinden, was dein Weg ist. Lass uns nichts übereilen, aber auch wenn wir uns nicht beeilen, kann es passieren, dass wir zwischendurch ein paar falsche Wege einschlagen und schreckliche Erfahrungen machen, aber ich werde dir zur Seite stehen, bis wir einen Ort finden, der sich hundertprozentig richtig für dich anfühlt.«

Ich wünsche jedem Menschen, der Geschlechtsdysphorie erlebt, diese Art von Unterstützung. Ich wünsche dir die Chance, das Ganze aus allen möglichen Perspektiven zu betrachten, ohne Verurteilungen oder Sanktionen, und dass du Menschen findest, die dich auf eine neutrale Weise dabei unterstützen, den richtigen Weg *für dich* zu finden. Wie du es erlebst, wird nie genau so sein, wie jemand anders es erlebt. Du wirst deinen eigenen Weg finden müssen. Traurigerweise gibt es keine einfachen, schnellen

Lösungen. Bildung ist mehr als Noten, Essen mehr als die enthaltenen Nährstoffe, und Gefühle sind mehr als glücklich und traurig. Unsere Sexualität ist kompliziert, und einfache Lösungen mögen verheißungsvoll wirken, wenn du leidest, aber wahrscheinlich machst du es dir damit nur leicht und hast damit nicht *die* Antwort gefunden.

Wenn du damit zu kämpfen hast, wie deine Familie oder Umgebung deine Sexualität oder dein soziales Geschlecht beurteilen, dann such dir bitte Hilfe. Die Freiheit, deine Sexualität auszudrücken, ist gesetzlich in unserem Land verbrieft, und du solltest unterstützt werden, wenn du dich damit an deine Schule, eine Klinik oder deinen Arzt oder deine Ärztin wendest. Im Abschnitt *Wenn du mehr wissen willst* findest du außerdem einige Anlaufstellen.

In diesem Kapitel versuche ich, alle Formen von Sexualität und Gender zu berücksichtigen. Wenn mir das nicht immer gelingt, möchte ich mich hiermit dafür entschuldigen.

Liebe und der kluge Verstand

Sich zu jemandem hingezogen fühlen und sich verlieben stellt für deinen klugen Verstand die größtmögliche Bedrohung dar. Warum? Weil es wunderbare, aufregende, erhebende, mächtige Emotionen sind, die dich so fest an deinen emotionalen Verstand fesseln, dass du leicht vergessen kannst, dass es auch noch den rationalen Verstand gibt. Verliebt zu sein, ist temporärer Wahnsinn: Wissenschaftliche Untersuchungen zeigen, dass der Verstand der Menschen auf die gleiche Weise von dem geliebten Menschen beherrscht wird, wie es eine psychische Krankheit tun würde. Darum gibt es all die Bücher, Theaterstücke und Songs über Lust und Liebe. Es sind unglaubliche, potenziell überwältigende und lebensverändernde Emotionen, für alle Menschen.

Und natürlich ist genau das der Grund, warum du jetzt mehr als sonst sowohl auf deinen emotionalen als auch deinen rationalen Verstand hören solltest. Ich hoffe, du hast deinen Kluger-Verstand-Muskel spielen lassen, bevor du dich sexuell zu jemandem hingezogen fühlst, denn wenn es etwas gibt, das deinen klugen Verstand herausfordert, dann das.

*Bo hatte gedacht, es wäre okay für sie, ihr Zuhause zu verlassen und an die Uni zu gehen, weil sie immer ziemlich unabhängig gewesen war. Und während der ersten Monate war alles gut gewesen. Sie hatte schnell neue Freundschaften geschlossen und weiterhin einige unverbindliche romantische Beziehungen gehabt, indem sie Leute in Clubs und auf Tinder kennenlernte. Eine dieser Personen war jedoch sowohl ein*e gut*e Freund*in als auch ein*e Liebhaber*in geworden, und eines Nachts hatte jemand Bo als dessen*deren feste Freundin bezeichnet. Bo hatte sofort (und vehement?) entgegnet, dass das nicht stimme und dass das nur etwas Loses zwischen ihnen sei. Die andere Person war allerdings ebenfalls dagewesen, und Bo hatte bemerkt, wie ihr die Gesichtszüge entglitten waren. Bo hatte sich sehr unwohl und verunsichert gefühlt. Sie hatte wirklich starke Gefühle für diese andere Person, aber jetzt wollte sie ihr aus dem Weg gehen, was schwierig war, weil ihre Freundeskreise sich überlappten und sie ähnliche Interessen hatten. Sie hatten weiterhin etwas miteinander, wenn sie betrunken waren.*

Warum fühlst du dich zu jemandem hingezogen?

Während der Zeit als Teenagerin geht es vor allem um eines: um Veränderung. Du warst ein Kind, bist zur Schule gegangen, hast bei deiner Familie gelebt, und das war irgendwie immer alles ähnlich. Dann beginnt dein Körper, sich zu entwickeln, die Schule wird schwerer, und du weißt, es dauert nicht mehr ewig, bis du von zu Hause ausziehen wirst. Wie wir gesehen haben, bringen all diese Veränderungen Unsicherheit mit sich und führen dazu, dass du Fehler machst. Vielleicht wechselst du den Freundeskreis oder hängst in einer Clique fest, die du nicht wirklich magst, oder du jagst einer Clique hinterher, von der du nicht sicher bist, ob sie dich mag. Trennung und Selbstwerdung bedeuten unausweichlich, dass es mehr Unstimmigkeiten mit deinen Eltern gibt. Es ist normal, Zweifel zu haben und sich manchmal unsicher zu fühlen.

Und dann kommt jemand und sagt dir, dass er dich mag. Lacht über deine Witze, hält etwas zu lange Blickkontakt mit dir, sagt dir, dass du schön bist. Erinnerst du dich an den Eisberg aus dem letzten Kapitel? Während dein Verstand sich vielleicht immer wieder mit den Anteilen von dir beschäftigt, die du nicht magst – den Anteilen, die unter der Wasseroberfläche verborgen sind –, richtet diese andere Person den Blick auf die Spitze deines Eisbergs. Mit jemandem zusammen zu sein, der sich sexuell zu dir hingezogen fühlt, ist, als ob du in einen Spiegel schaust, der nur die Spitze des Eisbergs – deine besten Anteile – zu dir zurückreflektiert.

Viele junge Menschen haben Angst, dass sie nie jemand auf diese Weise mögen wird. So vertraut sind ihnen ihre Fehler – der untere Bereich ihres Eisbergs –, dass sie befürchten, nicht liebenswert zu sein. Ich hoffe, du bist nicht so. Ich hoffe, du hast keine Angst, dass du so mangelhaft oder unattraktiv bist, dass du niemals jemanden finden wirst, der sich zu dir hingezogen fühlt. Denn das bist du nicht. Ich kann dich fast sagen hören: »Doch, bin ich.« Aber das stimmt nicht. Lass uns diesem negativen automatischen Gedanken auf den Zahn fühlen: Glaubst du wirklich, dass du auf so einzigartige, abscheuliche Weise speziell bist, dass kein Mensch auf der Welt dich lieben kann? Liegt in dem Gedanken, dass du die Schlimmste bist, eine Form von Selbstbezogenheit? Und zeigt es nicht gleichzeitig einen Mangel an Vertrauen in die Menschheit, wenn du glaubst, dass es niemanden da draußen gibt, der fähig ist, deine Macken und (in deinen Augen) Fehler zu lieben?

Alle anderen haben auch Fehler. Alle anderen machen Fehler. Wenn du einen Menschen kennenlernst, siehst du die Spitze seines Eisbergs: das Bild, das er nach außen projiziert. Unterhalb der Oberfläche verbirgt er seine Unsicherheiten und Dinge, die er nicht an sich mag. Komische Füße. Dass er sich an der Nase kratzt. Dass er die Band BTS mag. Vielleicht hat er Angst, dass sein Penis zu klein ist oder nicht richtig funktionieren wird. Tatsächlich sind die meisten Menschen dankbar, wenn sie gemocht werden. Die meisten anderen Teenager*innen sind ziemlich dankbar, wenn jemand mit ihnen flirtet oder sie küsst. Wenn sie nett sind, dann tolerieren sie deine Schwächen.

Der Gedanke »Ich bin auf einzigartige Weise furchtbar und niemand wird mich mögen« ist auch deshalb gefährlich, weil er zu Folgendem führen kann: Du bist der ersten Person, die kommt und dir ein bisschen Aufmerksamkeit schenkt, zu dankbar, um sie zurückzuweisen – selbst, wenn sie nicht zu dir passt, furchtbar ist oder keine guten Absichten hat. Es kann sein, dass du so sehr davon absorbiert bist, dass die Person dich mag, dass du nicht innehältst, um zu überlegen, ob *du* sie wirklich magst.

Denn wenn du jemandem begegnest, der dir Komplimente macht oder dir positive Aufmerksamkeit schenkt, kann sich das wunderbar anfühlen. Insbesondere, wenn du dich unsicher fühlst, dann kann so etwas beinahe süchtig machen. Es gibt jedoch so viele Gründe, warum dir potenzielle Partner*innen nette Dinge sagen: Vielleicht weil er oder sie dabei ist, sich in dich zu verlieben, vielleicht aber auch, weil der andere ein manipulativer Schleimer ist und versucht, dich ins Bett zu bekommen, ohne Rücksicht darauf, was du möchtest.

Natürlich liegen die wahrscheinlichsten Gründe irgendwo zwischen diesen Extremen. Die andere Person glaubt, dich zu mögen, kann aber *jederzeit* beschließen, dass sie es doch nicht tut. Romantische Beziehungen präsentieren uns ein Leben lang immer wieder die Quittung: Der andere kann jederzeit seine Meinung ändern. *Und du auch.* Kennst du die Du-kommst-aus-dem-Gefängnis-frei-Karte bei Monopoly? Tja, wenn es um Anziehung, Liebe, Sex und Beziehungen geht, haben du und die anderen eine unwiderrufliche, lebenslange Raus-hier!-Freikarte, die ihr jederzeit ausspielen könnt. Du kannst sie ohne Vorwarnung spielen, ohne Erklärung, ohne Beratung, bei jeder sexuellen oder romantischen Begegnung, die du hast, wie auch immer es sich für die andere Person anfühlt. Das ist eine weitere Schlüsselbotschaft dieses Buches.

Anziehung und Bindung

Wenn du beginnst, jemanden auf eine romantische oder sexuelle Weise zu mögen, ruft das deine Bindungs-Blaupause auf den Plan: die Schatten deiner vorherigen Beziehungen zu deinen Eltern, deiner Familie und Freund*innen. Das wird manchmal Liebes-Landkarte genannt. Und da schließt sich der Kreis: Wie die verschiedenen Arten von Bindungen, die wir im ersten Kapitel diskutiert haben, sind romantische oder sexuelle Beziehungen ein komplexer Tanz, mal geht's vor, mal zurück, mal gibst du, mal nimmst du, mal reagiert der andere Part auf deine Zeichen, mal du auf seine. Wenn es um Sex und Liebe geht, wirst du sowohl bildlich als auch körperlich von jemand anderem im Arm gehalten, und es braucht ein wechselseitiges Geben und Nehmen, damit der Tanz funktioniert.

Wenn du anfängst, mit jemanden zu »tanzen«, musst du dich zeigen, und das ist ein Risiko, denn du machst dich damit verletzlich. Deine Verletzlichkeit hängt mit deiner Bindungs-Blaupause zusammen, deinen frühen Beziehungen, und ist außerdem in die Werte und Erwartungen deiner Umgebung, Religion und Gesellschaft eingebettet. Aber es ist nicht so einfach wie: Bindungsart X führt zu Beziehungsart Y. Es hängt davon ab, wie deine besondere Persönlichkeit diese frühen Beziehungen in dem spezifischen Kontext erlebt hat.

*In den Therapiesitzungen überlegten wir, warum Bo sich so unwohl mit Nähe fühlte. Wir führten es auf ihre enge, aber grenzenlose Beziehung zu ihren Eltern zurück. Sie verband Nähe nicht mit Freund*innen und Liebhaber*innen, sondern mit ihren Eltern. Wir arbeiteten heraus, wie ihre Liebes-Landkarte aussah: Anfangs, wenn sie neue Leute kennenlernte, kam sie freundlich und offen rüber und teilte sich den anderen mit. Doch wenn Menschen sich ihr gegenüber emotional öffneten, zog sie sich zurück. Die Intimität war ihr zu viel. Obwohl sie ihre Eltern über alles liebte, fühlte sie sich manchmal von ihnen eingeengt, und das hielt sie davon ab, sich auf Beziehungen einzulassen. Bo wurde klar, dass die große Nähe zu ihren Eltern ihr keinen Raum gelassen hatte, sie selbst zu werden und ihren eigenen Lebensweg zu finden: Sie hatte noch nicht herausgefunden, wer sie war.*

Nehmen wir als Beispiel die überfürsorglichen Eltern. In Kapitel 2 haben wir gesehen, dass manche Eltern ihre Kinder beglucken, jeden Schritt überwachen, eine sehr intensive Beziehung erschaffen. Selbst wenn es innerhalb einer Familie mehrere Kinder gibt, wird jedes unterschiedlich darauf reagieren. Das hängt mit der jeweiligen angeborenen Persönlichkeit zusammen. Manche von euch sind vielleicht auf diese Weise erzogen worden. Dann kann es sein, dass ihr in romantischen Beziehungen nach Intensität sucht und euch zu schnell hineinbegebt oder zu schnell voranschreitet. Oder es kann sein, dass ihr es gehasst habt und es erstickend fandet. Dann schreckt euch Nähe in romantischen Beziehungen möglicherweise ab: Vielleicht fühlt ihr euch gefangen, wenn ihr jemand anderem gegenüber verantwortlich seid.

Auch die umgekehrte Art von Bindungshistorie kann zu ähnlichen Mustern führen. Diejenigen von euch, deren Eltern nicht sehr warmherzig sind und wenig Anteil nehmen, haben vielleicht damit zu kämpfen, in Beziehungen Wärme oder Verbindlichkeit zu zeigen. Vielleicht fürchtet ihr euch vor Intimität. Ihr seid nicht daran gewöhnt, euch jemandem allzu nahe zu fühlen, und es fällt euch vielleicht schwer, anderen zu vertrauen. Vielleicht habt ihr auch eine Quelle der Einsamkeit in euch, sodass ihr zu viel in den anderen investiert. Das kann auf die andere Person abschreckend wirken oder überfordernd für sie sein.

Wie sieht *deine* Liebes-Landkarte aus, während du deine ersten Erfahrungen mit romantischen Beziehungen machst? Wozu fühlst du dich hingezogen und was könnten deine Stolperfallen sein?

*Bo neigte ihrem*ihrer Mehr-als-nur-Freund*in gegenüber dazu, sich zurückzuziehen, wenn die Dinge zu eng oder zu intim wurden. Und gleichzeitig wollte sie unbedingt Zeit mit dieser Person verbringen und vermisste sie, wenn sie nicht zusammen waren. Bo musste anerkennen, dass sie starke Gefühle für sie hatte, und sie und die andere Person fingen eine Beziehung an. Sie ließ es zu, verletzlich zu sein, Dinge wirklich mitzuteilen und offen mit ihnen umzugehen. Und als sie sich trennten, war sie todunglücklich und machte Witze, dass es meine Schuld sei. Aber tatsächlich fanden wir beide, dass es ein Fortschritt sei. Ein Fortschritt sowohl deshalb, weil sie ihr Bedürfnis nach Nähe von ihren Eltern auf Gleichaltrige verschoben hatte, als auch deshalb, weil wir uns nur, wenn wir Verletzlichkeit zeigen, wirklich mit anderen verbinden können.*

Attraktivität und Macht

Wie wir im Freundschafts-Kapitel gesehen haben, kann Beliebtheit, wenn es in der weiterführenden Schule mit romantischen Beziehungen losgeht, mit hübsch oder attraktiv sein verknüpft sein. Wenn deine Peergroup dich »gut aussehend« findet, kann dir das in all deinen zwischenmenschlichen Beziehungen Macht geben. Das ist ein kleines Alarmsignal, denn es kann dazu führen, dass du denkst, das Wichtigste an dir wäre dein Äußeres – was nicht stimmt. Wenn du dich unwohl und unsicher fühlst, kann es deinen sozialen Status oder die soziale Hierarchie deiner Peergroup definieren, wenn dich jemand (oder viele Leute) attraktiv finden. Es kann dich beliebt machen, und wenn man beliebt ist, achtet man weniger darauf, freundlich zu sein.

Auch das Umgekehrte kann passieren. Vielen Frauen fällt es schwer, die Bewertungen ihres Teenagerinnen-Ichs oder ihrer Peergroup aus dieser Zeit loszulassen, lange nachdem das relevant oder nützlich war, und sie lassen zu, dass diese Wahrnehmungen von früher ihr Urteil über sie selbst noch für Jahre vernebelt.

Eine weitere Kernbotschaft dieses Buches lautet: Obwohl die Medien größtenteils von ähnlichen Bildern dominiert werden, gibt es nicht die eine Art von Attraktivität. Schönheit liegt wirklich im Auge des Betrachters. Das mag sich am Anfang der Teenagerzeit nicht wahr anfühlen, aber es ist definitiv wahr, wenn du älter wirst. Am Anfang, wenn Teenager*innen sich selbst und andere als attraktiv oder nicht attraktiv beurteilen, folgen sie oft nur der Masse oder dem Zeitgeist. Das kann bedeuten, dass sie einen heteronormativen, konventionellen Maßstab von Attraktivität zugrunde legen. Wenn dein Aussehen den Geschmack deiner Gruppe nicht trifft oder zu der Zeit nicht getroffen hat, keine Sorge. Halte nicht an dieser Definition deiner Attraktivität fest, während du im Leben vorwärts gehst. Bitte, bitte, lass dich nicht davon definieren, was ein dreizehnjähriger Junge über dein Aussehen dachte. Dreizehnjährige Jungen sind von Hormonen durchflutet und haben keine Ahnung, was sie darüber denken oder fühlen, zu was oder wem sie sich hingezogen fühlen. Sie wollen einfach nur dazugehören wie alle in diesem Alter und tendieren zu konventionellen Beurteilungen.

Jagdfieber

Wenn du dich zu jemandem hingezogen fühlst, kann das ein überwältigendes Gefühl sein: Da ist das Jagdfieber; dein positives Bild, das dir zurückgespiegelt wird; die Romantik; der Status, den es dir vielleicht in deiner Peergroup verschaffen wird; die Neugier, die andere Person zu ergründen. Es gibt viele, viele großartige Dinge am *Prozess* der Anziehung. Bitte verwechsle das Großartige am *Prozess* der Anziehung nicht mit der Großartigkeit der *Person*, zu der zu dich hingezogen fühlst: Vielleicht ist sie großartig, vielleicht nicht. Vielleicht musst du eine Menge Frösche küssen. Verwechsle die Jagdlust nicht mit dem Wert der Beute. Und selbst wenn es ein Prinz ist, kann er trotzdem der Falsche für *dich* sein.

Chloe hatte während der sechsten Klasse Probleme mit ihrer psychischen Gesundheit: Sie fühlte sich oft traurig und ängstlich. Sie war bei den Großeltern aufgewachsen und sah ihre Mutter nur selten – diese hatte ihre eigenen Probleme. Ihren Vater kannte Chloe nicht. Die Großeltern waren toll, warmherzig und liebevoll mit ihr und zueinander, und sie hatten sich sehr bei all ihren Aktivitäten, ihren Hausaufgaben und Freundschaften eingebracht. Aber in der Teenagerzeit hatte sie sich ihren Großeltern nicht nahe gefühlt. Sie waren irgendwie nicht auf der Höhe der Zeit, und sie konnte nicht mit ihnen reden. Sie waren auch ziemlich streng. Sie wollten nicht, dass Chloe so sehr »aus dem Gleis« geriet wie ihre Mutter. Und so war Chloe die Einzige in ihrer Clique, die früh zu Hause sein musste, und hatte *nicht mit auf die Gruppenreise nach den Prüfungen gedurft, auf der manche Freundschaften offenbar besiegelt worden waren. Die Eltern ihrer Freund*innen waren lockerer. Sie fühlte sich in ihrer Clique nicht besonders selbstsicher, es war ein bisschen eine On-Off-Sache. Sie war auch nicht selbstbewusst im Hinblick auf ihr Aussehen. Chloe hatte mit ein paar Jungs etwas gehabt, aber nichts Ernsthaftes. Dann begann sie, einen Jungen zu treffen, der im Mittelpunkt ihrer Clique stand. Er schien wirklich verliebt in sie zu sein. Die Beziehung wurde schnell intensiv. Er hatte ein schwieriges Elternhaus und sprach mit ihr über seine Familie und sein Gefühlsleben, und sie mochte ihn gern. Wenn sie allein waren, bekam sie die Nähe, nach der sie sich so sehnte. Er war auch in der Öffentlichkeit sehr liebevoll zu ihr, legte ständig den Arm um sie oder hielt ihre Hand. Eine Weile lang fühlte sie sich großartig. Als ob sie sozial angekommen wäre.*

Das Blöde ist, dass die verkopften Gefühle, wenn man jemanden mag, mit all diesen Botschaften aus Büchern, Fernsehshows und Songs über die eine wahre Liebe verknüpft sind. Und das kann dazu führen, dass du denkst, deine Beziehung wäre mehr, als sie ist. Dass du verliebt wärst. Am Ende projizierst du Attribute und Eigenschaften auf die Person, die diese gar nicht hat. Du willst so gern »lieben wie in den Filmen«, dass du nicht merkst, dass der oder die andere einfach nicht so richtig auf dich steht, und findest Entschuldigungen für die andere Person.

Das »Liebe muss Hindernisse überwinden«-Narrativ aus all den Büchern und Filmen ist in dieser Situation besonders tückisch: Wenn der andere nicht anruft, wenn ihr euch streitet, wenn er eifersüchtig, besitzergreifend oder sogar aggressiv ist, dann passt das zu der Erzählung von der großen Liebe, die alle Hindernisse überwindet, damit die Liebenden endlich zusammen sein können. Oder … er ist einfach ein Arschloch. Wir sind so durchtränkt von dieser klischeehaften romantischen Story, dass wir uns weismachen, dass die andere Person uns mag, obwohl es Anzeichen dafür gibt, dass sie entweder (a) nicht so richtig auf uns steht oder (b) ein Arschloch ist. Hindernisse intensivieren das Gefühl sexueller Attraktion oder Liebe, weil sie der Fantasie ihre Existenzberechtigung geben. Du projizierst deine Liebes-Landkarte, dein Bedürfnis nach Liebe, auf diese Person, ohne deinen rationalen Verstand zu benutzen (und schon gar nicht deinen klugen Verstand). Du ignorierst die Fehler in der anderen Person und die Punkte, in denen ihr offenkundig nicht kompatibel seid.

Was uns zum On-Off-Freund bringt. Erinnerst du dich aus dem Freundschafts-Kapitel an die On-Off-Freundin? Der On-Off-Freund ist eine noch toxischere Version dieser Dynamik. Wenn du ein gebranntes Kind bist, weil du in der Schule eine On-Off-Freundin hattest (und wer hatte das nicht?), dann wirst du besonders leicht abhängig von deinem On-Off-Freund, weil unsere Psyche die nervige Eigenschaft hat, Muster, die nicht aufgelöst wurden, zu reproduzieren. Du wirst deshalb leichter von ihm abhängig, weil die hormonelle Anziehung hinzukommt und das Ganze verkompliziert – plus das Drama des »Liebe muss Hindernisse überwinden«-Narrativs, das uns überall erzählt wird. Der On-Off-Freund nutzt das geschickt aus. Es ist ein Stück in drei Akten: Der erste Akt wird von intensiver Leidenschaft bestimmt; im zweiten Akt folgt eine Phase des Zorns, der Eifersucht und Kälte (angeblich durch dein Verhalten und deine Fehler ausgelöst); der dritte Akt bringt die Versöhnung, mit Tränen, Entschuldigungen, Blumen und Beteuerungen, dass du die Einzige seist, die er liebe und der er vertraue, die Einzige, die ihn verstehe. Es ist, als ob du die Rolle der Heldin in seiner Geschichte spielst. Und das gibt dir das Gefühl, einzigartig und wichtig zu sein. Die oft erzählte Geschichte von der guten Frau, die mit ihrer Liebe einen Mann heilt, der sehr gelitten hat.

All das ist Blödsinn: Der On-Off-Freund ist in der Zukunft ein Ehemann, der dich zwanghaft kontrolliert, und das ist heute illegal.

Es war nicht alles perfekt zwischen Chloe und ihrem Freund. Manchmal fing er aus dem Nichts Streit mit ihr an, weil sie angerufen hatte oder weil sie nicht angerufen hatte oder weil sie nicht ans Telefon ging, weil sie lernte oder mit ihren Großeltern zu Abend aß. Sie durfte ihr Telefon nachts nicht in ihrem Zimmer haben, und das gefiel ihm nicht, weil er gern spät abends mit ihr sprach. Sie mochte das auch, sie fühlte sich ihm dann nah, aber selbst, wenn sie die Regeln dehnte und lange aufblieb, um mit ihm zu chatten, fing er trotzdem manchmal Streit an, wenn sie aufhören musste. Das war dann kontraproduktiv, denn wenn er wütend auf sie war, konnte sie sowieso nicht schlafen, weil sie sich Sorgen machte. Sexuell drängte er sie zu Dingen, mit denen sie sich nicht hundertprozentig wohlfühlte: Er hatte sie dazu angeleitet, ihm einen zu blasen. Sie war darüber beunruhigt – es kam ihr falsch vor. Er machte ihr viele Komplimente und sagte ihr, sie sei schön, aber er machte ihr auch die Art von Komplimenten, die etwas zweifelhaft waren: »Ich liebe deinen großen Hintern« zum Beispiel oder »Wow, das ist aber ein tief ausgeschnittenes Top«. Er sagte nie offen »Willst du das wirklich anziehen?«, aber sie hatte das Gefühl, dass er es dachte.

Warnsignale, dass du an einen On-Off-Freund geraten bist, sind folgende: Er hat wenige Freund*innen; niemand versteht ihn (außer dir); er hat noch nie zuvor so etwas für jemanden gefühlt; es ist deine Schuld, dass er wütend ist. Nimm die Beine in die Hand und lauf! Es geht darum, dass du dich selbst wertschätzt. Hab keine Angst davor, allein zu sein: Nur indem du allein bist, kannst du in der Liebe jemand Aufrichtigen finden.

Natürlich kann der On-Off-Freund aufregend sein, und aufregend ist vielleicht das, was du willst, wenn dein Leben gerade ziemlich öde ist. Zeit mit der Familie, Lernen und Hausaufgaben: All das kann ziemlich langweilig sein. Manche Mädchen, du vielleicht auch, mögen das Drama. Romantische Verstrickungen sind definitiv ein Weg, Schwung in dein Leben zu bringen. Es kann leidenschaftlich sein und Spaß machen, solange die Lieblosigkeit des On-Off-Freundes, wenn er sich in der Off-Phase des Zyklus befindet, nicht deine eigenen Selbstzweifel widerspiegelt und zu einer Überzeugung wird: Verinnerliche seine Version von dir nicht. Und verwechsle das Ganze natürlich nicht mit Liebe. Liebe ist etwas anderes.

Sich rarmachen?

Vor zwanzig Jahren erschienen einige Bücher, eines davon hieß *Die Kunst, den Mann fürs Leben zu finden*, ein anderes *Warum die nettesten Männer die schrecklichsten Frauen haben … und die netten Frauen leer ausgehen*. Beide Bücher raten Frauen, sich rarzumachen, wenn sie sich einen Mann »schnappen« wollen. Beide Bücher gehen von der zentralen Prämisse aus, dass Männer im Grunde Jäger seien, die von der Jagd angezogen würden und das Tempo vorgeben wollten. Darum müsse eine Frau, wenn sie den Mann »bekommen« wolle, so tun, als ob sie sich nicht für ihn interessierte, oder künstliche Hindernisse erschaffen, um die Chance zu erhöhen, dass der Mann sich für sie interessiert.

#whymenlovebitches ist seit Kurzem ein beliebter Hashtag auf TikTok. Das Narrativ dominiert weiterhin die Partnersuche.

Ich hasse dieses Narrativ.

Ich hasse, dass es Männer und Frauen weiterhin an Genderstereotype fesselt, denen zufolge der Mann stillschweigend der starke Versorger ist, den die clevere, gerissene Frau ergattert, indem sie sich gegen den Rest ihres Geschlechts durchsetzt. Indem die Frau sich wie eine »Bitch« verhält, benutzt sie das »Liebe muss Hindernisse überwinden«-Narrativ, um die Romantik zu steigern, und der Mann, der sie nicht wirklich kennt, projiziert das Bild seiner Traumfrau auf sie.

Aber, und das ist ein großes Aber: Nur weil ich das Narrativ hasse, heißt das nicht, dass ich nicht anerkenne, dass ein Funken Wahrheit darin steckt. Mädchen und Frauen kennen sich mit Emotionen meistens besser aus als Jungen und Männer, weil es von klein auf ein zentraler Teil von Mädchengesprächen ist, über Gefühle zu reden. Wenn ihnen der romantische Traum einer Liebe wie im Film verkauft wird, dann kann es passieren, dass Mädchen Dinge schnell intensiver erleben. Mädchen suchen oft bei Jungen nach dieser Wechselseitigkeit, wollen, dass sie die ganze Zeit im Kontakt miteinander sind, ihre Gedanken und Gefühle mitteilen.

Als Chloe an einem Wochenende für eine große Prüfung lernen musste, wollte sie nicht mit ihm auf eine Party gehen. Er war richtig wütend auf sie und hatte an dem Abend etwas mit einer anderen. Alle hatten es gesehen, also konnte er es nicht verheimlichen. Es tat ihm so leid, er weinte und sagte, dass er sie liebe. Sie war am Boden zerstört und wollte unbedingt mit ihm zusammenbleiben, aber sie fühlte sich auch gedemütigt, und deshalb beendete sie die Beziehung. Sie vermisste ihn jedoch fürchterlich und hoffte, dass sie sich versöhnen würden. Sie dachte, er würde um sie kämpfen. Innerhalb von zwei Wochen war er mit einem anderen Mädchen aus ihrer Clique zusammen. Jedes Mal, wenn sie ausging, musste sie die zwei zusammen sehen: wie er den Arm um seine neue Freundin gelegt hatte, ihr etwas ins Ohr flüsterte, wie sie zusammen kicherten. Es war entsetzlich schmerzhaft für sie. Sie fühlte sich gedemütigt, vermisste ihn aber zugleich wie verrückt.

Wenn es dir wirklich Freude macht, jemanden toll zu finden und mit der Person zu flirten, dann willst du vielleicht immer wieder dieses Gefühl der freudigen Erwartung und des Vergnügens spüren, wenn du eine Nachricht sendest oder bekommst. Das kann dazu führen, dass du zu viele Nachrichten schickst und dem anderen ständig Aufmerksamkeit schenkst. Für viele Menschen – und wieder glaube ich, dass das eine Genderkomponente hat und stärker auf Jungen zutrifft – ist das überfordernd, weil sie noch dabei sind zu verstehen, was sie fühlen. Es kann sie abschrecken und dazu führen, dass sie sich zurückziehen.

Warum abschrecken? Drehen wir das Ganze mal um und überlegen uns, warum das so sein könnte. Hast du jemals eine Person getroffen, die vollkommen in ihrem emotionalen Verstand gefangen ist? Jemand, der in seinem emotionalen Verstand feststeckt, reagiert nicht auf dich, er reagiert auf seinen eigenen emotionalen Verstand. Geh mit deinen Problemen zu dieser Person, und sie macht daraus etwas, bei dem es um sie selbst geht. Alles dreht sich um ihre Gefühle; sie hat ein bisschen den Bezug zur Realität verloren, und das fühlt sich schräg an, wenn du auf der empfangenden Seite stehst. Und so fühlt sich möglicherweise das Objekt deiner Zuneigung.

Ich glaube allerdings nicht, dass du dich zurückhalten solltest, weil du auf diese Weise jemanden dazu bringen willst, dich zu mögen. Du solltest dich zurückhalten, weil du deinen rationalen Verstand ebenso wie deinen emotionalen Verstand benutzen musst. Empfindungen der Lust und die Gefühle beim Flirten und beim Sex sind sehr stark und sehr eng miteinander verwoben. Man hat fast die komplette Menschheitsgeschichte lang angenommen, dass der Kontext dieser Gefühle für Frauen nur durch Liebe hervorgerufen wird: das romantische Narrativ. Es erzeugt die perfekten Bedingungen dafür, dass dein Denken mit deinen Emotionen verschmilzt – dass du deine Gefühle mit dem Narrativ der »wahren Liebe« erklärst, statt zu erkennen, dass es Lust ist oder Aufgeregtheit oder eine On-Off-Abhängigkeit. Das macht dich anfällig dafür, komplett in deinem emotionalen Verstand stecken zu bleiben, und erhöht die Wahrscheinlichkeit, dass dein rationaler oder dein kluger Verstand nicht auf der Party erscheinen.

Und das ist ein Problem. Warum? Aus zwei Gründen. Nur wenn du deinen rationalen Verstand benutzt, kannst du im Lauf der Zeit den Charakter eines Menschen erkennen und entscheiden, ob du ihm vertrauen kannst, ob er gute Absichten hat und liebevoll zu dir sein wird. Mit guten Absichten meine ich nicht, dass er dich heiraten will. Wir befinden uns nicht in *Stolz und Vorurteil.* Ich meine einfach, dass er kein Arsch ist. Dass er nicht all seinen Kumpels erzählt, dass er dich gevögelt oder dich mit deiner besten Freundin betrogen hat. Du musst deinen rationalen Verstand benutzen, um das Jagdfieber vom Wert, den die Beute hat, zu trennen.

Und zweitens benötigst du deinen rationalen Verstand, um zu merken, dass er, selbst wenn er ein gutes Herz hat und liebevoll ist, trotzdem womöglich nicht so richtig auf dich steht. Vielleicht erfüllt er all deine Kriterien und du nur ein paar von seinen. Liebe, Sex und Beziehungen bringen es unweigerlich mit sich, dass sich zwei emotionale Verstande begegnen – der der anderen Person und deiner –, und nur wenn es zwischen ihnen eine Verbindung gibt, können die Liebe, der Sex und die Beziehung sich weiterentwickeln. Aber wenn dein emotionaler Verstand, wie wir gesehen haben, zu Hochtouren aufläuft, dann kann es sehr schwer sein, sich auf den emotionalen Verstand des anderen einzustimmen.

Du solltest deinen klugen Verstand benutzen, weil es in einer Beziehung um zwei Menschen geht, und wenn die Person, auf die du stehst, dir nicht regelmäßig antwortet, dann musst du das respektieren und rational damit umgehen, nicht mit all deiner aufgestauten Leidenschaft. Rational gesehen ist das nicht Teil eines Liebe-muss-Hindernisse-überwinden-Narrativs; es ist ein Zeichen, dass er nicht wirklich auf dich steht. Und das ist es tatsächlich auch, was dieser grässliche #whymenlovebitches-Hashtag aufgreift: Manche Frauen neigen dazu, schon sehr früh zu viel in ihrem emotionalen Verstand zu sein, was am Anfang einer Beziehung abschreckend sein und mehr Schaden anrichten kann, als dass es nutzt.

Da sind wir wieder bei den zwei Eisbergen, doch statt Dinge unter der Wasseroberfläche zu verstecken, sind deine Gefühle für die andere Person deutlich zu sehen. Du wirfst sie ihr quasi entgegen, und die Person sagt: »Whoa, warte mal kurz, das geht mir zu schnell.«

Und jetzt noch ein kurzer Kommentar zu deiner Mädels-Clique. Deinem Freundeskreis fällt es vielleicht schwer, dir die Wahrheit zu sagen, wenn das Objekt deiner Begierde nicht auf dich steht. Warum sie es dir nicht sagen? Erstens, weil sie dich mögen und deine Gefühle nicht verletzen wollen, aber zweitens, weil sie in denselben romantischen Fantasien gefangen sind wie du, und während du gemeinsam mit ihnen rätselst, was seine Nachrichten (oder deren Ausbleiben) bedeuten, leben sie ihre Fantasien stellvertretend mit dir aus. Wie schon im Kapitel über Emotionen besprochen, veranschaulicht eine Show wie *Temptation Island* genau dieses Ideal – die Frauen versammeln sich um das arme verliebte Mädchen, um sie davon zu überzeugen, dass ihr Partner sie wirklich, wirklich mag, das spüren sie, sie müsse daran glauben. Dann ein Cut, und die Kamera schwenkt auf die Casa Amor, wo der betreffende Mann gerade ganz offensichtlich eine andere anbaggert. Lern daraus: Such dir Freundinnen, die dir keinen Bullshit erzählen, sondern dir die Wahrheit sagen, statt dich in der Und-sie-lebten-glücklich-bis-zum-Schluss-Fantasiewelt deines emotionalen Verstandes zu belassen. Manchmal ist ein Frosch nur ein Frosch. Und manchmal ist er ein Prinz – aber nicht dein Prinz, sondern der von jemand anderem.

Eine sexuelle Beziehung zwischen zwei oder mehr Personen innerhalb eines Freundeskreises kann zu einer komplizierten Situation führen, egal ob es Jungen oder Mädchen sind. Mädchen haben jedoch häufiger eine sehr enge Clique aus anderen Mädchen. Und wenn Mädchen sich innerhalb einer Clique ineinander verlieben oder miteinander ausgehen, kann das zu Spannungen führen. Deine Mädchen-Clique ist oft deine Ersatzfamilie – die Menschen, die dich auffangen. Wenn Mädchen sich innerhalb eines Freundeskreises zueinander hingezogen fühlen, kann es zu falsch verstandenen Signalen oder verletzten Gefühlen kommen. Und das kann die Stärke der Gruppe als Ganzes unterlaufen. Für Mädchen ist es zum Beispiel völlig normal, auf dem Bett der anderen zu liegen, sich voreinander umzuziehen, sich zu umarmen, »Hab dich lieb« zu sagen. Es kann schwierig sein zu unterscheiden, ob es dabei um Freundschaft geht oder ob es sich um eine sexuelle Annäherung handelt. Der einzige Ausweg ist Kommunikation. Ehrlich und offen sein, ist der einzige Weg, Verwirrung und verletzte Gefühle zu vermeiden.

Liebe und Respekt vor dir selbst

Egal, was du tust, es ist immer toll zu gewinnen, aber statistisch gesehen ist das nicht wahrscheinlich. Du wirst noch bei vielen Gelegenheiten Zweite, Dritte, Vierte usw. sein. Und das ist okay. Alle großen Erfolgsgeschichten haben auf dem Weg dorthin ihre Durststrecken und ihre Rückschritte, und genauso ist es auch in der Liebe und beim Sex. Sie bringen unausweichlich die unerträgliche Qual mit sich, jemanden zu lieben, der nicht dasselbe fühlt. Was oft dazu führt, dass man abserviert wird.

Über die Wochen, in denen sie ihren Ex-Freund mit der Neuen beobachtete, konnte Chloe erkennen, dass sein Verhalten an Kontrollwahn grenzte. Sie begann zu verstehen, dass er sich nicht deshalb so besitzergreifend verhalten hatte, weil sie die Liebe seines Lebens war, sondern weil er gern eine Show abzog. Sie erkannte auch, dass es nicht er war, den sie liebte, sie konnte jetzt sehen, dass er nicht der beste Partner für sie gewesen war. Aber sie hatte es geliebt, geliebt zu werden. Und vielleicht war sie dafür besonders empfänglich, weil sie nicht von ihren Eltern großgezogen worden war. Doch sie war nicht dumm: Sie hatte die Liebe ihrer Großeltern zueinander gesehen und wusste, was eine echte Beziehung war. Sie hatte es geliebt, im Zentrum der Gruppe zu sein, aber sie hatte nicht ihn geliebt. Sie war wütend auf ihn und auf sich selbst, weil sie auf das Ganze hereingefallen war.

Und jetzt fühlte es sich fürchterlich an. Sie konnte entweder zu Hause bleiben, sich langweilen und sich über ihre Großeltern ärgern, oder sie konnte mit ihrer Clique rausgehen, mit erhobenem Haupt, und so tun, als ob es nicht wehtat. Sie konnte es nicht erwarten, dass die Schule vorbei war und sie in den nächsten Abschnitt ihres Lebens starten konnte.

In deiner schulischen und deiner beruflichen Laufbahn bedeuten Rückschritte, einen Test zu verhauen, nicht die Noten oder den Job zu bekommen, die oder den du willst, oder ihn zu bekommen und einen großen Fehler zu machen. Es sollte auch Zeiten geben, in denen du für dich bist. Während sich das Singleleben für manche wie eine wunderbare Phase der Freiheit anfühlt, kann es für andere – wenn man sich daran gewöhnt hat, Teil eines Paares zu sein – sehr schwer sein: Du hast dich daran gewöhnt, dass dein Selbstwert dadurch gestärkt wird, dass dich jemand attraktiv findet, und es fällt dir schwer, nur mit deinen eigenen Ressourcen zurechtzukommen. Die Versuchung ist groß, direkt zu jemand anderem oder in eine andere Beziehung zu gehen. Das ist meistens ein Fehler. Nicht, weil es darum geht, dass du dich selbst liebst, sondern weil es darum geht, dass du dich selbst wertschätzt und dich wieder mit dir selbst verbindest. Tut mir leid, wenn das nach Eso-Philosophie-Schwachsinn klingt, aber es stimmt.

In Beziehungen macht man Kompromisse, und es ist unvermeidlich, dass du in diesem Prozess ein Stück von dir selbst verlierst. Davon wie du denkst, wie du fühlst, was du magst, wen du magst, was du für ein Leben willst, wie du deine Zeit verbringst. Natürlich kann dir eine Beziehung auch etwas geben, wie zum

Beispiel neue Interessen oder neue Freunde, die du vielleicht noch lange, nachdem die Beziehung vorbei ist, behältst. Die Zeit allein hilft dir dabei, alles wieder richtig einzustellen, um für die nächste Lebensphase bereit zu sein. Zu wissen, wer du bist, ist so wichtig für eine Beziehung, und zwar in jedem Alter, aber ganz besonders in der Pubertät, wenn die hin- und herschwankenden Hormone, dich woanders hinziehen. Ich glaube nicht, dass du dich selbst lieben musst, damit dich jemand anders lieben kann. Aber ich glaube, dass du dich selbst wertschätzen musst, um eine Beziehung zu finden, die auf Respekt und Gleichberechtigung basiert, ansonsten riskierst du, zu viel zu geben oder zu wenig.

In der Serie *Modern Family* hat Gloria einen geheimen Geldvorrat für den Fall, dass sie irgendwann aus ihrer Ehe flüchten muss: ihre Ich-kann-jederzeit-raus-hier-Freikarte, wie bei Monopoly. Aber die Herausforderung für dich ist es, eine emotionale Ich-kann-jederzeit-abhauen-Karte zu haben: Du musst stabil genug dafür sein, nicht in einer Beziehung zu sein, und das kannst du nur, wenn es Phasen gibt, in denen du allein bist. Nimm eine Niederlage mit Würde, zieh dich zurück und leck deine Wunden. Bewerte die Situation neu, bevor du dich wieder da rauswagst. Und wenn du das mit gebrochenem Herzen, aber erhobenen Hauptes tust: Glückwunsch, meine Liebe.

Deine sexuelle Entwicklung

Seit den Swinging Sixties wird die Sexualität von Mädchen zunehmend auch außerhalb der Erzählung von Liebe und Ehe akzeptiert und in ihrer Vielfalt gefeiert, inklusive LGBTQ+. Frauen fangen an, die stereotypen Narrative der romantischen, heterosexuellen Ehe als einzigem Weg infrage zu stellen, auch wenn diese immer noch weit verbreitet sind.

Doch trotz dieser Fortschritte höre ich immer noch einen

Haufen trauriger Geschichten in meinem Therapiezimmer. Geschichten über Herabwürdigungen, Demütigungen, Gewalt, Zwang. Seit den #metoo- und #everyonesinvited-Bewegungen habe ich das Gefühl, dass wir gerade erst anfangen zu verstehen, welche Auswirkungen das Hinterherpfeifen, Unter-den-Rock-Fotografieren, Slutshaming, die sexuellen Belästigungen, Beleidigungen und Übergriffe auf Mädchen und Frauen haben, und wie wir das früher alle als Norm akzeptiert haben. Seit diese Bewegungen sich formiert haben, habe ich mit vielen Mädchen erforscht, wie diese Art von alltäglicher Misogynie ihre psychischen Gesundheitsprobleme getriggert, zu ihnen beigetragen oder sie aufrechterhalten hat. Wenn jemand ihren Körper kommentiert hat. Wenn intime Fotos von ihnen verbreitet wurden. Wenn sie von Geschlechtsverkehr, der eigentlich einvernehmlich gedacht war, Blutergüsse oder Prellungen davongetragen haben. Wenn jemand ihnen Drogen in den Drink getan hat und sie vergewaltigt wurden. Ich fürchte, ich habe dazu in der Vergangenheit nicht genug Fragen gestellt.

Hängt all das mit der Verfügbarkeit von Pornos zusammen und damit, wie extrem diese teilweise sind? Früher, vor ein paar Generationen, bekamen junge Menschen in der Schule Sexualkundeunterricht, ohne dass irgendein Bezug zum Thema Beziehungen oder Gefühle hergestellt wurde. Sie hatten kaum Möglichkeiten, sich sexuell auszuprobieren, außerdem war Sexualität stark mit Ehe und Heterosexualität verknüpft. Das war alles andere als ideal. Aber heute schauen sich viele junge Leute, besonders Jungen, Hardcore-Pornos an, bevor sie die Gelegenheit haben, mit realen Beziehungen zu experimentieren. Das vermittelt ihnen ein schräges Bild von Sex. Vor allem erzeugt es eine verzerrte Wahrnehmung von weiblichen Körpern und ein verdrehtes Verständnis in puncto Einvernehmen und Gewalt. Es ist, als ob man mit nur einer Sorte Essen aus der Bäckerei aufwächst: Vieles, was es dort gibt, ist ganz nett, aber es ist schlecht für dich, wenn du immer nur das isst. Ich habe junge Männer in der Therapie gehabt, die sich für pornosüchtig hielten und entsetzt darüber waren, wie sie das auf Frauen schauen ließ – obwohl Männer, die eine Therapie machen, natürlich das kleinste Problem sind, weil sie sich reflektieren und sich wünschen, dass die Dinge anders wären.

Wo liegt der Mittelweg? Wenn sexuelle Erziehung nicht im Biologieunterricht oder durch Hardcore-Pornografie stattfände: Was solltet ihr, wenn ich es mir wünschen darf, über Sex wissen? Ich denke, Folgendes:

- Sexualität beginnt bei jeder von euch in einem unterschiedlichen Alter, und du solltest mit dem, was sich für dich richtig anfühlt, okay sein. Du bist nicht seltsam oder unreif, wenn du dich darin von Gleichaltrigen unterscheidest. Du solltest dich nicht unter Druck setzen oder schämen. Es ist ein bisschen so wie bei anderen Entwicklungsstufen auch – zum Beispiel, als du Laufen und Sprechen gelernt hast. Es macht heute keinen Unterschied für dich, ob du mit zehn Monaten oder mit zwei Jahren laufen oder sprechen konntest. Am Ende hast du es geschafft. Für manche von euch werden One-Night-Stands okay sein, andere werden sich für »die*den Eine*n« aufsparen wollen. Beides ist okay – so bist du einfach.

- In der Sexualität geht es darum, wie du dich fühlst – zu wem du dich hingezogen fühlst, wie sich das für dich anfühlt, was dir gefällt. Verwechsle deine Sexualität nicht damit, ob andere dich sexy finden, denn dabei geht es oft darum, wie du aussiehst. Das nennt man sexualisiert werden – es ist eine Bewertung, die andere über dich treffen.

- Bei deiner Sexualität geht es nur darum, was du willst und fühlst, also verwechsle es nicht damit, jemand anderem zu gefallen. Denk dran, Sex und Liebe sind ein komplexer Tanz, bei dem du auf die Bewegungen der anderen Person reagierst und wahrnimmst, was sie will, aber nicht auf Kosten deiner eigenen Sexualität – dein Gespür dafür, was du tun willst. Zu viel, zu oft und für zu lange Zeit haben Frauen ihre Sexualität der Sexualisierung durch Männer unterworfen – um den Mann glücklich zu machen und um nicht vorgeworfen zu bekommen, dass sie führen wollten oder frigide seien. Es ist eine Falle, aus der es kein Entkommen gibt, weil Frauen einer Doppelmoral unterworfen werden: Sie sind Schlampen, wenn sie etwas Bestimmtes tun, und frigide, wenn sie es nicht tun. Der einzige Ausweg aus dieser Falle ist, dich auf das zu konzentrieren, was du willst und was du sexuell spürst, und deinen klugen Verstand griffbereit zu haben. Das wird dir dabei helfen, dich keinem anderen Urteil zu unterwerfen als deinem eigenen. Du musst keine sexuellen Verleumdungen akzeptieren, keine Beleidigungen, kein Slutshaming. Ignoriere es oder wehre dich lautstark dagegen. Und verhalte dich anderen Frauen gegenüber natürlich selbst nicht so.

- Anderen Menschen dabei zuzusehen, wie sie im Porno oder in Mainstream-Filmen Sex haben, trägt dazu bei, dass du von außen auf dich selbst beim Sex schaust: Das heißt, du beurteilst, ob du im Vergleich mit diesen Bildern sexy bist, statt mit deiner eigenen Sexualität verbunden zu sein – deinen Gefühlen, deinem Verlangen. Sex wird zu einer Frage der Performance, statt einer geteilten Aktivität. Insbesondere Pornos nehmen offenbar einen Teil der Freude des Erkundens weg und vermitteln dir extreme, misogyne Ansichten darüber, was sexy ist. Vermeide es, wenn möglich, Pornos zu schauen, bevor du regelmäßig sexuell aktiv bist, damit du herausfinden kannst, was du in der Realität magst, ohne vorgefertigte Ideen im Kopf. Denn wenn sie einmal in deinem Kopf sind, ist es schwer, sie loszuwerden. Es ist ein bisschen wie der gruselige Film, an den du dich immer erinnerst, wenn du eine dunkle Straße entlanggehst oder allein zu Hause bist.

- In einer sexuellen oder romantischen Beziehung sollte dein*e Partner*in dir nicht das Gefühl geben, dass du sonderbar bist, oder dich dazu bringen, dich für deinen Körper zu schämen. Wenn der andere das tut, dann ist es sein Problem und nicht deins. Nur um wirklich jeden Zweifel auszuräumen: Frauenkörper sollen Haare haben, und es gibt Frauenkörper in allen Formen und Größen. Dein Körper sollte bei einer sexuellen Begegnung nicht beschämt werden, du solltest respektiert werden, die andere Person sollte dazu beitragen, dass du dich schön fühlst, und es als Ehre empfinden, dass du deine Sexualität mit ihr teilst. Und die meisten Menschen tun das auch.

- Sex soll allen Beteiligten Spaß machen. Er soll schön für dich sein und ebenso für die andere Person. Die Psychologin Lisa Darmour schlägt in ihrem Podcast Folgendes vor: Stell dir zwei Kreise vor. In dem einen befindet sich das, was du tun willst, und in dem anderen das, was die andere Person tun möchte. Die Schnittmenge ist das, was ihr tun *könnt*. Dabei geht es nicht nur um euer Einvernehmen – denn das ist eine zu niedrige Barriere. Dein Zögern und Zweifeln oder das der anderen Person sollten in dem komplexen Tanz erspürt und entsprechend berücksichtigt werden: Die andere Person muss mit deinem Zögern genauso feinfühlig umgehen wie mit deinen Signalen, dass du weitergehen möchtest, und du solltest es umgekehrt auch tun. Es geht um aktive Teilnahme und nicht nur darum, dass einer von euch den anderen auf der metaphorischen Tanzfläche herumzerrt.

- Wenn du dich dazu entschließt, eine körperliche Beziehung mit jemandem einzugehen, vergiss nicht, dass du deine Ich-kann-jederzeit-abhauen-Karte wirklich jederzeit in die Hand nehmen kannst: Du hast für immer das unveräußerliche Recht, zu allem und jedem Nein zu sagen, und du kannst diese Karte so oft benutzen, wie du willst. Du darfst Nein sagen, wenn es ums Küssen geht, um Berührungen, um Penetration, darum, was auch immer zu geben oder zu nehmen, und zwar an jedem beliebigen Punkt eines Flirts, einer Romanze, während des Geschlechtsverkehrs, in einer Beziehung oder Ehe, ohne dich schuldig zu fühlen. Es ist vollkommen okay, deine Meinung zu einer Sache zu ändern, denn manchmal findest du etwas in deiner Vorstellung vielleicht sexy, aber nicht in der Realität. Wenn ihr euch zuvor Nachrichten darüber geschrieben habt, etwas Bestimmtes Sexuelles zu tun, und du dann, wenn ihr es tut, merkst, dass du es nicht magst, dann musst du es nicht durchziehen. Du »schuldest« es der anderen Person nicht. Du musst ihr Ego nicht vor Ablehnung schützen, wenn du sie nicht küssen willst oder nicht von ihr berührt werden möchtest. Wenn der andere nett ist, aber du einfach nicht auf ihn stehst, dann sage es ihm freundlich und respektiere seine Verletzlichkeit. Aber in etwas hineingezwungen zu werden, das dich nicht anmacht, ist ein großes Alarmsignal dafür, dass diese Person ein faules Ei ist. Eine »beliebte« Nötigung scheint die zu sein, dass die Jungen den Kopf des Mädchens runterführen, damit es ihnen einen bläst: Wenn das nicht das ist, was du gern tun möchtest, dann tu es nicht. Wenn er versucht, dich dazu zu zwingen, dann hast du das Recht, laut zu werden, zu schreien oder ihn anzuzeigen.

- Sex kann unglaublich intim sein: Du gehst ein Risiko ein, weil du dich körperlich und emotional verletzbar machst, und darum muss dein rationaler Verstand bei dieser Party dabei sein.

- Warum physisch verletzbar? Weil die meisten Vergewaltigungen und sexuellen Übergriffe nicht von Fremden ausgeübt werden, die nachts die Straße entlanggehen. Die meisten Vergewaltigungen und sexuellen Übergriffe geschehen durch einen Jungen, den du kennst und vermutlich magst. Vielleicht hast du dir schon oft vorgestellt, wie er dich küsst; vielleicht hast du regelmäßig mit ihm geflirtet; vielleicht gehst du bereitwillig mit ihm ins Schlafzimmer oder hinter einen Busch im Park; vielleicht kennst du seine Schwester und seine Eltern. Vielleicht mochtest du es anfangs, als er dich geküsst hat, und es hat sich aufregend angefühlt, als er dich an intimen Stellen berührt hat, aber dann drückt er deinen Kopf runter zu seinem Schwanz und hält ihn dort fest, und du hast das Gefühl, du musst dich übergeben. Oder er schiebt seine Finger oder seinen Penis in dich rein, und du willst nicht, dass er das tut. Oder es geschieht mit Gewalt, oder in deinen Hintern und nicht deine Vagina. Man könnte die Position vertreten, dass du jedes Mal, wenn du allein mit einem Jungen bist und nicht weißt, ob er vertrauenswürdig ist, ein körperliches Risiko eingehst. Oft hat das Mädchen im Zuge einer Vergewaltigung Nein gesagt, und der Junge hat nicht darauf gehört. Es kann aber auch eine Vergewaltigung sein, wenn der Junge nicht auf deine Signale und dein Zögern reagiert und deine Grenzen überschreitet. Manchmal ist den Mädchen selbst nach dem Sex nicht klar, an welchem Punkt sie nicht mehr einverstanden waren – aber sie wissen, *dass* sie es nicht waren. (Und wieder ist meine Sprache gegendert, doch Vergewaltigungen und sexuelle Übergriffe finden auch in homosexuellen Beziehungen statt.)

- Warum emotional verletzbar? Weil es sein kann, dass du dich in ihn verliebst und/oder er sich in dich verliebt, oder dass er dich benutzt, um einen Blowjob oder Sex zu bekommen, und damit vor allen seinen Freunden prahlt, um dich direkt danach abzuservieren.

- Generell gehen junge Menschen mehr Risiken ein als ältere, aber ihr alle habt ein unterschiedliches Verhältnis zu Risiken. Wenn du der sentimentale Typ bist, dem es leicht passiert, dass er dem anderen in der intensiven Erfahrung, die Sex nun mal bedeutet, verfällt, dann ist es wichtig, dass du dich selbst kennst. Auf kurze Sicht: Traust du dieser Person in dieser Begegnung? Dass sie aufhört, wenn du Stopp sagst? Traust du der Person so weit, dass sie dich nicht zu etwas zwingen würde? Auf lange Sicht: Traust du der Person soweit, dass sie dich mit Respekt behandeln wird, wenn die Lust irgendwann abgeebbt ist?

- Wenn dich jemand in einer sexuellen Beziehung verletzt, ist das falsch, es sei denn, du hast die andere Person explizit darum gebeten, es zu tun. Sie sollte deine Zustimmung nicht voraussetzen – es sollte vorher besprochen werden. Wenn es keinen Spaß mehr macht, hör auf. Ich glaube an dein unveräußerliches Recht, Nein zu sagen und respektiert zu werden.

- Es sollte nicht an dir sein, dich schützen zu müssen, es sollte an der anderen Person sein, dein Nein zu respektieren. Unglücklicherweise erinnern uns all die Vergewaltigungen, von denen wir so oft aus den Medien erfahren, daran, dass das leider immer noch nicht unsere Realität ist. Benutze deinen emotionalen Verstand, um dich in der Situation auf deine Intuition einzulassen, und deinen rationalen Verstand, um zu wissen, dass dein Nein möglicherweise nicht respektiert werden wird. Triff kluge Entscheidungen, um dich auf deren

Basis selbst zu schützen. Ich hoffe, dass sich das innerhalb deiner Generation ändern wird.

- Nacktfotos zu verschicken oder auch nur zu machen, kann dich psychisch ebenso verletzbar machen, wie wenn du eine dunkle Straße entlangläufst. Dein emotionaler Verstand will es vielleicht. Vielleicht fühlt es sich sexy an; du willst jemandem eine Freude machen und ihm zeigen, dass du ihm vertraust. Aber wenn jemand einmal ein Nacktfoto von dir hat, hast du keine Kontrolle mehr darüber. Fast alle romantischen Beziehungen enden irgendwann, manchmal in Bitterkeit und Schuldzuweisungen, und willst du dann, dass die andere Person diese Fotos von dir hat? Bist du sicher, dass sie sie niemals verbreiten wird? Oder, schlimmer, gegen dich verwenden wird?

- Sex und Alkohol oder Drogen: Es ist eine Vergewaltigung, wenn du zu betrunken oder zu high bist, um zuzustimmen. Aus vielen Gründen ist es selten eine gute Idee, derart betrunken oder high zu sein, aber deswegen bist du trotzdem nicht schuld, wenn etwas passiert. Pass auf, dass dir niemand ein Betäubungsmittel in den Drink mischt – so etwas passiert immer wieder.

Der Hashtag #everyonesinvited hat bei den Mädchen und Frauen, denen ich begegnet bin, extrem viel bewirkt, weil er ihnen dabei hilft, ihre vergangenen Erlebnisse und den Einfluss, den diese auf ihr gegenwärtiges Leben haben, zu verstehen. Sie konnten endlich aussprechen, dass die sexuellen Verleumdungen, das Bodyshaming, die mit Drogen versetzten Drinks, der erzwungene körperliche Kontakt falsch und nicht ihre Schuld waren. Sie konnten damit anfangen, nachzuvollziehen, wie diese Dinge dazu geführt hatten, dass sie sich zurückgezogen hatten, sich unwohl in ihrem Körper fühlten, es vermieden, aufzustehen und die Dinge anzusprechen und Beziehungen akzeptierten, die nicht gut waren – und all das, weil sie von diesen Erlebnissen darauf konditioniert worden waren zu glauben, dass sie nichts anderes verdient hätten. Inzwischen scheint es auf der Hand zu liegen, aber für mich war es zu dem Zeitpunkt eine kleine Offenbarung, wie sehr eine toxische, misogyne, hoch sexualisierte Kultur zu der Angst, den Depressionen, den Essstörungen und anderen psychischen Erkrankungen dieser Mädchen und Frauen beigetragen hatte. Ich bin stolz auf eure Generation, darauf, dass ihr begonnen habt, die Dinge viel häufiger anzuprangern, als es meine Generation getan hat. Nur dadurch werden sich Einstellungen ändern. Leider sind wir da noch nicht.

Letzte Gedanken über die Liebe

Letztendlich sollten Knutschen, Fummeln, Sex, Beziehungen und Verliebtheit bedeuten, dass du und die andere Person liebevoll miteinander umgeht. Ihr solltet beide etwas Gutes in den Raum zwischen euch geben. Der andere sollte dein Freund sein, den du magst, der dir den Rücken freihält und dich grundsätzlich großartig findet. Natürlich wird es Dinge geben, die du an der anderen Person nicht magst (und umgekehrt), und es wird zwangsläufig ein paar Hindernisse geben, aber die meiste Zeit sollte es entspannt und angenehm sein. Verkauf dich nicht unter Wert, indem du jemandem hinterherrennst oder auf Zehnspitzen um jemanden herumschleichst, der nicht sehr nett zu dir ist. Du kannst deinen Selbstwert nicht darüber definieren, ob dich jemand anders will oder nicht. Wenn du Pech hast und so einen Menschen nicht findest, dann macht dich das keinen Deut weniger einzigartig. Mach weiter und sei dein bestes Selbst. Umarme deine Mädchen-Clique fest. Du musst nicht darauf warten, mit jemandem zusammen zu sein, um dein Leben zu leben. Leb es heute.

Schlusswort

Was haben wir also gelernt? Was solltest du, wenn es nach mir geht, im Kopf behalten, damit du deine Chancen auf psychisches Wohlbefinden maximierst?

Ich möchte, dass du weißt, dass du das Recht hast, eine eigenständige Person zu sein: Du musst nicht so leben, wie es deine Freund*innen, Familien oder Liebhaber für richtig halten. Versuche nicht, dein Bestes zu geben, sondern lebe stattdessen dein wahres Selbst. Wer du innen drin bist, ist wichtiger, als wie du aussiehst oder was für Leistungen du ablieferst. Du bist kein Produkt, das man nach den Maßstäben anderer Leute formen kann. Kenne deine eigenen Werte und versuche, im Rahmen des Vernünftigen, ihnen gemäß zu leben. Denk dran, dass es unmöglich ist, alle Werte gleichzeitig zu verfolgen, denn Perfektion ist ein gefährlicher Mythos: ein Mythos, der, wenn du dich ihm verschreibst, aller Wahrscheinlichkeit nach deine psychische Gesundheit beeinträchtigen wird.

Ich möchte, dass du verstehst, wie wichtig Verletzlichkeit, Empathie und Verbindung sind und dass Vergleiche, Wettbewerb und Perfektion ihre Feinde sind. Verbindung entsteht durch die Art, wie du dich fühlst, wenn du mit Menschen zusammen bist, und nicht dadurch, dass du der beste Mensch bist. Finde Menschen, die dir ein gutes Gefühl geben, und lass diejenigen, mit denen es nicht so ist, sanft gehen. Verwechsle Lust und Erregung nicht mit Liebe.

Vergiss die langweiligen Sachen nicht: Iss genug, schlaf genug, beweg deinen Körper. Vermeide Extreme – fast immer geht es bei psychischer Gesundheit um Balance, und der Mittelweg bietet die besten Chancen dafür.

Deine Gefühle sind wie die Wellen im Meer: Sie schaukeln auf und ab. Wie die Wellen müssen sie respektiert werden, und du darfst dich nicht von ihnen unter Wasser drücken lassen. Sei nicht zu sehr mit deinem emotionalen Verstand verwoben; lass deinen rationalen Verstand zum Zug kommen. Triff kluge Entscheidungen, indem du beide benutzt. Verletzlich zu sein, bedeutet nicht, ein Opfer zu sein. Kluge Entscheidungen bedeuten manchmal, etwas gehen zu lassen, fortzugehen, aufzugeben.

Angst zu haben oder besorgt zu sein, ist manchmal notwendig, und traurig zu sein unausweichlich, wenn du leben und lieben willst. Manchmal wird es Zeiten geben, in denen du allein und ein bisschen einsam bist, und auch wenn es okay ist, ein bisschen Angst davor zu haben, halte dich an deine Werte, sei weiterhin empathisch, verletzlich, geh in Verbindung, dann wirst du okay sein.

Ich wünsche dir viel Glück, meine junge Freundin, sei mutig.

Danksagung

Ich hätte dieses Buch nie ohne meine Kollegin und Freundin Cynthia Rousso geschrieben, die mich darin unterstützt hat, als Psychologin an mich zu glauben und daran, dass ich etwas Interessantes zu sagen habe. Sie hat außerdem unzählige Entwürfe von fast allem, was ich geschrieben habe, gelesen und besteht den Love-Island-Test, weil sie mir ehrliches (manchmal gnadenlos ehrliches) Feedback zu meiner Arbeit und meinem Leben gibt. Du bist eine Ich-würde-dir-eine-Niere-spenden-Freundin.

Danken möchte ich auch meiner Mum und meinem Dad, die mir eine Menge über Bindungen beigebracht haben, bevor ich das Wort kannte, und mich dann losgelassen und mit Stepptanz begonnen haben. Ihr seid großartig.

Ich möchte all den Menschen danken, die mich über die Jahre zu Hause unterstützt und vertreten haben, insbesondere Jackie und Miley, dafür dass ihr euch um mein Zuhause und meine Kinder gekümmert habt, während ich gearbeitet und geschrieben habe. Grüße an Mihaela und Cheyenne, aus demselben Grund.

Danke an meine jungen Versuchskaninchen, die frühere Fassungen gelesen haben: Freya, Lily, Catherine, Emma, Joe und Ella. Euer Feedback war absolut unglaublich – ihr habt jedes Mal ins Schwarze getroffen. Ich glaube, ich habe jeden eurer Kommentare zum Anlass einer Überarbeitung genutzt. Danke an Dr. Vic Chapman für ihre Kommentare und ihre Unterstützung, nachdem sie eine frühere Fassung gelesen hatte.

Danke an Victoria Hobbs für ihre Risikobereitschaft und

dafür, mich unter all ihre hochrangigen und erfolgreichen Autor*innen aufzunehmen, und an beide Jessicas, Raynor und Lee, für eure Unterstützung und Sorgfalt. An das Team von Bonnier: Margaret Stead, für ihr Vertrauen, Susannah Otter, für ihren Enthusiasmus, Justine Taylor, für ihr feinfühliges, sorgfältiges Lektorat, und Sophie Nevrkla, für ihre jugendliche Perspektive. Liz Marvin, du bist so etwas wie ein Korrektur-Genie, ich bin so froh über deine Hilfe.

Wenn du mehr wissen willst

Wir Psycholog*innen brüsten uns damit, dass wir Wissenschaftler*innen sind, und als ich dieses Buch für euch geschrieben habe, wollte ich, dass es sowohl auf wissenschaftlichen Fakten basiert als auch auf meiner über fünfundzwanzigjährigen Erfahrung. Ich wollte euch nicht bevormunden, sondern euch stattdessen als aktive Managerinnen eurer eigenen psychischen Gesundheit behandeln. Aber ich wollte auch ein lesbares Buch schreiben. Ich hoffe, ich habe die richtige Balance gefunden.

Manchen von euch reicht das Material oder der wissenschaftliche Input zu den Themen vielleicht jedoch nicht. Vielleicht wollt ihr mehr wissen, weil ihr daran interessiert seid oder weil ihr in einem bestimmten Bereich Schwierigkeiten habt und ein bisschen Extrahilfe braucht. Oder ihr beschäftigt euch in der Oberstufe, an der Uni oder in eurer Promotion mit Psychologie und schreibt einen Essay oder eine Hausarbeit. Vielleicht hättet ihr gern einen breiteren, aber trotzdem wissenschaftlichen Überblick über das Themengebiet, um das es geht, oder ihr wollt wissen, welche spezifischen Referenzen meine Argumente unterfüttern. Deshalb versuche ich, euch in diesem Abschnitt eine Auswahl an Quellen verschiedener Levels zu bieten, die für euch interessant sein könnten. Los geht es mit der leichteren Lektüre, dann kommen die akademischeren

Texte und dann die Literaturangaben zu wissenschaftlicher Forschung, die ich zitiere.

Ein weiterer Hinweis: Manchmal, wenn ich mir die Forschung oder die theoretische Literatur noch mal angesehen habe, um mich darauf zu beziehen, habe ich gemerkt, dass meine Erinnerungen daran sich verändert hatten – oder, um es positiver zu sagen, meine Ansichten dazu haben sich im Laufe der über fünfundzwanzig Jahre, in denen ich Psychologie praktiziere, verändert. Darum nenne ich manchmal eine Referenz, damit ihr die Wurzeln meiner Überlegungen nachvollziehen könnt, obwohl meine Inhalte nicht unbedingt ein direktes Zitat oder eine Wiedergabe dieser Arbeiten sind. Ich habe versucht klarzumachen, wann das der Fall ist. Außerdem gibt es manchmal so viel Forschung zu einem Bereich, dass es schwer ist, nur einen Aufsatz herauszupicken.

Links zu Webseiten gebe ich nach bestem Wissen wieder, aber ich kann nicht garantieren, dass sie immer funktionieren werden.

QUELLEN

EINLEITUNG

S. 14 Selbstverletzendes Verhalten ist bei Mädchen zwischen 16 und 24 Jahren von rund 6 Prozent im Jahr 2000 auf aktuell rund 20 Prozent hochgeschossen

McManus, S. et al. (2019): »Prevalence of Non-suicide Self Harm and Service Contact in England 2000-14. Repeated Cross-sectional Surveys of the General Population«, *The Lancet*

S. 17 Einer meiner liebsten psychologischen Aufsätze heißt »Wissen, was man nicht weiß«

Puckering, C. (1996): »On Knowing What You Don't Know«, *Clinical Child Psychology and Psychiatry*, 1(1), 157–160

KAPITEL 1: BINDUNG UND ZUGEHÖRIGKEIT

S. 22 Am Tag nach der Geburt sucht das Gänseküken nach einem Reiz, der sich bewegt …

Siehe die Arbeiten von Konrad Lorenz, zum Beispiel unter www.youtube.com/watch?v=2UIU9XH-mUI oder www.youtube.com/watch?v=JGyfcBfSj4M

S. 22 Wenn man einen Babyaffen von seiner Mutter trennt, klammert er sich an ein Stück Stoff als Mutter-Ersatz

Siehe die Arbeiten von Harry Harlow, zum Beispiel unter https://www.youtube.com/watch?v=znBa3lap5jQ

S. 22 Wenn kleine Kinder von ihren Eltern getrennt werden (während eines Krankenhausaufenthalts zum Beispiel oder weil sie sich in staatlicher Fürsorge befinden) und keine adäquaten Kontakte zu anderen Menschen erhalten …

Siehe die Arbeiten von Rene Spitz, zum Beispiel unter www.youtube.com/watch?v=iW3UHcYfCPI

S. 25 Einen Psychoanalytiker namens Donald Winnicott

Lies Winnicott gern im Originial, aber ich mag dieses Buch über ihn: Philips, A.: *Winnicott*, Vandenhoeck & Ruprecht 2009

S. 26 Bindungstheorie

Das »British Psychological Briefing Paper« zum Thema Bindung (genauer Quellenhinweis weiter unten) liefert eine sehr gute psychologische Zusammenfassung der Bindungstheorie, und es ist günstig! Wenn du es umsonst haben willst, siehe www.positivepsychology.com/attachment-theory/

S. 36 Körperliche Gewalt hat jedoch weitreichende Folgen, wenn es darum geht, ob sich das Kind geliebt und umsorgt fühlt und ob es für die Zukunft weiß, wie man zu Menschen in Beziehung geht.

Cecil, C. A. et al. (2017), »Disentangling the mental health impact of childhood abuse and neglect«

S. 42 »Wir (Eltern) müssen ihnen (den Jugendlichen) Raum geben und sie gleichzeitig festhalten. Niemand sagt, dass das einfach ist.«

Hohnen, B., Gilmore, J. and Murphy, T., *The Incredible Teenage Brain*, Jessica Kingsley Publishers, London 2019

KAPITEL 2: DEINE FAMILIE

Wenn du mehr über die Psychologie von Familie und Erziehung wissen willst, ist Nancy Darlings Werk ein fantastischer Ausgangspunkt, finde ich. Ihre Forschungsarbeit ist erstaunlich, und sie verbreitet sie freundlicherweise in ihrem Blog: www.psychologytoday.com/gb/contributors/nancy-darling-phd

S. 49 Familien sind komplexe Systeme

Diese Ideen stammen von einem Therapiezweig, der »Familientherapie« genannt wird oder, inzwischen exakter: »Familien- und systemische Psychotherapie«. Dieses Buch ist alt, aber vermutlich der grundlegende Text zu diesem Thema: Burnham, J.: *Family Therapy*, Routledge 1986

S. 55 Wenn ihr von einem Spezialisten zum nächsten gezerrt werdet

Ich stelle weder die Validität von Diagnosen wie der Sensorischen Verarbeitungsstörung oder Dyskalkulie infrage noch den Kummer, der durch sie verursacht wird. Sie werden in einem Teil der Gesellschaft jedoch übermäßig diagnostiziert, und unter den Reichen, die private Gutachten bezahlen, ist Zeit übermäßig vorhanden. Siehe: www.bbc.co.uk/news/education-38923034

S. 59 Disziplin, Grenzen und Regeln

Für einen guten Überblick siehe: Smetana, J. G. (2017): »Current research on parenting styles, dimensions and beliefs, *Current Opinion in Psychology*, 15: 19–25

S. 65 Die Legitimation zu erziehen

Siehe Nancy Darling: www.psychologytoday.com/us/blog/thinking-about-kids/201001/the-language-parenting-legitimacy-parental-authority

S. 68 … dass 95 Prozent der Jugendlichen ihre Eltern anlügen

Siehe auch hier Dr. Nancy Darlings Arbeiten, zum Beispiel unter www.psychologytoday.com/gb/blog/thinking-about-kids/201703/why-do-teens-lie-part-1

S. 76 Dieser Ego-Booster entsteht aus einer Mischung aus Leugnung (dass du denselben Fehler gemacht hast) und Sich-Vergleichen (Ich bin besser als sie)

Kristen Neffs Arbeiten zu Selbst-Mitgefühl helfen dabei zu verstehen, warum der Selbstbewusstseins-Booster, den wir durch Mitleid bekommen, keine gute Sache ist. Eine gute Einführung in ihr Werk sind der »Hidden Brain«-Podcast www.hiddenbrain.org/podcast/being-kind-to-yourself/ oder ihr Arbeitsbuch zu Selbst-Mitgefühl: Neff, K. and Garner, C., *Selbstmitgefühl. Das Übungsbuch*, Arbor 2019

KAPITEL 3: FREUNDSCHAFTEN

Als generelle Lektüre zum Thema Freundschaft empfehle ich Lisa Damours Buch *Untangled* (Atlantic Books 2016), das sehr, sehr gut zum Thema Teenager-Freundschaften Aufschluss gibt. Obwohl es sich an Eltern richtet, werdet ihr wahrscheinlich feststellen, dass es euch eure Freundschaften sehr gut erklärt. Ähnlich verhält es sich mit *Queen Bees and Wannabees* von Salind Wiseman (Hachette 2002; 2009). Das ist offenbar das Buch, auf dem der Film *Girls Club – Vorsicht bissig!* basiert.

S. 91 … dass in den Jahren auf der weiterführenden Schule »gemocht werden« und »beliebt sein« manchmal verwechselt werden

Parkhurst, J. T. and Hopmeyer, A. (1998), »Sociometric Popularity and Peer-perceived Popularity: Two Distinct Dimensions of Peer Status«, *The Journal of Early Adolescence*, 18 (2), 125–144

S. 93 Russ Harris … zählt rund sechzig mögliche Werte auf

Übernommen aus: Harris, R., *The Confidence Gap: From Fear to Freedom*, Penguin Australia 2013. Russ Harris lebt seine Werte, indem er nützliche Arbeitsblätter auf seiner Website umsonst zur Verfügung stellt. www.russharris@actmindfully.com.au

S. 99 Soziale Unbeholfenheit

Holly Smale hat über ihre Erfahrung, ein Mädchen auf dem Spektrum der sozialen Unbeholfenheit zu sein, geschrieben und (auch wenn ich sie nicht gelesen habe) ihre *Geek-Girl*-Bücher handeln von dieser Erfahrung. Wenn du etwas Akademischeres lesen willst, siehe: Kim, C., *Nerdy, Shy and Socially Inappropriate*, Jessica Kingsley Publishers 2014. Dies ist eine gute persönliche Erzählung.

S. 99 … ist es hilfreich, ein einfaches dreischichtiges Gehirnmodell zu verwenden

Dieses Hirnmodell wird das dreieinige Gehirn genannt. Es wurde in den 1960ern von Paul McLean entwickelt. Es ist keine sachgetreue Beschreibung des Gehirns, sondern ein Modell, das uns dabei helfen soll, seine unterschiedlichen Funktionen zu verstehen.

S. 101 Soziale Ängste

Dieser Abschnitt basiert auf David Clarks and Adrian Wells Aufsatz »A Cognitive Model of Social Phobia« (1995), der in einem sehr teuren Buch veröffentlicht wurde, sodass es wahrscheinlich etwas für die Psychologiestudentinnen unter euch mit Bibliothekszugang ist (*Social Phobia: Diagnosis, Assessment and Treatment*; Guildford Press 1996). Für diejenigen von euch, die sich selbst besser verstehen wollen, hat Psychology Tools eine gute Zusammenfassung: www.psychologytools.com/resource/social-anxiety-formulation/

KAPITEL 4: EMOTIONEN, GEDANKEN UND GEFÜHLE

Daniel Golemans grundlegendes Buch *EQ. Emotionale Intelligenz* (1997) ist für Psychologiestudentinnen sehr gut lesbar oder auch allgemein, wenn du mehr darüber wissen willst, die exakte Quellenangabe findest du weiter hinten. Es gibt außerdem eine aktualisierte Ausgabe zum 25-jährigen Jubiläum des Buches. Ich finde außerdem, dass Matthew Walkers Buch über Schlaf exzellent ist. Schau dir auch Brené Browns Arbeiten zu Gefühlen an, insbesondere die zu Empathie – www.youtube.com/watch?v=1Evwgu369Jw – und Verletzlichkeit – www.ted.com/talks/brene_brown_the_power_of_vulnerability – beeindrucken mich immer noch total.

S. 116 In der Psychologie gibt es das »High-Expressed-Emotion-Muster«

Dies ist ein etabliertes psychologisches Konstrukt, das man leicht googeln kann. Diese Meta-Analyse wird oft als grundlegender Aufsatz dazu zitiert: Butzlaff, R. L., Hooley, J. M. (June 1998), »Expressed emotion and psychiatric relapse: a meta-analysis«, *Arch. Gen. Psychiatry*. 55 (6), 547–52

S. 118 Es gibt unter Psycholog*innen jedoch Diskussionen darüber, was basale, universelle Emotionen ausmacht

Ortony, A. (1990), »What's Basic About Basic Emotions?« *Psychological Review* 97(3), 315–331

S. 118 Neuere Untersuchungen zur Mimik legen allerdings vier Basisemotionen nahe: Wut, Freude, Trauer und Angst.

Jack, R. E. et al., »Dynamic Facial Expressions of Emotion Transmit an Evolving Hierarchy of Signals Over Time«, *Current Biology* 24, 187–192

S. 122 Dein emotionaler und dein rationaler Verstand

Dies basiert auf den Arbeiten von Marsha Linehan. Siehe www.youtube.com/watch?v=X_BmPxdoEiw

S. 127 Du kannst zu jedem x-beliebigen Zeitpunkt vier unterschiedliche Positionen zu deinen Gefühlen und denen anderer einnehmen

Goleman, D., *EQ. Emotionale Intelligenz*, dtv Verlag, 1997

S. 132 Die westliche Welt leidet unter einer Selbstverletzungsepidemie – früher war selbstverletzendes Verhalten extrem selten, heute tritt es unter Jugendlichen sehr häufig auf

McManus, S. et al. (2019), »Prevalence on non-suicidal self-harm and service contact in England, 2000–2014«, *Lancet*, 6, und Lim, K.-S. et al. (2019), »Global Lifetime and 12-month prevalence of suicidal behaviour, deliberate self-harm and non-suicidal self-injury in children and adolescents between 1989 and 2018: A meta-analysis«, *Int. J. Environ Res Public Health*, 16 (22), 458

Quelle für Zahlen in Deutschland: *Deutsches Ärzteblatt: https://www.aerzteblatt.de/archiv/195721/Nichtsuizidales-selbstverletzendes-Verhalten-im-Jugendalter*

S. 138 Studien zeigen, dass nur 23 Prozent der Jugendlichen Schulsport mögen

Women in Sport and Sport England, »Puberty and Sport: An Invisible Stage. The impact on girls' engagement in physical activity«, August 2018

S. 140 … das Größte, was Schule leisten kann, ist, einem jungen Menschen eine sportliche Aktivität nahezubringen, die ihn sein ganzes Leben lang begleitet

Porter, T., »The key to good mental health? Physical Activity«, *Times Educational Supplement*, 6 June 2019

S. 140 Weil eine groß angelegte Studie, in der über eine Million Amerikaner*innen erfasst wurden, zu dem überraschenden Ergebnis kam, dass körperliche Aktivität der wichtigste Faktor für die psychische Gesundheit ist

Chekroud, S. R. et al. (2018), »Association between physical exercise and mental health in 1·2 million individuals in the USA between 2011 and 2015: a cross-sectional study«, *The Lancet*, August 2018

S. 143 Ganze Bücher widmen sich der Frage, warum Schlaf wichtig ist

Walker, M., *Das große Buch vom Schlaf*, Goldmann, 2018

S. 156 Es gibt außerdem Belege, dass es deine Stimmung verbessert, wenn du jeden Tag aufschreibst, wofür du dankbar bist – ein Dankbarkeits-Tagebuch

Siehe die zahlreichen Forschungsarbeiten zu Dankbarkeit des »The Greater Good Science Centre«, zum Beispiel: ggsc.berkeley.edu/images/uploads/GGSC-JTF_White_Paper-Gratitude-FINAL.pdf

S. 156 Sei liebevoll mit dir selbst

Siehe Kristin Neffs Arbeiten zu Selbst-Mitgefühl, die weiter vorne in den Hinweisen zu Kapitel 2 aufgeführt sind

KAPITEL 5: ANGST UND SORGE

Für eine allgemeine Einführung siehe die Arbeiten von Jud Brewer. TED-Talk: www.youtube.com/watch?v=-moW9jvvMr4&t=564s. Oder Podcast: podcasts.apple.com/gb/podcast/whats-essential-hosted-by-greg-mckeown/id1513285647?i=1000514396071. Hier gibt es eine Anleitung, um die eigenen Verhaltensweisen zu kartografieren: www.drjud.com/mapmyhabit/.

S. 159 Weil eine Studie nach der anderen nahelegt, dass Ängste zurzeit geradezu grassieren unter Mädchen und jungen Frauen

Siehe www.ons.gov.uk/peoplepopulationandcommunity/wellbeing/bulletins/youngpeopleswellbeingintheuk/2020

S. 159 Ich glaube, dass die Dinge, um die ihr euch sorgt, denen vorgehender Generationen ähneln

Relativ ähnlich, aber www.childrenssociety.org.uk/good-childhood zufolge nicht dasselbe. Die Sorgen junger Menschen haben in zwei Bereichen zugenommen: Bildung und Aussehen, weswegen es in den folgenden zwei Kapiteln um Bildung und um Gewicht und Figur geht.

S. 160 … haben wir uns nicht so sehr mit der physiologischen Dimension beschäftigt, also damit, was in deinem Körper passiert, aber um Ängste zu verstehen, ist das sehr wichtig

Hier gibt es eine sehr gute Kurzdarstellung dieser Stressreaktion: www.health.harvard.edu/staying-healthy/understanding-the-stress-response

S. 175 Physiologische Angstbewältigung

Ich begegne vielen jungen Menschen, die Achtsamkeits- und Entspannungspraktiken abgeschrieben haben, weil sie ihnen in einem Klassenzimmer mit 29 andere Schüler*innen beigebracht wurden, von Menschen, die keine Expert*innen waren. Das scheint die perfekte Voraussetzung dafür zu sein, sie nicht hilfreich zu finden. Um dich herum sind in so einer Situation zu viele andere, die Quatsch machen, herumzappeln. Du machst dir Gedanken darüber, ob sie dich bewerten oder über dich lachen oder wie sich die coolen Kids dazu verhalten. Vielleicht gefällt dir Entspannung und Achtsamkeit, vielleicht nicht, aber auf Basis einer solchen Erfahrung kannst du das nicht beurteilen. Das ist, als ob du im Kino einen Film anschaust, den dein Lehrer oder deine Lehrerin selbst gemacht hat, und dann entscheidest, dass du Filme nicht magst. Wenn du Angst hast, empfehle ich dir wärmstens, dass du ein paar unterschiedliche Hilfsmittel ausprobierst, bevor du beschließt, dass das nichts für dich ist. www.freemindfulness.org/download bietet viele verschiedene kostenlose Arten von Achtsamkeits- und Entspannungsübungen an. Siehe auch: donothing.uk. Die Apps *Calm* und *Headspace* sind beide fantastisch und bieten ein paar kostenlose Übungen an, aber für die meisten Inhalte musst du bezahlen.

S. 184 Absolutismen: sollen und müssen

Nach den Arbeiten von Albert Ellis. Zum Beispiel iveronicawalsh.files.wordpress.com/2012/06/cbtafg_mustshouldought.pdf

S. 185 Vor über hundert Jahren von Psycholog*innen entdeckt

Siehe William James. Ich liebe diesen Anti-Perfektions-Podcast: www.cbc.ca/radio/ideas/ should-we-aim-for-mediocrity-1.5493778

Und es gibt neben William James noch sehr viel mehr interessantes Zeug – ich höre den Podcast immer wieder und bekomme jedes Mal neue Beiträge. Winnicott ist dort auch vertreten, mit seinem Konzept ausreichend guter Eltern und baut es aus zu einem Konzept eines ausreichend guten Lebens.

S. 187 Andere Arten von negativen automatischen Gedanken

Das basiert auf den Arbeiten von Aaron Beck. Es gibt über das Beck Institute viele frei zugängliche Quellen.

S. 188 Mach den Test: Angemessen und hilfreich

Nicht ich habe ihn erfunden, sondern jemand anders. Ich dachte, ich hätte einen Aufsatz dazu in meinem »Lieblingsartikel«-Ordner, aber als ich danach suchte, konnte ich ihn nicht finden. Der Artikel müsste über zwanzig Jahre alt sein, schätze ich, also danke an den*die namenlose*n Psycholog*in, von dem*der ich mir dieses Konzept geliehen habe.

S. 192 In den Achtzigern gab es mal ein Buch mit dem Titel *Selbstvertrauen gewinnen. Die Angst vor der Angst verlieren*

Jeffers, S., *Selbstvertrauen gewinnen. Die Angst vor der Angst verlieren*, Kösel 2017. Hier gibt es eine wunderbare Zusammenfassung: www.youtube.com/watch?v=o8uIqoc7TNE.

KAPITEL 6: BILDUNG UND ABSCHLÜSSE

S. 208 Eine Vorstellung, die ich und viele Menschen, die mehr über Bildung wissen als ich, grundsätzlich falsch finden

Ich persönlich finde, jeder Mensch auf der Welt sollte sich den wunderbaren TED-Talk von Ken Robinson anschauen, in dem er all diesen Unsinn über Bildung dekonstruiert: Der Talk ist lustig, engagiert, clever und regt zum Nachdenken an. Robinson war Pädagogik-Professor, er sollte also wissen, wovon er spricht. https://www.ted.com/talks/sir_ken_robinson_do_schools_kill_creativity

S. 210 Teenager*innen sind jedoch oft nicht so selbstlos, wenn sie mit ihrer Entfremdung von der Schule umgehen müssen, und nehmen stattdessen Drogen, trinken Alkohol oder rauchen, um den Schmerz zu betäuben, oder sie werden kriminell und schließen sich einer Gang an, um ihren Status aufzuwerten

Bonell, C. et al. (2019), »Role theory of school and adolescent health«, *The Lancet*. Published online 11 July 2019

S. 212 … die Schule ist häufig der Ort, an dem junge Menschen sich als am unglücklichsten einstufen

The Children's Society, *The Good Childhood Report*, 2018

S. 212 Prüfungsangst tritt bei Mädchen viel häufiger auf als bei Jungen

Howard, E. (2020), *A review of the literature concerning anxiety for educational assessment*, Ofqual

S. 222 Wenn Geld dir wirklich wichtig ist: Akademische Berufe sind *im Schnitt* besser bezahlt, aber viele davon sind es auch nicht

Ich hasse es wirklich, euch das sagen zu müssen, aber männlich zu sein, bringt euch nach dem Uni-Abschluss im Schnitt ein höheres Gehalt: Graduate Labour Market Statistics (2018), UK Government www.gov.uk/government/statistics/graduate-labour-market-statistics-2018. Das liegt wahrscheinlich zum Teil daran, dass mehr Männer Wirtschaft und Management, Naturwissenschaften, Mathematik oder Ingenieurwesen studieren und nicht in Elternzeit gehen und mehr Frauen Geisteswissenschaften studieren und Kinder betreuen. Oder, in anderen Worten, die Fächer, für die sich Frauen stärker interessieren, sei es genetisch bedingt oder aufgrund von gesellschaftlichem Druck, werden schlechter bezahlt.

S. 232 Arbeite effizient, nicht lange

Psychologiestudentinnen, die nach einer Kurzdarstellung der Psychologie des Unterrichtens und Lernens suchen, hat »Mr« Craig Barton netterweise schon die Arbeit abgenommen: *How I Wish I'd taught Maths*, John Catt Educational Ltd. 2018. Das Gedächtnismodell, das ich hier verwende, ist nicht »richtig« oder »perfekt«, aber es ist mehr oder weniger nützlich. Es wurde von der Gedächtnisforschung von Alan Baddley sowie Robert und Elizabeth Bjork beeinflusst, und sie fassen ihre Arbeit hier wunderbar zusammen, kostenlos: bjorklab.psych.ucla.edu/research/.

S. 229 Prokrastinieren

Wenn du jemand bist, der prokrastiniert, schaue dir diesen Talk von Tim Urban an: www.ted.com/talks/tim_urban_inside_the_mind_of_a_master_procrastinator?language=en.

(Die Perfektionistinnen unter euch sollten sich die Links zu Kapitel 8 anschauen.)

S. 230 Paretoprinzip … besagt, dass 20 Prozent deiner Anstrengungen 80 Prozent deiner Noten ausmachen

science.ubc.ca/students/blog/how-to-increase-your-productivity-by-doing-less

KAPITEL 7: ESSEN, ERNÄHRUNG, GEWICHT UND FIGUR

Meiner bescheidenen Meinung nach sind die zwei besten Bücher zu diesen Themen Laura Thomas' *Just Eat It* und Rick Kausmans *If Not Dieting then What?* Ich schätze auch Bob Schwarz' *Diets Don't Work* und empfehle insbesondere allen Psychologiestudentinnen Roy F. Baumeisters und John Tierneys brillantes Buch *Die Macht der Disziplin. Wie wir unseren Willen trainieren können*, es ist ein New-York-Times-Bestseller und sehr gut lesbar für alle. Es geht darin nicht per se um Essen, Ernährung, Gewicht, Figur etc., aber es gibt ein Kapitel zu diesem Thema. Wenn du Psychologie studierst und nach einem guten Überblick über die Theorien und Forschung zu diesem Gebiet suchst: *The Pychologie of Eating: From Healthy to Disordered Behaviour* von Jane Ogden ist sehr gründlich. Ich möchte euch auf die Arbeiten von Polivy und Herman und von Marika Tiggemann hinweisen: www.flinders.edu.au/people/marika.tiggemann. Und dann gibt es noch Renee Engelns Arbeiten, unter www.bodyandmedia.com/home.html findest du einen Überblick.

S. 241 Analysen von Social-Media-Inhalten legen nahe, dass im Internet die äußere Erscheinung das Wichtigste ist

Hu, Y. et al., »What We Instagram«, Proceedings of the Eighth International AAAI Conference on Weblogs and Social Media

S. 248 Es gibt Belege dafür, dass diese dünnen Körper, selbst dann, wenn du sie nicht bewusst wahrnimmst ... dennoch deine Unzufriedenheit mit deinem Körper steigern

Chatard, A. (2017), »The woman who wasn't there«, *Journal of Experimental Social Psychology*, 73, 1–13

S. 248 Es gibt tatsächlich Belege, dass Bilder, die als »bearbeitet« gekennzeichnet werden, sogar mit *größerer* Wahrscheinlichkeit dazu führen, dass deine Unzufriedenheit mit deinem Körper wächst

Engeln, R., *Beauty Sick*. Harper, 2017

S. 252 Das gedankliche Bild, das du von dir selbst hast, entspricht wahrscheinlich nicht dem, wie andere Menschen dich sehen

Garner, D. M., Garfinkel, P. E. and Bonato, D. P. (1987), »Body image measurement in Eating Disorders«, *Adv. Psychosom Med.*, vol 17, 119–133

S. 252 Was wir »sehen«, ist nicht »wahr«: Es ist eine 2-D-Repräsentation einer 3-D-Realität, die auf bisherigen Erfahrungen und Annahmen basiert, die das Gehirn aus verschiedenen Perspektiven und Kontexten gewonnen hat

Schau dir diese unglaubliche Demonstration selektiver Aufmerksamkeit an: www.youtube.com/watch?v=MFBrCM_WYXw. Eine gute Auswahl visueller Illusionen gibt es hier: illusionoftheyear.com, diese Illusionen beweisen, dass visuelle Wahrnehmung ein Top-Down-Prozess ist, der von abgespeichertem Wissen ebenso wie von aktuellem visuellen Input beeinflusst wird.

S. 252 »Dafür müsste unser Gehirn größer als ein Gebäude sein«

Susana Martinez-Conde zitiert aus: www.bbc.com/future/bespoke/story/20150130-how-your-eyes-trick-your-mind/index.html. Für eine Auswahl ihrer Forschungsarbeiten und ihrer populärwissenschaftlichen Schriften zu den Schnippchen, die uns unsere Wahrnehmung schlägt, siehe: smc.neuralcorrelate.com

S. 254 Wie groß ist dein Körper im Spiegel?

Für eine leicht zu verstehende Erklärung siehe Bertamini, M. (2010), »Mirrors and the Mind«, *The Psychologist*, 23, (2): www.bertamini.org/lab/Publications/BertaminiParks2005.pdf. Für ein paar umwerfende Demonstrationen der Wirkung eines 3-D-Objekts, das in 2-D wahrgenommen wird, siehe: www.isc.meiji.ac.jp/~kokichis/3Dillusionworld/3Dillusionworlde.html

S. 258 Die Medien konfrontieren Frauen mit »einem unablässigen Sperrfeuer idealisierter Bilder von extrem dünnen Frauen … die für die meisten Frauen beinahe unmöglich zu erreichen sind«

Tiggemann, M. and Pickering, A. S., (1996), »Role of Television in Adolescent Women's Body Dissatisfaction and Drive for Thinness«, *International Journal of Eating Disorders*, Vol. 20, No. 2, 199–203

S. 258 »Probier alles einmal aus, bis auf Volkstänze und Inzest.«

Dieses Zitat wird Sir Thomas Beecham zugeschrieben. Davon ausgehend, dass du Inzest vermeiden wirst, gibt es übrigens ungefähr ein halbes Dutzend anderer Dinge, die ich ebenfalls auf die Liste setzen würde, aber mit zweien ist es ein prägnanteres Zitat. Was Beecham gegen Volkstänze hatte, werde ich wohl nie herausfinden.

S. 259 Warum es mir so wichtig ist, dass ihr Diäten meidet? Weil Studien zeigen, dass sie sowohl Essstörungen … als auch Übergewicht … vorausgehen

Lowe, M. R. et al. (2013), »Dieting and restrained eating as prospective predictors as weight gain«, *Frontiers in Psychology*; Patton, G. C. et al. (1999), »Onset of adolescent eating disorders: population based cohort study over 3 years«, *BMJ*, 318 (7186), 765–768

S. 262 … der Grund, warum 80 Prozent oder mehr der Diäten daran scheitern, über zwei Jahre hinweg eine signifikante Gewichtsreduktion zustande zu bringen

Mann et al. (2007), »Medicare's search for effective obesity treatments: diets are not the answer«, *Am. Psychol.*, Apr, 62(3), 220–33; *Le Journal de Femmes Santé's*. Eine gute Zusammenfassung der Effekte eine kohlenhydratarmen Diät gibt es außerdem hier: www.independent.co.uk/news/people/profiles/pierre- dukan-yes-slimmer-teenagers-do-deserve-better-exam-grades-8229932.html

S. 262 Egal welche Diät du also machst …: Auch wenn du ein paar Kilos verlierst, wird dein zentrales Gehirn zurückschlagen

Während ich das 2020 schreibe, ist die einzige Diät, bei der erste Studien einen gewissen gesundheitlichen Nutzen für ältere, übergewichtige Menschen zeigen, das intermittierende Fasten. Dieser Nutzen wurde nicht bei jüngeren Menschen gemessen, da sie andere gesundheitliche und stoffwechselmäßige Bedürfnisse haben. Ältere Menschen brauchen signifikant weniger Kalorien als dann, wenn dein Körper wächst, sich streckt und erneuert.

S. 263 In einigen legendären Experimenten in den 1950ern untersuchte Ancel Keys den Effekt des Hungerns

Keys, A., Brozek, J., Henschel, A., Mickelsen, O. and Taylor, H. L., *The Biology of Human Starvation, Vols. I–II*, University of Minnesota Press, Minneapolis, 1950

S. 266 Diäten scheitern aus den besagten physiologischen, psychologischen und soziologischen Gründen

Polivy, J. and Herman, C. P. (2020), »Overeating in Restrained and Unrestrained Eaters«, *Front. Nutr.* 7: 30

S. 270 Baumeister und Tierney bezeichnen Diäten … als »Ernährungs-Dilemma«

Baumeister, R. F. und Tierney, J.: *Die Macht der Disziplin*, Campus, 2012

S. 274 Dein zentrales Gehirn reagiert so, als ob es in einer Hungersnot wäre und den Körper deshalb effizienter machen müsste

Brownell, K. et al. (1986), »The effects of repeated cycles of weight loss and regain in rats«, *Physiology and Behavior*, 38, 459–464; Schwartz, B. *Diets don't work*, Breakthru Publishing, 1996; Hill, A. J. (2004), »Does dieting make you fat?«, *British Journal of Nutrition*, 92 (1), S15–S18

S. 275 Ancel Keys Experimente zeigen uns diese Nachwirkungen von Diäten auf

Ekbert, E. D. et al. (1987), »A 57-year follow-up investigation and review of the Minnesota study on human starvation and its relevance to eating disorders«, *Archives of Psychology*, 2 (3)

S. 278 Das Internet hat dabei geholfen, dass Bewegungen wie *Health at Every Size* und *Body Positivity* aufblühen konnten

Penney, T. L. and Kirk, S. F. L. (2015), »The Health at Every Size Paradigm and Obesity. Missing Empirical Evidence May Help Push the Reframing Obesity Debate Forward«, *Am J Public Health*, 105 (5). Zum Thema Body Positivity siehe: www.verywellmind.com/body-positive-influencers-4165953. Hier findet man eine Menge Body-Positivity-Influencer*innen – ich mag #jiggleforjoy; @ kate_speer; powertoprevail.co/about-me/ und www.healthyisthenewskinny.com, aber schaut selbst, was euch inspiriert. Sonia Renee Taylor rockt das Thema Body Positivity, indem sie es als radikale Selbstliebe auffasst: www.sonyareneetaylor.com.

S. 280 Das Konzept des intuitiven Essens

Thomas, L., *Just Eat It*; Kausman, R., *If Not Dieting, Then What?*

KAPITEL 8: BILDSCHIRME UND DAS INTERNET

In diesem Kapitel argumentiere ich, dass Perfektionismus negative Auswirkungen auf Freundschaften hat. Perfektionismus hat allerdings negative Auswirkungen auf fast alle Lebensbereiche. Zwei Videos, die euch dabei helfen können, das nachzuvollziehen, sind der TED-Talk www.tedxbath.co.uk/2018/videos und Brené Browns Vorlesung dazu, wie wichtig es ist, Kontrolle abzugeben, den Perfektionismus aufzugeben und sich verletzlich zu zeigen. Ich habe das bereits in Kapitel 4 empfohlen, aber es ist so gut, dass ich es zwei Mal empfehle: www.ted.com/talks/brene_brown_the_power_of_vulnerability

Der Abschnitt zur Forschung über Bildschirme und das Internet fällt schmaler aus als zu manchen anderen Themen in diesem Buch, und ich denke, das liegt daran, dass noch keine abschließenden Forschungsergebnisse vorliegen. Das Thema ist für alle noch zu neu und verändert sich noch zu stark, was es schwer macht, es unter wissenschaftlichen Bedingungen zu untersuchen. Meine Überlegungen leiten sich eher aus meinen therapeutischen Beobachtungen ab als aus der Wissenschaft. Es gab ein paar Debatten zwischen den »hauptsächlich Forschenden« auf der einen und den »hauptsächlich Therapierenden« auf der anderen Seite darüber, wie schädlich es ist oder nicht. Die Wissenschaftler sagen oft, dass es keine Beweise gebe, um sagen zu können, es sei schädlich, während die Therapierenden im Grunde sagen, das sei aber nicht das, was sie beobachteten. Siehe zum Beispiel Palmer, S. et al. (2016), »Letter to Guardian, 25 December« auf der einen Seite und auf der anderen Etchells, P. et al. (2017) Antwort vom 7. Januar. Oder Bell, V. Bishop, D. V. and Przybylski, A. (2015), »The debate about digital technology and young people«, *BMJ*, 351, auf der einen Seite und auf der anderen Greenfield, S. (2015), »The Impact of Screen Technology«, *BMJ*, 351.

Ich muss konstatieren, dass Therapierende manchmal Dinge bemerken, bevor sie die Forschung bestätigt, zum Beispiel die negativen Auswirkungen des Rauchens, damals in den 1940ern.

S. 278 Digital Natives

Der Begriff »Digital Native« wurde 2001 Marc Prensky zugeschrieben. Ich wurde mit ihm bekannt durch Greenfield, S., *Mind Change: How Twenty-first Century Technology is leaving its mark on the brain*, Random House 2014.

S. 299 Im Schnitt zeigen die Statistiken, dass es zwischen den Geschlechtern einen Unterschied darin gibt, wofür junge Menschen Bildschirme verwenden

Ofcom, »Children and parents. Media use and attitude report 2020/21«

KAPITEL 9: ANZIEHUNG, BEZIEHUNGEN, SEX UND LIEBE

Als allgemeine Einführung empfehle ich den »Ask Lisa«-Podcast über Einvernehmlichkeit, Nummer 38: podcasts.apple.com/us/podcast/38-how-do-i-teach-my-kids-about-consent/id1525689066?i=1000520002212. Ich empfehle außerdem Peggy Orensteins Buch *Girls & Sex. Was es bedeutet, in der Gesellschaft von heute erwachsen zu werden*, Mosaik 2017. Dieses Buch brachte mich dazu, häufiger über weibliche Masturbation nachzudenken. Mir wurde klar, dass ich niemals ein Kapitel für Jungen schreiben würde, ohne auf Masturbation einzugehen, und das brachte mich dazu, darüber nachzudenken, wie tabuisiert Masturbation für Mädchen und Frauen immer noch ist, denn ich spreche oder höre davon nur selten in der Therapie. Es gibt so wenige Themen, die in der Therapie nicht zur Sprache kommen, und vielleicht ist es »meine Schuld«, wie ihr sagen würdet, wenn ich es nicht auf den Tisch bringe. Ich habe jedoch, wie gesagt, nicht mit Mädchen im Rahmen der Therapie darüber gesprochen, und da Peggy Orenstein sehr viel mit Mädchen darüber gesprochen hat, überlasse ich ihr das Feld. Ihr TED-Talk ist eine gute Einführung: https://www.ted.com/talks/peggy_orenstein_what_young_women_believe_about_their_own_sexual_pleasure.

Diejenigen, die nach etwas mehr Informationen oder nach ordentlichen psychologischen Untersuchungen suchen, können sich Deborah Tolmans ausgiebige Forschung anschauen, dieser Podcast ist ein guter Anfang: www.sexologypodcast.com/2017/07/24/female-sexual-desire-with-dr-deborah-tolman/. Ihre aktivistische Gender-Arbeit findest du unter www.sparkmovement.org und ihre wissenschaftlichen Arbeiten für ein breites Publikum auf www.sexgenlab.org.

S. 328 LGBTQ+

Ich habe versucht, über das zu schreiben, womit ich mich auskenne, und auch wenn ich regelmäßig LGBTQ+-Patient*innen in meiner Klinik habe und manchmal mit ihnen über ihre Sexualität und ihr soziales Geschlecht spreche, war das selten der Hauptgrund, warum sie zu mir gekommen sind. Und was Trans-Fragen betrifft: Meine Räume sind ganz in der Nähe des einzigen Gender Identity Service des Landes, wo Menschen, die mit diesem Thema zu tun haben, wahrscheinlich eher vorstellig werden. Ich habe viel über dieses Gebiet gelesen, auch wenn es nur ein kurzer Abschnitt in diesem Buch ist, aber wenn du mit diesem Themen zu kämpfen hast, dann würde ich dir als Erstes www.everydayfeminism.com/2016/08/transgender-101/ empfehlen (und generell www.everydayfeminism.com) sowie www.sexgenlab.org und www.amysmartgirls.com. Das sind die Websites, die mir die nuanciertesten, inklusivsten Geschichten, Forschungen und Debatten über Gender- und Sexualitätsfragen zu bieten scheinen.

Stonewall – https://www.stonewall.org.uk/young-stonewall – bieten jungen LGBTQ+-Menschen Unterstützung und haben ein paar super YouTube-Videos zu Geschlechtsumwandlungs-Therapien etc. https://mermaidsuk.org.uk/ und https://genderedintelligence.co.uk sind beides gemeinnützige Einrichtungen für Transgender-Personen und junge, diverse Menschen.

In Deutschland findest du hier Anlaufstellen:

https://interventionen.dissens.de/fuer-jugendliche/links-anlaufstellen

https://www.vlsp.de/beratung-therapie/angebote

S. 344 Sich rarmachen?

Ich glaube nicht, dass diese Bücher »gut« sind, aber ich glaube, dass sie doch manche der Dynamiken in männlich-weiblichen Beziehungen widerspiegeln. Lies sie nur, wenn du dir zuvor deine kritische Feministinnenbrille aufgesetzt hast: Fein, E. und Schneider, S. *Die Kunst, den Mann fürs Leben zu finden*, Piper, 1996; Argov, S., *Warum die nettesten Männer die schrecklichsten Frauen haben … und die netten Frauen leer ausgehen*, Goldmann, 2012.

S. 359 Nacktfotos zu verschicken oder auch nur zu machen, kann dich psychisch … verletzbar machen

Plus, in UK ist es illegal, das zu tun, wenn du unter achtzehn bist, und deine Schule hat das Recht, dein Handy zu durchsuchen, wenn sie einen glaubhaften Grund zu der Annahme haben, dass du welche darauf hast. Dieses ist ein Gesetz, das greift, obwohl junge Leute sich dessen nicht bewusst zu sein scheinen. www.childlawadvice.org.uk/information-pages/sexting/